多発性骨髄腫・
全身性アミロイドーシスと
腎障害の診断と治療

腎臓内科医、血液内科医が
知っておくべき基礎と臨床を
症例から学ぶ

今井裕一／著

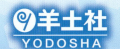

謹告 ────────────────────────────────────

　本書に記載されている診断法・治療法に関しては，発行時点における最新の情報に基づき，正確を期するよう，著者ならびに出版社はそれぞれ最善の努力を払っております．しかし，医学，医療の進歩により，記載された内容が正確かつ完全ではなくなる場合もございます．

　したがって，実際の診断法・治療法で，熟知していない，あるいは汎用されていない新薬をはじめとする医薬品の使用，検査の実施および判読にあたっては，まず医薬品添付文書や機器および試薬の説明書で確認され，また診療技術に関しては十分考慮されたうえで，常に細心の注意を払われるようお願いいたします．

　本書記載の診断法・治療法・医薬品・検査法・疾患への適応などが，その後の医学研究ならびに医療の進歩により本書発行後に変更された場合，その診断法・治療法・医薬品・検査法・疾患への適応などによる不測の事故に対して，著者ならびに出版社はその責を負いかねますのでご了承ください．

────────────────────────────────────

序

　1977年（今から42年前）に医師になりました．大学を卒業する頃にようやくEMI scanといった粗い画像のCTが出現した時代です．もちろんMRIなどまだありません．エコー検査も心臓の弁膜の波形を観察するMモードだけでした．救急現場で血管を確保するにも，血管をカットダウンしてカテーテルを挿入していました．輸液も末梢点滴だけでIVHはありませんでした．血液透析も台数が制限され，誰に透析器を使用するかを決めるために委員会が開催された時代でした．血液学分野では，白血病の診断がつくと余命半年で，運よく完全寛解に入っても，再発して2年以内に亡くなることが常でした．多発性骨髄腫も同様で，メルファラン＋プレドニゾロンが奏効する人もいましたが，80％の患者は，治療抵抗性で数年以内の命でした．このような状況でも医療の進歩に貢献しようとする熱意と希望がありました．

　1979年に初期研修を終えて母校の秋田大学医学部第三内科に入局しました．教授の専門は血液学，助教授は腎臓が専門でした．私は，いつも昼食を一緒に食べていた中本安 助教授の腎臓学を専攻しました．博士号を取得して地方の基幹病院に赴任したのが8年目です．赴任先では血液と腎臓・膠原病の両方の診療を担当していました．血小板輸血を行うために夜間にCS3000という分離器を回したり，Goodpasture症候群の肺出血に対して血漿交換を行ったり大変な毎日でした．専門は腎臓ですが，血液学にも半分携わっていたので，今でもマルク（骨髄穿刺）も生検針を使った骨髄生検も得意です．

　1986年にアメリカ留学から帰り，母校の大学で診療と教育と研究に従事していました．血液グループの仕事を脇から眺めていました．1990年代初めには，造血幹細胞移植が白血病の唯一の治療法として脚光を浴びていました．骨髄バンクが一縷の望みだったわけですが，2001年5月にPh染色体を有する慢性骨髄性白血病（CML）の特効薬としてチロシンキナーゼインヒビターであるイマチニブが市販され，治療法が一変しました．その後，いろいろな血液疾患に対して，分子標的薬である新薬が次々に開発され治療成績が大きく向上しています．最近の15年間の進歩にはめざましいものがあります．私自身は，血液疾患に関連した腎病変を多数経験し，その都度英語論文にまとめてきました．多発性骨髄腫関連の軽鎖沈着症，重鎖沈着症，軽鎖重鎖沈着症，アミロイド腎症，その他，造血幹細胞移植後の腎障害など現在でも結構引用されています．

　2003年に秋田大学から愛知医科大学に移動しました．アミロイドーシス外来を開設し，東海地区から多くの患者さんが紹介され治療してきました．2003年に多発性骨髄

腫の治療薬としてプロテアソーム阻害薬であるボルテゾミブがFDAに承認され，2006年10月から日本でも使用が可能となりました．さらに，2008年9月にはサリドマイドの製造販売が再承認され，その後，レナリドミド，ポマリドミドなどの免疫調節薬が市販されています．2019年には，抗CD38抗体であるダラツムマブが使用可能となりました．これらの新薬のお陰で，多発性骨髄腫の患者さんの予後は素晴らしく改善しました．不治の病から完全寛解をめざす時代になってきています．悲壮感から解放された医療を提供できる喜ばしい時代です．多発性骨髄腫と深い関連のあるAL型アミロイドーシス，軽鎖沈着症，重鎖沈着症でも有効で，予後も大幅に改善しています．

　今回，これまでの40年間の臨床経験をまとめ，診断と治療へのアプローチ法を提示する機会を得ました．第Ⅰ部は免疫グロブリンに関する基本的知識，第Ⅱ部はアミロイドーシスに関する基本的知識，第Ⅲ部はタンパク尿に関する基本的知識から最新の知見まで，第Ⅳ部は多発性骨髄腫の治療薬，第Ⅴ部はケーススタディの構成になっています．血液専門でも腎臓専門でも，ご自分の関心のある部分から読んでいただければ幸いです．

　本書の作成にあたり，これまで指導していただきました前 秋田大学学長 三浦　亮 先生，直接の指導をいただいた故 中本　安 先生，後輩であり同僚であった秋田大学教授 高橋直人 先生，涌井秀樹 先生，准教授 小松田　敦 先生，秋田大学医学部第三内科医局の諸先生，愛知医科大学の先生方に深く感謝いたします．

　また，2年間の長きにわたり本書の出版に携わり，ご協力をいただいた羊土社 深川正悟氏，保坂早苗氏に厚く御礼を申し上げます．

　2019年8月

社会医療法人厚生会 多治見市民病院　病院長
愛知医科大学　名誉教授
今井裕一

多発性骨髄腫・全身性アミロイドーシスと腎障害の診断と治療

腎臓内科医、血液内科医が知っておくべき
基礎と臨床を症例から学ぶ

目次

◆序 3

第I部　免疫グロブリンに関する基本的知識

1	免疫	12
2	グロブリン	13
3	アルブミン	14
4	免疫グロブリンの構造	15
5	抗体の標識化と（抗原）物質の認識	16
6	免疫グロブリンの種類	17
7	IgM の役割	18
8	IgG の役割	19
9	IgA の役割	21
10	IgA 免疫の主体：消化管と分泌液	22
11	IgE の役割	23
12	免疫グロブリンの合成と遺伝子発現	24
13	遺伝情報の格納	26
14	免疫グロブリンの構造と遺伝情報	28
15	ユビキチン/プロテアソームの役割と多発性骨髄腫	29
16	多発性骨髄腫と MGUS	31
17	MGRS	32
18	MGRS 診断の手順	33

第II部　アミロイドーシスに関する基本的知識

1	アミロイド	36
2	アミロイドーシスの定義	38

3	前駆タンパク質によるアミロイドーシスの分類	40
4	LC-MS/MSによるアミロイドタンパクの解析	42
5	全身性と限局性の分類	43
6	全身性アミロイドーシスの臨床症状	45
7	アミロイド線維の伸展と全身性アミロイドーシスの進展機序	48
8	アミロイドの関連する疾患：タンパク質ミスフォールディング病	50
9	ALアミロイドーシスとAHアミロイドーシス	52
10	AAアミロイドーシス	53
11	SAA	54
12	SAAの動態と機能	55
13	腫瘍とAAアミロイドーシス	56
14	炎症性サイトカインとインフラマソーム	58
15	ピリンタンパク（ピリンインフラマソーム）と家族性地中海熱とAAアミロイドーシス	60
16	SAAとCRP	62
17	IL-1とIL-1阻害薬（アナキンラ）	63
18	TNF-αとTNF-α阻害薬	65
19	IL-6とIL-6受容体拮抗薬	67
20	IL-6のシグナル伝達	69
21	トランスサイレチン（TTR）	71
22	家族性アミロイドポリニューロパチー（FAP）	73
23	遺伝性ATTRアミロイドーシス	74
24	老人性全身性アミロイドーシス	75
25	透析アミロイドーシスとβ_2-マイクログロブリン（β_2-m）	76
26	β_2-マイクログロブリン（β_2-m）とHLA	78

第Ⅲ部　タンパク尿に関する基本的知識から最新の知見まで

1	尿タンパク試験紙法と尿タンパク定量の違い	82
2	毛細血管の定義	83
3	糸球体の発生とネフロンの形成	84
4	糸球体の構造	86
5	基底膜の構造とタンパク尿のメカニズム	88
6	上皮細胞の機能障害とタンパク尿	94
7	尿異常検査・治療にあたっての患者・家族への説明	95

Contents

- 8 タンパク尿と血尿でわかる病理組織型の7タイプ ……… 96
- 9 タンパク尿主体の疾患 ……… 98
- 10 IgG サブクラス ……… 103
- 11 膜性腎症の抗原と抗体 ……… 105
- 12 血尿主体の疾患 ……… 107
- 13 抗好中球細胞質抗体（ANCA）と NETs の概念 ……… 114
- 14 慢性腎臓病（CKD） ……… 116
- 15 パラプロテイン腎症と MGRS ……… 118
- 16 MIDD と MGRS ……… 119
- 17 原線維性糸球体腎炎とイムノタクトイド糸球体症 ……… 121

第IV部 多発性骨髄腫の治療薬

- 1 多発性骨髄腫治療薬の歴史 ……… 124
- 2 メルファラン ……… 125
- 3 シクロホスファミドの作用と有害事象 ……… 126
- 4 シクロホスファミドは，アルキル化薬であり有機リン化合物である … 128
- 5 プレドニゾロンとデキサメサゾン ……… 132
- 6 多発性骨髄腫におけるステロイド薬 ……… 135
- 7 プロテアソーム阻害薬 ……… 139
- 8 免疫調節薬（IMiDs） ……… 143
- 9 ヒストン脱アセチル化酵素阻害薬 ……… 145
- 10 HDAC 阻害薬 パノビノスタット（ファリーダック®） ……… 147
- 11 抗 CD38 抗体〔（ダラツムマブ（ダラザレックス®）〕 ……… 148
- 12 新規薬剤の多発性骨髄腫に対する有効性のメタアナリシス ……… 149

第V部 ケーススタディ

症例1 IV型尿細管性アシドーシスを合併した軽鎖沈着腎症 ——— 152

- 1 赤血球沈降速度検査（赤沈） ……… 154
- 2 CRP（C reative protein） ……… 155
- 3 IgM ……… 157
- 4 IgM が異常高値を示す3つの疾患 ……… 158
- 5 低レニン低アルドステロン症 ……… 163
- 6 レニンとプロレニン ……… 164

7	糸球体に結節性病変を生じる4疾患	167
8	軽鎖による腎臓の障害	168
9	軽鎖沈着腎症	169
10	WMの最新の治療	170

症例2 単クローン性クリオグロブリン血症（IgM-λ）を合併した 血管免疫芽球性T細胞性リンパ腫 ── 172

1	IL-2とIL-2R	174
2	可溶性インターロイキン−2受容体（sIL-2R）	176
3	血清補体：C3，C4，CH50	177
4	クリオグロブリン血症とクリオフィブリノーゲン血症	179
5	レクチン	180
6	補足：悪性リンパ腫と血管免疫芽球性T細胞性リンパ腫	185

症例3 腎不全，意識障害を呈した全身性軽鎖沈着症 ── 187

1	羽ばたき振戦	189
2	意識障害	190
3	アルカリホスファターゼ	192
4	ALPの基本構造	193
5	グリコシルホスファチジルイノシトールとGPIアンカー型タンパク質	194
6	GPIアンカー型タンパク質と分泌機能	196
7	uromodulin（Tamm-Horsfallタンパク）とcast nephropathy（骨髄腫腎）	197
8	多発性骨髄腫と腎障害	199
9	γ-GTあるいはγ-GTP	200
10	グルタチオン代謝とGGT	201
11	多発性骨髄腫	206

症例4 治療により結節性病変が消失した軽鎖沈着腎症 ── 210

1	腎機能と貧血の関係	212
2	EPO産生のメカニズム	213
3	腎性貧血の原因	214
4	尿毒症物質：インドキシル硫酸	215
5	インドキシル硫酸の代謝	216
6	結節性病変は，糖尿病性腎症でも軽鎖沈着腎症でも可逆性である	220

Contents

症例5　治療により安定している結節性病変を呈した軽鎖沈着症 —————— 222

- 1　CKD 重症度分類 —————————————————————— 224
- 2　糸球体結節性病変 ———————————————————————— 226
- 3　アミリン（IAPP） ———————————————————————— 228
- 4　原因不明の結節性病変（ING） —————————————————— 229
- 5　NT-proBNP —————————————————————————— 230
- 6　トロポニンC（cTnC），トロポニンT（cTnT），トロポニンI（cTnI） 232
- 7　FLC（free light chain） ————————————————————— 234
- 8　LC-MS/MS ——————————————————————————— 237

症例6　膜性腎症を呈するMIDD
（monoclonal immunoglobulin deposition disease） —————— 240

- 1　MPO-ANCA ——————————————————————————— 242
- 2　血管炎の概念の変遷 ——————————————————————— 243
- 3　糸球体腎炎の病名について ———————————————————— 245
- 4　膜性腎症の病理所見を呈する MIDD ———————————————— 248
- 5　MIDD の分類 ————————————————————————— 250

症例7　低補体血症を合併し比較的若い年齢で発症した重鎖沈着症 —————— 251

- 1　タンパク漏出性胃腸症（PLGE or PLE） ——————————————— 253
- 2　補体活性化と CD55，CD59 の関係 ———————————————— 254
- 3　発作性夜間ヘモグロビン尿症（PNH）と GPI アンカーの合成異常 —— 256
- 4　重鎖沈着症（HCDD） ————————————————————— 259
- 5　HCD と γ-HCDD ———————————————————————— 262

症例8　多彩な臨床症状を呈するMタンパク血症：POEMS症候群 —————— 266

- 1　POEMS症候群，Crow-Fukase症候群，Takatsuki（高月）病 ———— 268
- 2　Skin lesion（S）：皮膚症状 ———————————————————— 269
- 3　Polyneuropathy（P）：神経障害 —————————————————— 273
- 4　Organomegaly（O）：臓器腫大 —————————————————— 276
- 5　Endocrinopathy（E）：内分泌障害 ———————————————— 278
- 6　M タンパク血症（M） ————————————————————— 280
- 7　POEMS症候群・成因と予後 ——————————————————— 281
- 8　POEMS症候群と腎臓 —————————————————————— 284

◆ **索引** ————————————————————————————— 288

第I部
免疫グロブリンに関する基本的知識

第I部　免疫グロブリンに関する基本的知識

1　免疫

　「めんえき」とは「疫病を免れる」という意味です．疫病の多くは細菌感染症やウイルス感染症ですが，1度感染症に罹ると2度目は罹らないか，罹っても軽症ですむことを免疫と呼んでいます．その理論を発展させたものがワクチンになります．無毒化したあるいは弱毒化した細菌やウイルスを接種することによって免疫状態をつくり出すことです．肺炎球菌，破傷風菌，天然痘ウイルス，ポリオウイルス，麻疹ウイルス，風疹ウイルス，インフルエンザウイルスなどがあります．

　このような免疫を**引き起こす**物質を**抗原**と定義しています．その抗原物質に反応するものを**抗体**と呼んでいます．最初は，このように抽象的な概念で発表されましたが，しだいに抗原の本質（化学構造）や抗体の化学構造の研究がなされました．1889年に北里柴三郎は，破傷風菌の毒素を無力化する「抗体」を発見し，血清療法を確立しました．

　抗原となる物質（細菌やウイルスのタンパク質）の表面にはいくつかの**抗原エピトープ**（抗原決定基）があります．抗原となるタンパク質が私たちの体内に入ると異物として感知されマクロファージ（貪食細胞）に食べられます．そこで何種類かの抗原エピトープ（アミノ酸5〜20個）に対して抗体が産生されるようなシグナルが，リンパ球（TあるいはB細胞）に伝達されます．最終的にはB細胞が成長して**形質細胞**になり抗体が体液中に分泌されます．次の段階として，抗原と抗体が反応して抗原は処理されます．このような防衛的作用の抗体が存在していると2度目に体内に入ってきても抗原はすばやく処理されるので免疫を獲得したといえます．2度目に抗原にさらされると大量の抗体を産生できることを感作された状態と呼びますし，**免疫記憶**とも呼んでいます（図1）．

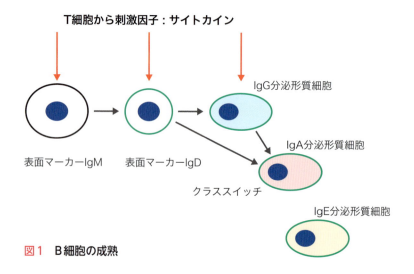

図1　B細胞の成熟

2 グロブリン

　採血した血液を30分くらい試験管内に放置しておくと，血液が固まります．これは凝固という現象が起こったためです．血液が血管外に出ると簡単に固まってしまうことは，出血を止めることを意味しています．人体にとっては有利に働きます．しかし，血管内にあるときは，凝固しないようなタンパク質が存在してバランスを保っています．さてこの凝固した血液を遠心分離しますと，下のほうに赤血球や白血球が沈み，上のほうにはやや黄色味がかった液体が出現します．この溶液を血清と呼んでいます．

　その血清を一滴，セルロースアセテート膜にたらして，両端に電気を一定時間流します．そうすると，陰性に荷電している物質は，陽極（プラス極）に移動し，陽性に荷電している物質は，陰極（マイナス極）に移動し，タンパク質を分離することができます．分離したタンパク質を染色するといくつかの帯状の塊になっています．それを着色して物質の吸光度を測定してグラフにしてみると，**図2**のようになります．一番陽極側に存在する群の主体は，**アルブミン**というタンパク質であることがわかりました．アルブミンより陰性（陰極）側にある順番にα_1グロブリン分画，α_2グロブリン分画，βグロブリン分画，γグロブリン分画というグループ名で呼ぶことにしました．ただし，それぞれの分画には5～10種類のタンパク質が存在しています．

　先ほど述べた（第Ⅰ部1免疫参照）抗体は，**γグロブリン分画**に存在することがわかりました．そこでγグロブリン分画からさらに詳しく抗体を精製する方法が開発されました．その結果，**免疫グロブリン（Ig）**には，M，G，A，D，Eの5種類があることがわかりました．それぞれ，IgM，IgG，IgA，IgD，IgEと呼んでいます．

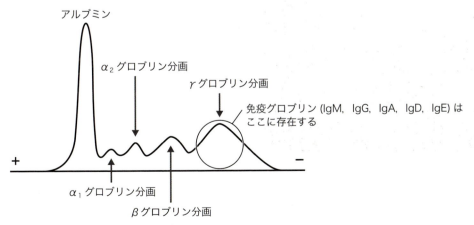

図2　血清タンパクの電気泳動パターン

3 アルブミン

　アルブミンは，血清タンパク質の約50％を占めており，肝臓で産生されます．分子量は約6.6万ですが，分子の大きさは，40Å（オングストローム）程度とされています．この大きさは，血管の外側に漏れるか，漏れないかの大きさになります．すなわち，これより小さいものは，比較的簡単に血管外に漏れますし，これより大きなものは，漏れにくいということを意味しています．さらにアルブミンは，先ほど述べたように**陰性電気**を帯びています．血管の壁である基底膜も陰性に電気を帯びているので反発されて血管外に漏れにくくなっています．

　アルブミンは主に血管内に存在する重要なタンパク質ですので，血管の外側（組織）から血管内に水を引き寄せる力が発生します．これを**膠質浸透圧**と呼んでいます．血中のアルブミンが低下すると，血管外に水分が貯留します．これを**浮腫**（むくみ）と呼んでいます．

　アルブミンのそれ以外の役割としては，いろいろな物質（血中のタンパク質や薬物）と結合して全身に運ぶことです．すなわち**運搬タンパク質**としての役割もあります．物質との結合の度合いは，それぞれの物質によって異なっていますので，その物質の血中濃度にも影響を与えています．

　図3の緑の筒状のものが，αらせん構造部分になります．アルブミンは，αらせん構造でほとんどできています．

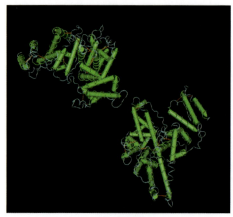

図3　アルブミンの立体構造
PDB ID 1A06

4 免疫グロブリンの構造

　抗体(免疫グロブリン)は,B細胞の成長した形質細胞でつくられることは説明しました(第Ⅰ部1免疫参照).形質細胞が腫瘍性に増加した疾患として**多発性骨髄腫**があります.本来であれば,いろいろな抗原に対して多種類の抗体(微妙に分子量の異なる)が分泌されて,幅の広いγグロブリン分画を形作っています.しかし多発性骨髄腫では,1種類の抗体が腫瘍性に大量に産生されますので,鋭いピークが出現します.これを**モノクローナルピーク**と呼んでいます.健康人の幅広い抗体は,多種類の抗原に反応しますので抵抗力は強いのですが,多発性骨髄腫の1種類の抗体では,多種類の抗原に対応できませんので,結果として抵抗力は弱くなります.さらに形質細胞は,骨の中心部(骨髄)に存在しますので,腫瘍性に増加すると骨がもろくなり骨折しやすくなります.免疫グロブリンの研究は,このような多発性骨髄腫の患者さんの異常なタンパク質を精製し分析することによって大きく進歩しました.

　それらの精製した免疫グロブリンを分解酵素(パパインあるいはペプシン)で処理して構造を解明しました.また,S-S結合を解離させるチオールで分解して解析する方法もとられました.その結果,**大きな鎖(重鎖:分子量5.3万)と小さな鎖(軽鎖:分子量2.2万)が2本ずつ**からなることがわかり,重鎖が2本結合したものに軽鎖が両脇に結合したものが基本構造(分子量約16万)であることが明らかにされました(図4).そのうち抗原と結合する部分(**Fab**)(抗体活性部分)が2つと抗原とは結合しない部分(**Fc**)が1つあることも示されました.以上の仕事は,1960年代に精力的に行われ,IgGの全構造が解明されました.このことによって1972年にPorterとEdelmanがノーベル生理学・医学賞を受賞しました.

　重鎖(heavy chain)は,VH(variable heavy chain),CH1(constant heavy chain1),CH2,CH3でできていますが,これが2本結合しています.また**軽鎖**(light chain)はVLとCL部分でできています.V部分は抗体活性があり,VHとVLの変化によって多様な抗原と結合できるようになります.Cはconstant(定常)部分を意味します.

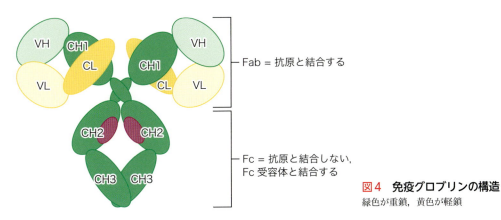

図4 免疫グロブリンの構造
緑色が重鎖,黄色が軽鎖

5 抗体の標識化と（抗原）物質の認識

　ヒトのある1種類のタンパク質を動物（ウサギや羊など）に何回かに分けて注射すると，数週間後にそのタンパク質に対するウサギあるいは羊の抗体ができます．その抗体（免疫グロブリン）をいろいろな手法を使って精製します．そして精製した抗体に目印になる化学物質を付けておきます．特に顕微鏡で観察しやすくするために**蛍光物質**を使います．このような蛍光標識された抗体があると，免疫したヒトの特定のタンパク質がどこに存在しているかが目で見てわかるようになります．これまで架空の存在であった物質が，目に見えるようになることが科学の最もおもしろい点です．このような手法は，医学研究において大変有力な武器になりました．臨床の現場でも応用されてきました．これを**蛍光抗体法**と呼んでいます．

　やや複雑になりますが，ヒトのタンパク質として存在している免疫グロブリン（IgM，IgG，IgA，IgD，IgE）に対する抗体を他の動物で作製し，それを精製して，さらに標識します．その特殊抗体を使って免疫グロブリンの局在（産生から代謝）が詳しく検討されました．

　図5の黒い部分は，S-S結合を意味しています．軽鎖と重鎖の結合と重鎖間の結合になります．IgGのサブクラスはIgG1，IgG2，IgG3，IgG4の4種類あることがわかりましたが，IgG3ではこの重鎖間のS-S結合の数が多く，固い結合になっていて補体（第Ⅰ部6 免疫グロブリンの種類参照）の活性化作用も最も強いことがわかっています．一方，IgG4は，重鎖間のS-S結合数が2～3個と最も少なく，半分子化やねじれ構造などを生じやすいとされています．IgG4には補体の活性化能はないとされています．

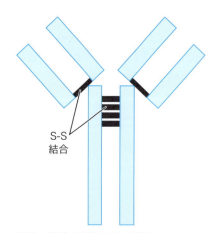

図5　抗体を形作るS-S結合

6 免疫グロブリンの種類

　免疫グロブリンは，重鎖のアミノ酸配列の特徴から，μ鎖，γ鎖，α鎖，δ鎖，ε鎖の5種類に分類されました．それぞれに軽鎖（κ鎖，λ鎖）が結合すると，IgM，IgG，IgA，IgD，IgEになります（表1）．基本形であるIgGの分子量は約16万です．これを一量体と呼んでいます．IgMは，5個のものが集団となっており，五量体です．IgAは，一量体のものも二量体のものも，わずかですが三量体以上の多量体となっていることもあります．IgDとIgEは血中にはごく微量にしか存在していませんが，いずれも一量体です．

　働きもそれぞれ異なっています．IgMは，分子量も大きく，抗原と反応する部分が10個ありますので，**抗原を凝集**させる働きが強くなります．抗原と反応し団子状態に大きくして細胞内に入りにくくするか，入っても拡散しないようにしています．最初の防衛隊になります．次に，**IgG**は，抗原と結合すると**補体を活性化**します．この補体は，抗原を含んだ細菌や細胞に結合して細胞膜上に穴を形成して**細菌や細胞を破壊**します．かなり攻撃的な武器になります．**IgA**は，血中にもありますが，**分泌液**中に存在して分泌液から細菌あるいはウイルス，あるいは毒素などの侵入を防いでいます．**IgD**は，B細胞の表面にある時期に出現しますが，役割はいまだはっきりしていません．**IgE**は，**アレルギー反応**で重要な役を演じています．日本人の石坂公成先生が発見しました．

表1　免疫グロブリンの特徴

免疫グロブリン	分子量	血液中濃度	作用
IgM（アイジーエム）	五量体＝80〜100万	100 mg/100mL前後	凝集反応
IgG（アイジージー）	一量体＝16万	1,500 mg/100mL前後	補体活性化
IgA（アイジーエー）	一量体＝17万，二量体＝34万	200 mg/100mL前後	分泌液に多く存在
IgD（アイジーディ）	一量体＝16万	10 mg/100mL前後	B細胞細胞膜
IgE（アイジーイー）	一量体＝16万	250国際単位未満	アレルギー反応

第I部　免疫グロブリンに関する基本的知識　17

7 IgMの役割

　免疫グロブリンは，外敵である細菌やウイルスに対して作用しますが，直接的に敵を破壊する働きはないのです．外敵が侵入すると白血球の一種であるマクロファージが貪食します．そして抗原部分に対して最初にIgM抗体が産生されます．一量体のIgM5つをFc部分で連結しているタンパク質をJ鎖（jointing chain）と呼んでいます．IgMの分子量はIgGの5倍の16万×5＝80万の大きさになります．IgMは，第I部6免疫グロブリンの種類で述べたように外敵を凝集させて体内に入らないようにします．その後，1〜2週間経つとIgGが産生されます．これをクラススイッチと呼んでいます（図6）．

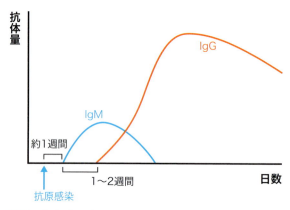

図6　免疫グロブリンのクラススイッチ

8 IgGの役割

IgGは，補体というタンパク質と反応して次から次へと反応が進んでいきます（図7）.

補体の成分は，発見された順番にcomplement1，2，3，4，5，6，7，8，9と名前がつけられました．C1，C2，C3，C4，C5，C6，C7，C8，C9と呼んでいます．ここで，IgGとの反応様式を研究すると，**C1-C4-C2-C3**–C5–C6–C7–C8–C9（いよにーさんと反応が進みます）の順番に反応が進むことがわかりました．実際には，抗原と結合する前は，T字型をしていたIgGは，抗原と結合するとY字に変形します．その際にY字のちょうつがい部分にC1qが結合します．その部分にC4-C2-C3が結合することになります．この反応が，免疫グロブリンによる補体の活性化として最初に報告されました．最初の反応がC1qになります．補体C1は，C1q，C1r，C1sの成分で構成されています．

IgG免疫系は進化論的には，哺乳類以降の動物にしかありません．しかし，補体の**C3-C5-C6-C7-C8-C9**は，かなり下等なヤツメウナギでももっているのです．それでは，IgGが存在しないヤツメウナギの補体はどのようにして活性化されているのでしょうか．1971年に，細菌の細胞膜の毒素であるリポポリサッカライドが直接C3を活性化するメカニズムが報告されました．この事実がわかって以降，従来のIgG型の補体活性経路を**古典経路**と呼び，新しいものはalternate pathway（**副経路：第2経路**）と命名されました．実は，原始的な反応は，alternate pathwayのほうなのです．

1990年代にマンノース結合タンパク質（レクチン）がC4とC2を部分分解してC3を活性化する経路（レクチン経路）が報告されました．

その後，さらに補体がどのようにして活性化され，その結果として細胞が破壊されるのかがしだいに明らかになってきました．

C3が活性化されるということは，C3aとC3bに分解されることなのです．わかりやすく例えると，C3は鞘に入ったナイフだと想像してみてください．活性化されるということは，鞘が抜かれてナイフがむき出しになることです．鞘の方はC3aに相当します．このC3aは，白血球を呼び寄せる働きがあります．一方，むき出しのナイフの方のC3bは，C5を活性化します．そうすると同じようにC5aとC5bに分解されます．そのような反応が，C6，C7，C8，C9と続きます．結果として，**C5b，C6b，C7b，C8b，C9b**の成分が，順番に細胞の膜の中に入り込んでいきますと，5つのb成分が合体し，中央に穴の開いた構造ができあがります．そのときに細胞膜に穴が開いた状態になり水の出入りが生じます．このようにして細胞膜を傷害して細胞を破壊することがわかりました．このC5b，C6b，C7b，C8b，C9bの複合体を**membrane attack complex of complement**（MAC：**膜攻撃性補体複合体**）と呼んでいます．

第I部　免疫グロブリンに関する基本的知識　19

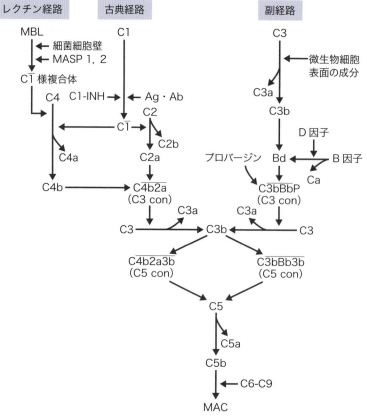

図7 補体の活性化経路
図中の ─ は複合体を示す．MBL：mannan-binding lectin（マンナン結合レクチン），MASP：mannose-binding protein-associated serine protease（マンノース結合タンパク質関連セリンプロテアーゼ）．文献1より引用

文献

1）MSDマニュアル プロフェッショナル版 補体系：https://www.msdmanuals.com/ja-jp/プロフェッショナル/12-免疫学；アレルギー疾患/免疫系の生物学/補体系 #v992759_ja

9 IgAの役割

　血液中のIgM，IgG，IgA，IgDを合計すると約2,000 mg/100 mLになります．そのうちでIgAは血液中に200 mg/100 mL存在しますので，約10％を占めることになります．IgAの分子量（一量体）は約17万とされていますが，IgGの16万よりやや大きいのは，糖鎖が多く含まれているためです．最も特徴的なことは，**唾液**（28 mg/100 mL），**初乳**（150 mg/100 mL），涙（7 mg/100 mL）などの分泌液に多量に含まれていることです．一方，IgGや他の免疫グロブリンは分泌液にはほとんど含まれていません．分泌されるIgAの構造が研究され，IgAが2個とJ鎖が1個でできていることがわかりました．さらにこの二量体IgAがJ鎖を介して，粘膜細胞の血管側に存在する**分泌成分**（secretary component：SC）に結合して粘膜細胞に取り込まれ，細胞内を通過して細胞の外に分泌されることが明らかになりました（図8）．これらの研究には，アメリカのアラバマ大学のMesteckyらが大いに貢献しました．

　ヒトの身体の表面は，皮膚である外表面と粘膜である内表面に分類されます．そして表面の内側に体液（血液）が分布しています．体内の免疫で重要なものとしてIgGがありますが，細菌やウイルスに曝されやすい粘膜面で重要なものがIgAになります．

　体内に注射によって異物となる物質（タンパク質）を投与しますと，IgM型抗体その後IgG型抗体が産生されます．しかし粘膜面から粘液へIgGの分泌はもちろん起こりません．またIgAの抗体も上昇しません．一方，口から粘膜面で抗原を投与すると粘液中にIgA型抗体が分泌されるようになり，さらに血中でのIgG型抗体も産生されることになります．ポリオワクチンはこの原理に沿って使われています．

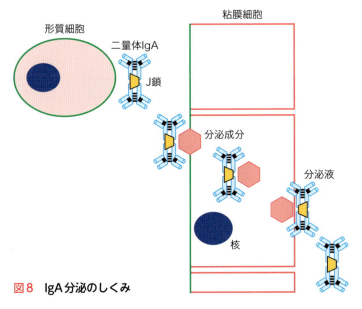

図8　IgA分泌のしくみ

10 IgA免疫の主体：消化管と分泌液

　消化管の中には，大腸菌をはじめとして多数の細菌がいます．ヒトは，それらの菌と共存しています．そのうえにさらに，食べたものの異物に常に曝されています．このような外敵が多い状況から身体を守る働きとしてIgA系が重要な働きをしています．平均的な体重を60 kgとしますと，1日に分泌されるIgAの総量は4,000 mg（4.0 g）に達します．血中で主役のIgGタンパク質がつくられる量は，1日34 mg，またIgMは1日8 mg程度ですから，約100倍も大量に粘膜面から体外に排泄されているのです．すなわちIgA型抗体の大きな役割は，腸内細菌やウイルス，あるいは食物に関連するタンパク質と反応して有害な物質を中和し，凝集させて体内に取り込まれないようにすることです．IgA型抗体の反応様式は，腸管の異物を処理することが基本なのです．

　そして消化管に分泌されたIgAは，分解され再び体内に吸収され，タンパク質合成の材料になります．

　消化管とはつながっていない**唾液腺，涙腺，乳腺，気管，尿管，生殖器官**などの粘膜面でもIgAは同じような方法で防御しています（図9）．消化管で外部の世界からの情報に接した免疫細胞（リンパ球）は，リンパの流れに沿って全身の分泌組織に拡がっていきます．そして周遊して最終的に消化管に戻ってきます．IgA関連のリンパ球は，通常のリンパ球が脾臓やリンパ節を循環しているシステムとは，全く異なったシステムで体内を動いているのです．このシステムを**粘膜免疫組織**（mucosa associated lymphoid tissue：MALT^{マルト}）と呼んでいます．

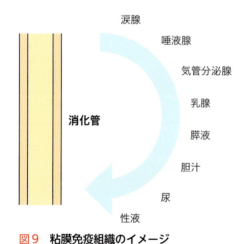

図9　粘膜免疫組織のイメージ

11 IgE の役割

　皮膚アレルギーあるいは気管支喘息の患者血清中にアレルギー反応を起こす物質の存在が予想され**レアギン**と呼ばれていました．1966年に，日本人の石坂公成・照子夫妻がジョンズホプキンス大学での研究をまとめ，はじめてアレルギーをもつ患者の血清から物質を精製しました．その後，その物質が多発性骨髄腫の患者血清中に大量に存在することがわかり，免疫グロブリンであることが証明され，IgE が確立しました．

　特に，抗原抗体反応（Fab 部分の反応）が生じたあとの Fc 部分を介して**肥満細胞**，**好塩基球**を刺激し，ヒスタミンなどの物質を放出させるメカニズムが明らかになりました．アレルギー性鼻炎・結膜炎，気管支喘息，アナフィラキシーショックなどに関与しています．

12 免疫グロブリンの合成と遺伝子発現

　免疫グロブリン（抗体）は，タンパク質でできています．タンパク質は，20種類のアミノ酸が順番に結合したものです．アミノ酸の基本構造は，**アミノ基**（窒素：N）と**カルボキシル基**（炭素：C）が両端に存在しています．あるアミノ酸のカルボキシル基と別のアミノ酸のアミノ基が結合し，これが延々と結合したものがタンパク質になります．このアミノ酸の結合の順番（タンパク質の一次構造）を決めているのは，**遺伝子**（**DNA**）になります．核の中に存在するDNAが転写されてRNAになり，そこで編集されて**messenger RNA**（mRNA）ができます．mRNAは核膜を通り細胞質にでてきます．リボソームに運ばれて**ribosomal RNA**（rRNA）によって情報が読み込まれます．そこに**transfer RNA**（tRNA）によって運ばれてきた**アミノ酸**が，順番に結合してタンパク質が合成されます．つくられたタンパク質は，細胞質内の**運搬タンパク質**（シャペロンタンパク質：heat shock protein）と結合して，小胞体に運ばれさらにゴルジ体で糖鎖が結合し細胞質に分泌されます．この遺伝子からタンパク質の合成・分泌までの過程を**セントラルドグマ**と呼んでいます．

　このタンパク質の合成の情報が記載されているDNAの部分を，**エクソン**と呼んでいます．一方，このエクソンの前後には，**イントロン**と呼ばれる部分があり，DNAの**転写のオンオフのスイッチ**に相当する部分になります．2本鎖DNAがそのままの形で存在すると，2本が解離しやすく，転写が直ちに起こります．そこで転写を防止するために**ヒストン**というタンパク質にDNAが巻き付いてヌクレオソームを形成します．ヒストンとDNAの結合した凝集物をクロマチンと呼んでいます（図10A）．**ヒストンのアセチル化**によって**転写**が誘導され（図10B），メチル化によって**転写が阻害**されます（図10C）．すなわち，DNAの転写はヒストンのアセチル化が重要な鍵を握っています．このように**転写の誘導，停止**をコントロールすることを**エピジェネティクス**（epigenetics）と呼んでいます．

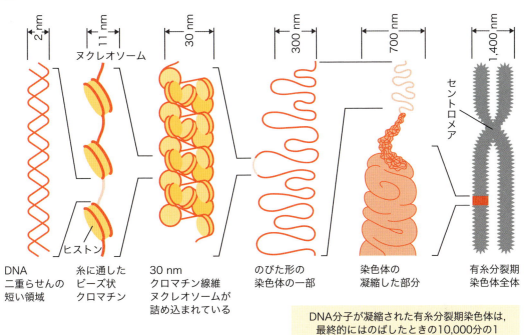
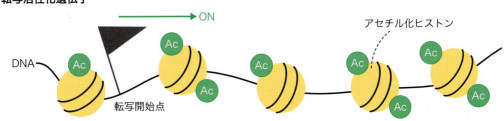
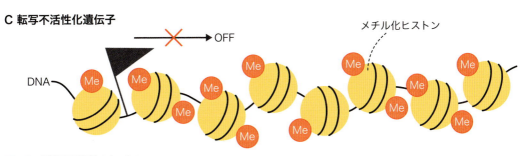

図10　遺伝子発現のしくみ
Ac：アセチル基，Me：メチル基．Aは文献1を参考に作成

文献
1）「Molecular Biology of the Cell」（B Albert, et al），p339, Garland, 1983

13 遺伝情報の格納

　遺伝情報の元であるDNAは，**ヒストン**に絡み合って簡単に転写が起こらないようになっています．さらに，DNAの中も，タンパク質合成の情報部分のエクソンとその前後のイントロン部分に分けられます．DNAから転写されてRNAが形成されますが，**転写されたイントロン部**分を切り離して，タンパク質合成の情報部分だけをいくつかつなぎ合わせて，**mRNA**がつくられます．mRNAの特徴は，末端部分にアデニン（A）が何個も結合してpoly Aという構造があることです．これがあるとmRNAと認識され，核膜を通過して細胞質に移動することができるようになります．

　このような遺伝子（DNA）は，ヒストンとの絡み合いのなかで通常は凝集しています．その**凝集体**が光学顕微鏡でも観察できるようになることがあります．また，特に細胞が増殖する際に細胞分裂を行いますが，**有糸分裂**と呼ばれている分裂の際の染色体が，凝集した遺伝子に相当します（図10A）．

　染色体（図11）は，X字のように見えます．Xの交差点より上部分を**短腕p**と呼び，下部分を**長腕q**と呼んでいます．交差点を**セントロメア**と呼びます．有糸分裂期にみられる染色体を大きさの順番に並べます．そうすると2本のペアが22組あることがわかります．最も小さいのは，性染色体になります．女性では，X染色体2本，男性ではX染色体1本とY染色体1本になります．

　染色体のp部分あるいはq部分を詳しくみると，染色液で濃く染まる部分と薄く染まる部分があり，バーコードのようになっています．2本のペアは，全く同じバーコードになっています．濃い部分には，さらに番号が付けられていて，あたかも住所のように番号表示がされています．

　最近の研究で，ほとんどのタンパク質の遺伝子（DNA）が何番の染色体のどの部分に格納されているのかがわかっています．

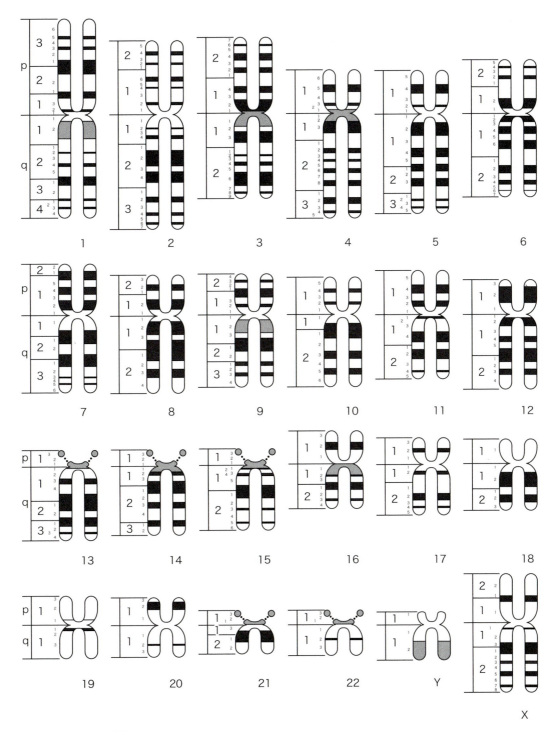

図11 染色体の形状
Parris Conference, 1970 より

14 免疫グロブリンの構造と遺伝情報

　免疫グロブリンの構造は，2本の**重鎖**（heavy chain）と2本の**軽鎖**（light chain）が結合したものです．

　重鎖の遺伝子は**14番染色体**の長腕（q部分）（14q32.3）に存在します．一方，軽鎖のκ鎖は，**2番染色体**の短腕（p部分）（2p12）に，λ鎖は**22番染色体**の長腕（q部分）（22q11.2）に存在しています．

　免疫グロブリンを産生するシグナルが入ると，重鎖も軽鎖もそれぞれの染色体部分で転写が開始され，それぞれのタンパク質の合成が起こります（図12）．すなわち，重鎖と軽鎖の部品を作成します．それぞれの部品が完成すると**運搬タンパク質**（heat shock protein：HSP）によって**小胞体**（endoplasmic reticulum）に運ばれて行きます．小胞体の中で重鎖と軽鎖が合体して免疫グロブリンが合成されます．その後，**ゴルジ体**で糖鎖が結合されて完成した形で細胞外に分泌されます（図12）．

　重鎖と軽鎖の産生量を比べると軽鎖がやや多く産生され，一部が細胞外に分泌されることになります．これを**遊離軽鎖**（free light chain：FLC）と呼んでいます．遊離軽鎖の量は，κ鎖は，10〜15 mg/L，λ鎖は15〜20 mg/Lになります．λ鎖がκ鎖よりやや多いのは，λ鎖はκ鎖より**二量体**を形成しやすいために，分子量が大きくなり，糸球体から尿細管へ通過しにくくなっており，血中に停滞しやすいためです．

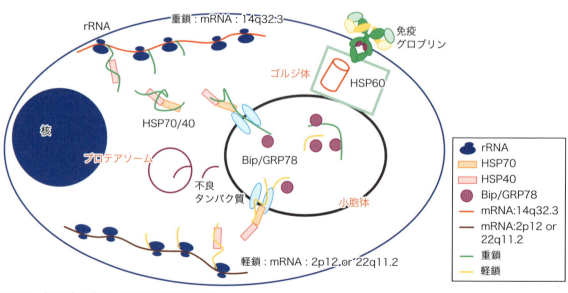

図12　免疫グロブリンの重鎖と軽鎖の合成

15 ユビキチン/プロテアソームの役割と多発性骨髄腫

　細胞内で合成されたタンパク質は，**プロテアソーム**（proteasome）と**リソソーム**（lysosome）で分解されます．リソソームは，タンパク質を元のアミノ酸に分解して，再度新しいタンパク質の合成に再利用する場合に作動します．一方，プロテアソームは，標的のタンパク質を分解して細胞外に排出するために作動しています．

　特にプロテアソームでは，タンパク質に**ユビキチン**という物質が結合した**ユビキチン化タンパク質**を特異的に分解します（図13）.

　ところで，**Liddle症候群**は**上皮性ナトリウムチャネル**の過剰発現によるナトリウムの再吸収による高血圧，さらにカリウム排泄亢進による低カリウム血症が特徴ですが，上皮性ナトリウムチャネルの遺伝子異常によってユビキチンと結合できず，**ユビキチン/プロテアソーム系**が作動しないために上皮性ナトリウムチャネルの発現量が増加して生じる疾患であることが判明しています．

　多発性骨髄腫で，**プロテアソーム阻害薬**を使用すると，ユビキチン/プロテアソーム系が作動しなくなります．その結果，異常タンパク質が蓄積して骨髄腫細胞が自滅してしまいます．プロテアソーム阻害薬〔**ボルテゾミブ（ベルケイド®）**〕が市販されて以来，多発性骨髄腫の治療成績は大幅に改善しています．最近，この部分をターゲットにした薬剤〔**カルフィルゾミブ（カイプロリス®）：点滴静注**，**イキサゾミブ（ニンラーロ®）：経口薬**〕が新たに開発されています．さらに，免疫調節薬の**サリドマイド（サレド®）**，**ポマリドミド（ポマリスト®）**，**レナリドミド（レブラミド®）**などや**ヒストン脱アセチル化酵素（HDAC）阻害薬**〔**ボリノスタット：皮膚型T細胞リンパ腫**，**パノビノスタット（ファリーダック®）：多発性骨髄腫**〕が市販されています．

第Ⅰ部　免疫グロブリンに関する基本的知識　　29

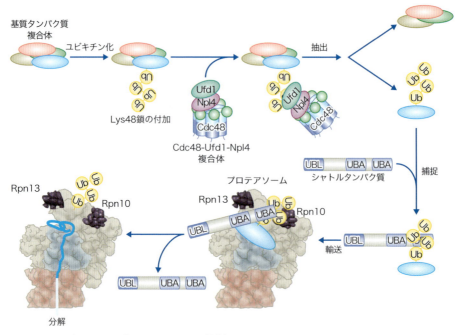

図13 ユビキチン/プロテアソームの役割
文献1より引用

文献

1) Tsuchiya H, et al：In Vivo Ubiquitin Linkage-type Analysis Reveals that the Cdc48-Rad23/Dsk2 Axis Contributes to K48-Linked Chain Specificity of the Proteasome. Mol Cell, 66：488-502.e7, 2017

16 多発性骨髄腫とMGUS

　免疫グロブリンは，形質細胞から産生されますが，この形質細胞の腫瘍化したものが，**多発性骨髄腫**になります．定義としては，異常な形質細胞が骨髄に10％以上 あるいはMタンパクが3.0 g/100 mL以上となります．さらに，Calcium（高カルシウム血症），Renal（腎障害），Anemia（貧血），Bone（骨病変）をCRAB症状と呼んでいます．これがある場合を症候性とし，ない場合を無症候性と呼んでいます．特に無症候性をくすぶり型ともいいます．

　一方，MGUS（monoclonal gammopathy of undetermined significance）とは，「意義不明の単クローン性γグロブリン血症」の意味です．骨髄中の形質細胞が10％未満 かつMタンパク量が3.0 g/100 mL未満であり，血液専門医にとって治療の必要のない経過観察をする疾患群とされてきました．

　多発性骨髄腫の頻度は，人口の0.004％とされています．すなわち1万人あたり40人になります．人口10万人の町ですと400人程度になります．一方，MGUSは，高齢になると頻度が高くなりますが，日本での平均は，人口の約2％が相当するとされています．人口10万人ですと2,000人程度になります．ただし，2,000人のなかから年1％（2,000人中の20人）の頻度で，多発性骨髄腫あるいは全身性アミロイドーシスに進行します（表2）．また，MGUSの患者のなかで，産生された異常なタンパク質，免疫グロブリンの断片の蓄積によって，神経障害や尿異常，腎機能低下が生じることがあります．特に腎障害を呈する場合を従来は，**パラプロテイン腎症**（paraprotein related kidney disease）と呼んでいましたが，2012年から**MGRS**（monoclonal gammopathy of renal significance）という用語が使用されるようになってきました．

表2　MGUSと多発性骨髄腫の頻度

MGUS	10万人あたり 2,000人
MGUSから全身性アミロイドーシスあるいは多発性骨髄腫への進展	年間10万人あたり 20人
多発性骨髄腫	10万人あたり 400人

17 MGRS

　症候性の多発性骨髄腫に合併する腎障害を**骨髄腫腎**（myeloma kidney）として扱っています．一方，2012年から MGUS の状態で腎障害が生じたものを MGRS（monoclonal gammopathy of renal significance）と呼ぶようになりました．

　多発性骨髄腫に合併する腎障害は2通りあります．1つは，免疫グロブリンの異常な断片（軽鎖）が，尿細管に流出し，ヘンレループで分泌された uromodulin 以前の Tamm-Horsfall タンパク質と結合して尿細管内で閉塞し腎不全を生じる場合があります．また，糸球体から流れ出た免疫グロブリンの断片が，近位尿細管で再吸収された際に，サイトカインが分泌され，**尿細管間質性腎炎**を生じる場合があります．通常，これらは骨髄腫腎と呼ばれ，MGRS から除外されています．

　MGRS は，少量の異常タンパク質が，長期間に腎臓に蓄積されて，尿異常あるいは腎機能をきたすものを指しています．そのなかには，**軽鎖沈着症**（light chain deposition disease：LCDD），**重鎖沈着症**（heavy chain deposition disease：HCDD），**軽鎖重鎖沈着症**（light and heavy chain deposition disease：LHCDD）があります．これらは M タンパク性の免疫グロブリンに由来しますので，まとめて **monoclonal immunoglobulin deposition disease**（**MIDD**）と呼んでいます．さらに MGRS には，免疫グロブリン由来の全身性アミロイドーシスがありますが，こちらは AL 型全身性アミロイドーシスとして別個に扱っています（**表3**）．ですから，congo red 染色陰性の MGUS 関連疾患と定義されます．

　日本の秋田大学のデータ[1]でもアメリカのコロンビア大学のデータ[2]でも，MIDD は，腎生検約400例に1例の頻度になっています．日本で年間約1万件の腎生検が行われていますので，新規発症は年間25〜35例程度と推測されます．

表3　MGRS の分類

1） MIDD
①LCDD
②HCDD
③LHCDD
2） AL 型全身性アミロイドーシス

文献

1）Masai R, et al：Clinicopathological features and prognosis in immunoglobulin light and heavy chain deposition disease. Clin Nephrol, 71：9-20, 2009

2）Lin J, et al：Renal monoclonal immunoglobulin deposition disease: the disease spectrum. J Am Soc Nephrol, 12：1482-1492, 2001

18 MGRS診断の手順

　尿異常あるいは原因不明の腎機能低下，あるいは尿細管機能異常のある患者で，腎生検を行います．この際に，蛍光抗体法で，IgG，IgA，IgM，C1q，C3しか染色していない施設では，MGRSを完全に見逃してしまいます．腎生検を行っている大学あるいは病院の大多数では，**軽鎖**をルーチンに染色していません．この蛍光標識κ鎖とλ鎖の抗体は，それぞれ2万円程度ですが，これで軽鎖の偏りをチェックすることが的確な診断を行う第一歩になります．秋田大学では，腎グループができた1979年から軽鎖を染色していましたので，MGRSを多数発見することができました．

　多くの施設では，光学顕微鏡で**結節性病変**が確認できたときに，軽鎖沈着症を否定するために，そこではじめて軽鎖を染色するスタイルをとっています．この点に関しては，Mayo Clinicにおける64例MIDD（MGRS）の検討で，糸球体内のメサンギウムでの結節形成を認めたのは61％であり，他の40％は結節を形成しないタイプでした[1]．すなわち，蛍光抗体法での軽鎖の偏りをチェックすることが，MGRSの発見の糸口になります．

　軽鎖沈着症（LCDD）の場合は，κ鎖あるいはλ鎖のいずれかが沈着し，重鎖は沈着していません．一方，**重鎖沈着症（HCDD）**では，κ鎖もλ鎖も染色されずに，重鎖（主にγ鎖）のみが染色されます．**軽鎖重鎖沈着症（LHCDD）**では，例えばκ鎖のみかあるいはλ鎖のみの軽鎖に偏りがあります．重鎖もγ鎖かα鎖かμ鎖かに偏りがあります．例えば，IgG-κのように偏ります．

　その次のステップとして，**重鎖のサブクラス**を染色する必要があります．IgGであれば，IgG1，IgG2，IgG3，IgG4があり，IgAであれば，IgA1，IgA2があります．これらに対する抗体は特殊であり1種類約10万円がかかりますのですべての施設でできる検査ではありません．頻度から考えて，全国で数カ所で検討できれば，十分かもしれません．そのようなネットワークを形成する必要があります．

　電子顕微鏡も必要ですが，線維の有無を強調したりすることよりは，線維形成のメカニズムなど，病態を考慮することが今後は重要になります．

文献

1) Nasr SH, et al：Renal monoclonal immunoglobulin deposition disease: a report of 64 patients from a single institution. Clin J Am Soc Nephrol, 7：231-239, 2012

第II部
アミロイドーシスに
関する基本的知識

1 アミロイド

アミロイド（amyloid）という用語は，アミ【澱粉】，ロイド【〜のようなもの】，すなわち，「澱粉のような物質」ということを意味しています．

1838年にSchleiden（植物学者）が，植物の**澱粉様物質**としてamyloidという用語をはじめて使用しました．また，1854年にドイツのVirchowは，ヒトの組織から抽出した沈着物が**ヨウ素澱粉反応**を示すことを発見し，ヒトではじめてamyloidという表現をしました（表1）．

1847年にBence Jonesが骨のもろい状態を呈した患者の尿に異常な物質が存在することを示しました．この異常な物質が後に**Bence Jonesタンパク**と呼ばれ，**多発性骨髄腫**を特徴づけることが判明しました．多発性骨髄腫の病名は1873年にvon Rustizkyによって用いられ，形質細胞腫瘍であることも明らかにされました[1]．

タンパク質は，通常加熱すると変性します．約60℃以上でほとんどのタンパク質は変性して凝集します．わかりやすく言えば，「生卵」が「ゆで卵」に変化することです．ところが，この異常なタンパク（Bence Jonesタンパク）は，約60℃で一度凝集し白濁した後に，さらに加熱を続けると100℃近辺で白濁が消えて元の溶液に戻ってしまいます．このような特殊な性質をもったタンパクをBence Jonesタンパクと呼んでいます．

1960年代に**免疫グロブリン**の構造が解明されましたが，そのころから，Bence Jonesタンパク（図1）の解析も行われました．Bence Jonesタンパクの主な構造は，アミノ酸の配列で平板状の立体構造をしたβシート構造が主体となっています．このβシート構造が重合してアミロイドが形成されます．また，**免疫グロブリンの軽鎖**，特に**二量体**を形成している軽鎖（主にλ鎖）であることが解明されました．ここで多発性骨髄腫とアミロイドーシスは，強い関連があることが証明されました．しかし，その後の研究でアミロイドーシスの原因が，すべて免疫グロブリン軽鎖に由来するわけではないことも明らかになってきました．アミロイドの原因となる**前駆タンパク質**が徐々にわかってきました．

表1 アミロイドの歴史

1838年	Schleiden M（植物学者）：植物の澱粉様物質にamyloidという用語を使用
1854年	Virchow R（ドイツ）：神経細胞の変化にamyloidという用語を使用 フランスグループ：lardaceous（ラード様）change イギリスグループ：waxy（蝋様）change
1856年	Wilks S：アミロイド腎症の症例報告
1859年	Friedleich C and Kekule A：waxy spleen（ろう様脾）⇔糖ではなくタンパク主体
1867年	Weber H：多発性骨髄腫とアミロイドの合併
1878年	異染性（metachromasia）：methy violet：lardaceous disease（ラード様疾患）として研究
1886年	congo red紹介
1922年	Bennhold H：congo redを注射
1927年	Divry P, Florkin M：アミロイドの光学特性を研究

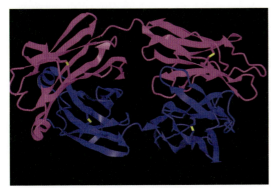

図1　Bence Jonesタンパクの構造
板状のものがβシート構造（PDB ID 1LHZ）

文献

1）Kyle RA：Amyloidosis: a convoluted story. Br J Haematol, 114：529-538, 2001

2 アミロイドーシスの定義

　アミロイド線維は，congo red 染色で橙赤色に染色され，偏光顕微鏡検査を行うと染色された部分が緑色の蛍光（複屈折性）を発します（図2）．この特徴を示した場合に「アミロイド沈着がある」と定義します．

　タンパク質は，20種類のアミノ酸の結合でできていますが，アミノ酸の結合によって立体構造として**αらせん構造**部分と平板状の**βシート構造**部分ができてきます．αらせん構造は，抗原として提示されやすい部分です．一方，βシート構造部分は，バネ状に運動し，タンパク質が周囲のエネルギー状態に合わせて揺らぐ機能があります（図3）．

　平板状のβシート構造部分が，多量に存在し，ある種のエネルギー状態が続くと，縦に多数重合して線維状の物質を形成します．これを**アミロイドフィブリル**（プロトフィブリル）と呼び，さらに縦に結合して**アミロイド線維**（図3）となり血管壁や臓器に沈着します．このアミロイドフィブリルの隙間にcongo redが入り込むことで橙赤色に染色されることになります（図2）．アミロイド線維を形成するタンパク質として，これまで30種類以上の報告があり，これらを**アミロイド前駆タンパク質**と呼んでいます．

congo red 染色　　　　　　　偏光

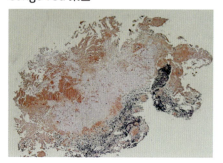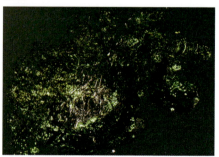

図2　congo red 染色と偏光顕微鏡

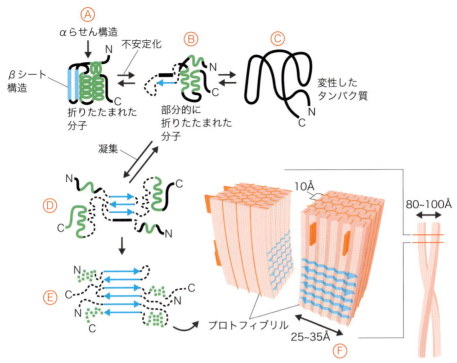

図3　アミロイド線維の形成
Ⓐタンパク質はαらせん構造とβシート構造で形成されて立体構造を保っています．
Ⓑ熱あるいは振動などのエネルギーが加わると立体構造が不安定化します．
Ⓒ完全に立体構造が消失しますと変性したタンパク質となります．
Ⓓ一方，不安定化した立体構造で，βシート構造部分で他分子のβシート構造と凝集反応が生じます．
Ⓔβシート構造はタンパク質分解酵素の作用を受けにくいので，βシート構造がアミロイドとして残ります．
Ⓕこれが集合するとアミロイドプロトフィブリルを形成し，さらにそれらが集まりアミロイド線維がつくられます．
文献1より引用，Ⓐ～Ⓕは著者が付記

文献

1）Höppener JW, et al：Islet amyloid and type 2 diabetes mellitus. N Engl J Med, 343：411-419, 2000

3 前駆タンパク質による アミロイドーシスの分類

アミロイド前駆タンパク質（**βシート構造**）は，約30種類が報告されています．そのなかでも臨床的に頻度の高いものは，**表2**の5つになります．また，その種類によりアミロイドーシスの分類がわかります．

アミロイド前駆タンパク質は，ヘアピンのように平板状でU字構造（βシート構造）をしています（**図4**）．この前駆タンパク質が，縦方向に重合してアミロイド線維が形成されます．その縦方向の結合がどのようにして生じているのかは，まだ解明されていません．

分類に関して，従来は，**congo red**染色を行った標本を過マンガン酸カリウム溶液で処理して，染色が消失するものをAA型，残存するものをAL型としていましたが，感度，特異度も劣ることから，現在では国際的に推奨されていません．それぞれの前駆タンパク質に対する特異抗体を用いてアミロイドのタイプを決定することになっています．また，congo redの代わりに，わが国では**direct fast scarlet**（**DFS**）や**チオフラビン**などもアミロイド線維に結合するので使われるが，国際基準はあくまでもcongo redになっています．

表2　臨床的に頻度の高いアミロイド前駆タンパク質

	アミロイドタンパク質	前駆タンパク質
ALアミロイドーシス	AL	軽鎖（κ鎖，λ鎖）
二次性AAアミロイドーシス	AA	アポSAA
家族性アミロイドーシス	variant-ATTR	異形型トランスサイレチン
老人性全身性アミロイドーシス	wild-ATTR	野生型トランスサイレチン
透析アミロイドーシス	β_2-m	β_2-マイクログロブリン

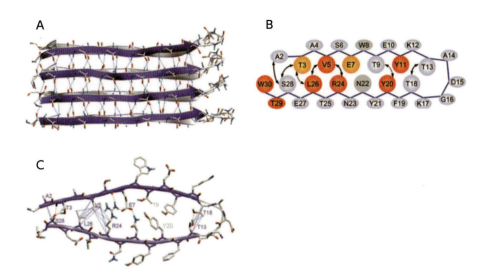

図4 アミロイド前駆タンパク質のβシート構造とアミロイドの形成
A) 平板状のβシート構造が層状に積み重ねられたものを横からみた像．アミロイドプロトフィラメントが形成されます．B) 平板状のβシート構造を上からみた像．それぞれのアミノ酸の関係を示します．
C) U字構造をした平板状のβシート構造を上からみた像．Copyright (2006) National Academy of Sciences, U.S.A. 文献1より転載

文献
1) Ferguson N, et al：General structural motifs of amyloid protofilaments. Proc Natl Acad Sci USA, 103：16248-16253, 2006

4 LC-MS/MSによるアミロイドタンパクの解析

　特異抗体で検出できないアミロイド沈着物が存在する際に，顕微鏡でアミロイド標本を観察しながら，沈着物をレーザーで切りとり，その部分のタンパク質を集めてきます．タンパク質の酵素処理を行い，分解したところで，液体クロマトグラフィ（LC）で質量分析（MS）を連続的に行います．これをレーザーマイクロダイセクション法，LC-MS/MSと呼んでいます．得られたアミノ酸配列の結果をこれまで蓄積されたデータと比較して最も可能性の高いタンパク質を同定します．

　わが国では，熊本大学病院神経内科　アミロイドーシス診療センターで全国の依頼を受けています（図5）．

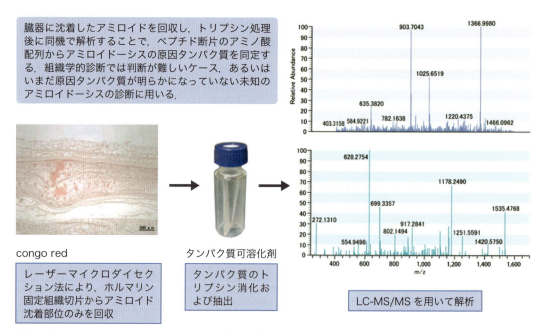

図5　液体クロマトグラフ・タンデム型質量分析計（LC-MS/MS）を用いたアミロイドーシス診断
文献2より転載

文献

1）アミロイドーシス診断支援サービス：http://www2.kuh.kumamoto-u.ac.jp/amyloidunit/idenshi.html
2）大林光念：熊本大学医学部附属病院で新たにスタートしたアミロイドーシス診療体制構築事業．Schneller, 83：3-7, 2012

5 全身性と限局性の分類

　アミロイド沈着が2臓器以上で証明された場合に**全身性アミロイドーシス**と診断されます．一方，1臓器の場合には，限局性としています．**限局性アミロイドーシス**の発見部位としては，①皮膚，②副鼻腔，③声帯，④耳咽頭部，⑤気管，⑥肺，⑦胃，⑧膀胱，⑨尿管膀胱移行部などが報告されています．専門医は内科以外の皮膚科，耳鼻咽喉科，眼科，泌尿器科から相談を受けることが多いようです．限局性から全身性に進展する患者は，長期間観察しても数％であり，逆に95％くらいの患者は，進行しないことから化学療法の対象にはなりません．局所的に切除することで対応しています．

　臨床現場では，偶発的に病理検査でアミロイド沈着が発見された際に，限局性なのか全身性なのかを判断するために，他の部位の生検・病理組織検査が必要になります．その際の検査部位としては，①皮膚脂肪組織，②上部消化管内視鏡検査による十二指腸，胃組織，③大腸内視鏡検査による大腸組織，④尿異常，腎機能低下がある場合は，腎生検，⑤心電図異常や**心エコー**で異常がある場合には，**心筋生検**が必要になります．**腎生検**は，後腹膜臓器であり圧迫止血も可能であることから状況をみて許可されますが，肝臓は，腹腔内臓器であり止血困難な場合もあり，アミロイドーシスが疑われる場合は**肝生検**は禁忌になっています．

　全身性か限局性かを簡単に区別する方法として，凝固系と線溶系に注目した方法があります．活動性の高い全身性アミロイドーシスでは，凝固系のマーカーであるトロンビン–アンチトロンビン複合体（thrombin-antithrombin complex：TAT）が上昇すること，さらに線溶系マーカーであるプラスミンα_2プラスミンインヒビター複合体（plasmin-α_2-antiplasmin inhibitor complex：PIC）も上昇することがわかりました（図6）．最初にTAT，PICを測定して，基準値内であれば限局性の可能性が高いこと，両者が上昇していれば，全身性であると考えて，他の臓器検査や治療を急ぐ必要があります．

第Ⅱ部　アミロイドーシスに関する基本的知識　　43

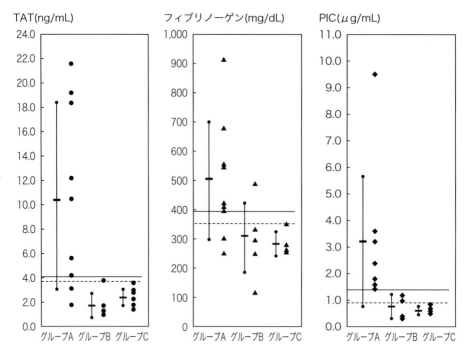

図6 TATとPICによる全身性と限局性の鑑別
グループA：活動性全身性アミロイドーシス，グループB：治療後寛解中の全身性アミロイドーシス，グループC：限局性アミロイドーシス．実線：グループAとグループCのカットオフ値，破線：基準値上限値．文献1より引用

文献

1) Suga N, et al：Differential diagnosis of localized and systemic amyloidosis based on coagulation and fibrinolysis parameters. Amyloid, 19：61-65, 2012

6 全身性アミロイドーシスの臨床症状

　全身性アミロイドーシスは2臓器以上の臓器・組織障害が存在する際に診断がなされます。多臓器障害のある患者では全身性アミロイドーシスの可能性も視野に入れて検査を進めることが大切です。

●全身衰弱・体重減少・貧血・浮腫・呼吸困難・胸痛・紫斑

　上記症状がみられるとかなり進行した病態に相当します。

●心電図における低電位・不整脈・伝導ブロック・QS型（$V_1 \sim V_3$）・低血圧・起立性低血圧・心肥大

　胸部X線検査で心拡大があるが，心電図で低電位であること，あるいは不整脈があることで心アミロイドーシスが疑われます。その他，原因不明の低血圧で発見されることもあります。最終的には，心筋生検で診断されます。

●頑固な便秘・下痢を主徴とする胃腸障害，吸収不良症候群

　消化管の粘膜下にアミロイドが沈着すると吸収不良症候群による**下痢**が生じます。一方，筋層に沈着するとイレウス（腸管麻痺）あるいは頑固な**便秘**になります。消化管生検（胃十二指腸生検あるいは大腸生検）で診断されます。

●タンパク尿・腎機能障害

　糸球体にアミロイドが沈着すると**タンパク尿**が生じ，時にネフローゼ症候群を呈します。また，尿細管に沈着すると，**尿細管性アシドーシス**を起こしたり，間質に沈着すると原因不明の腎機能低下を生じます。これらは腎生検で診断されます。

●肝腫大・脾腫・時にリンパ節腫大

　肝腫大，脾腫は触診あるいは腹部エコー検査あるいはCT検査で診断されます。これらの臓器は腹腔内臓器であり生検は出血の危険があるため禁忌とされています。**リンパ節腫大**に対しては，リンパ節生検で診断がなされます。

● 巨舌

他の症状がなく，巨舌によって滑舌が悪くなり受診することもあります（図7）．

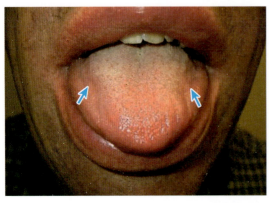

図7 巨舌
→ がもともとの舌になります

● shoulder-pad sign，その他関節腫大

肩関節にアミロイドが沈着し突出したものをアメリカンフットボールでパッドを使用した状態に似ていることからshoulder-pad signと呼んでいます（図8）．その部分の生検で診断がなされます．

● 多発性ニューロパチー

手足のしびれや知覚障害が，左右対称性に生じることがあります．神経伝導速度などで神経障害の有無を確認します．神経生検で診断されます．

● 手根管症候群

手根管周囲にアミロイド沈着が起こると正中神経が圧迫され，母指球筋の萎縮，手先のしびれ，握力の低下などが生じます（図9, 10）．AL型，透析アミロイドーシス（β_2-マイクログロブリン），家族性神経アミロイドーシス（トランスサイレチン）のことが多いです．

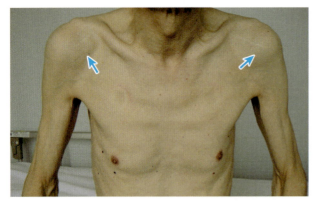

図8 shoulder-pad sign
→ は肩関節が突出している

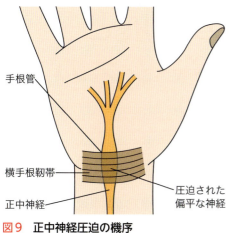

図9　正中神経圧迫の機序

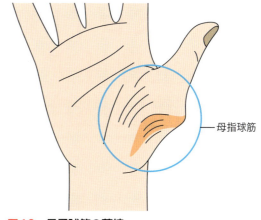

図10　母子球筋の萎縮

- 皮膚の強皮症様肥厚，結節
- 甲状腺，唾液腺などの硬性腫大

【参考事項】皮膚症状からみた全身性アミロイドーシス診断基準

　全身性アミロイドーシスのなかで，ALアミロイドーシスと多発性骨髄腫に合併するアミロイドーシスの半数以上に皮膚症状がみられ，診断の手がかりになります．アミロイドの沈着しやすい眼瞼，頸，頭，外陰および肛門周囲に，沈着量に応じて米粒大位の丘疹から大きな腫瘤まで生じます．硬く，黄色調を帯び，しばしば紫斑を伴う．強皮症様に硬くなることもあります（図11）．

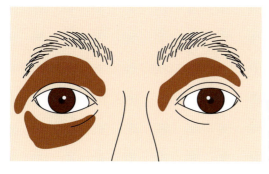

図11　レッサーパンダ様の色素沈着
アミロイドーシスの患者は目の周辺に紫斑ができ，毛細血管から血液が漏れたような斑が発生します．両側に起こるとレッサーパンダ様になります

7 アミロイド線維の伸展と全身性アミロイドーシスの進展機序

1) αらせん構造からβシート構造への移行とアミロイド線維の伸展

プリオン病の発症には，本来健常人に存在する**αらせん構造**のプリオンタンパクが，病的な**βシート構造**のプリオンタンパクと接触すると**βシート構造**に変換することが重要であることがわかりました．その結果βシート構造の**異常プリオンタンパク**が蓄積して神経細胞を破壊してしまうのが病態であることが明らかになりました（図12の分子間の伝達）．

βシート構造のアミロイド前駆タンパク質が大量に存在する状況下で，何らかのエネルギー（超音波・振動・熱など）が蓄積したときに，最もエネルギーの安定した状態のアミロイド構造に瞬時に変化することがわかりました．さらに，アミロイド前駆タンパク質が大量に存在するなかで**アミロイド線維のタネ**を添加すると一気にアミロイド線維が伸展することも明らかにされました．

2) 細胞間でのアミロイドの移行

βシート構造のタンパク質は，**マクロファージ**では処理されにくいために，いったん貪食されたアミロイド線維は，マクロファージの細胞外に排泄され，細胞間で循環することになります（図12の細胞間の伝達）．

3) ヒト/動物間での移行

ヒトの体内でアミロイド前駆タンパク質が増加した状態にあるときに，他の動物のアミロイド線維を摂取することやアミロイドーシス患者の血液を輸血することでアミロイドーシスが発症する危険が指摘されています（図12の宿主間の伝達）．

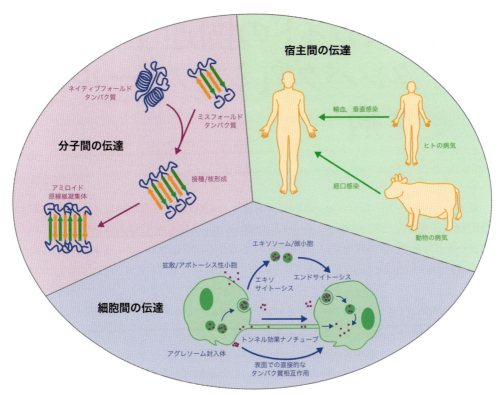

図12 全身性アミロイドーシスの進展機序
文献1より引用

文献

1) Moreno-Gonzalez I & Soto C：Misfolded protein aggregates: mechanisms, structures and potential for disease transmission. Semin Cell Dev Biol, 22：482-487, 2011

8 アミロイドの関連する疾患：タンパク質ミスフォールディング病

　遺伝子（DNA）から転写（messenger RNA：mRNA）が開始され，transfer RNA（tRNA）で運ばれたアミノ酸がリボソーム（ribosomal RNA：rRNA）で結合してタンパク質が合成されます．この状態では，一次構造でありひも状構造をとっていますが，**熱ショックタンパク**（heat shock protein：HSP）と結合して**小胞体**に運ばれます．そこで折りたたまれることによってそれぞれのタンパク質に特有な立体構造を形成します．この立体構造の形成をprotein folding（タンパク質フォールディング）と呼んでいます．この立体構造がnative（もともとの）状態から変化することを**ミスフォールディング**と呼んでいます．変性したタンパク質（すなわちミスフォールディングタンパク）は，通常**プロテアソーム**などで分解処理されますが，何らかの理由で処理されないと細胞内あるいは細胞外に蓄積することになります．このように変性タンパク質あるいは異常タンパク質が蓄積した結果により臨床症状を呈する疾患を「**タンパク質ミスフォールディング病**」（表3）と呼ぶようになりました．最も典型的な例は，**アミロイドーシス**になります．それ以外の神経変性疾患も関連していることが明らかになってきています．

表3 代表的なタンパク質ミスフォールディング病

	タンパク質ミスフォールディング病	ミスフォールディングタンパク質	病理学的名称
細胞内タンパク質ミスフォールディング病	Parkinson病	α-シヌクレイン	Lewy小体
	Lewy小体型認知症	α-シヌクレイン	Lewy小体
	多系統萎縮症	α-シヌクレイン	グリア細胞質内封入体（GCI）
	Huntington病	ポリグルタミン	神経細胞核内封入体
	脊髄小脳変性症（SCA1, 2, 3, 6, 7, 12, 17, DRPLA）	ポリグルタミン	神経細胞核内封入体
	球脊髄性筋萎縮症	ポリグルタミン	神経細胞核内封入体
	筋萎縮性側索硬化症	TDP-43	skein様封入体
	前頭側頭型認知症（Pick病, 皮質基底核変性症などを除く）	TDP-43	神経細胞質内封入体（NCI）
	Pick病	タウ	Pick小体 神経原線維変化
	進行性核上性麻痺	タウ	神経原線維変化
	皮質基底核変性症	タウ	神経原線維変化
細胞外タンパク質ミスフォールディング病（アミロイドーシス）	Alzheimer病*	タウ	神経原線維変化
		Aβ	老人斑（アミロイド）
	脳血管アミロイドーシス	Aβ	アミロイド
	Creutzfelut-Jakob病	プリオン	アミロイド
	透析アミロイドーシス	β_2-マイクログロブリン	アミロイド
	ALアミロイドーシス	免疫グロブリンL鎖	アミロイド
	AAアミロイドーシス	アポSAA	アミロイド
	家族性アミロイドポリニューロパチー	トランスサイレチン	アミロイド

*Alzheimer病では細胞外へのAβの沈着（老人斑）と細胞内へのタウの蓄積（神経原線維変化）の両方の病変が認められる. GCI：glial cytoplasmic inclusion, NCI：neuronal cytoplasmic inclusions
文献1より引用

文献

1）関島良樹：蛋白質ミスフォールディング病の発症機序と治療戦略. 信州医誌，56：115-124：2008

9 ALアミロイドーシスとAHアミロイドーシス

　アミロイドの前駆タンパク質の解析によって，**免疫グロブリン軽鎖**由来のものをamyloid light chain（**AL**）と呼んでいます．免疫グロブリン由来の多くは**AL**アミロイドーシスになります．さらに軽鎖でもλ鎖が70〜80％を占めています．一方頻度はきわめて低いのですが，**重鎖**（heavy chain）由来のものもあり，これを**AH**アミロイドーシスと呼んでいます．AHアミロイドーシスの病態として，重鎖は，variable heavy chain（**VH**），constant heavy chain 1（**CH1**），**CH2**，**CH3**で形成されていますが，CH1，CH2が欠損してVH–CH3の異常タンパク質が原因であることが示されています．さらに，きわめて稀に，VH部分とconstant light chain（CL）からなるアミロイドもあり，amyloid heavy and light chain（**AHL**）も報告されています（図13）．

　Mayo Clinicでの218例の解析では，AHとAHLを合わせて16例，ALは202例であり，93％がALで，AH/AHLはわずか7％でした．AH/AHLの特徴として，形質細胞数が30％以上の患者が25％（ALでは6％），血中・尿中のMタンパク陽性率が81％・67％と高率（ALでは，54％・32％），顕微鏡的血尿60％（ALでは26％），治療への反応性は92％で良好（ALでは55％）でした．

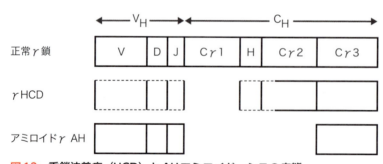

図13　重鎖沈着症（HCD）とAHアミロイドーシスの病態
γHCD：γ heavy chain deposition disease．文献1より引用

文献

1) Eulitz M, et al：Immunoglobulin heavy-chain-associated amyloidosis. Proc Natl Acad Sci USA, 87：6542-6546, 1990
2) Nasr SH, et al：The diagnosis and characteristics of renal heavy-chain and heavy/light-chain amyloidosis and their comparison with renal light-chain amyloidosis. Kidney Int, 83：463-470, 2013

10 AAアミロイドーシス

　炎症性疾患が存在し serum amyloid A（SAA）が高値の状態が長期間持続すると AA アミロイドーシスが生じます．過去には原因として**結核**が多かったですが，その後，**関節リウマチ**が主流になりました．しかし，最近では，**メトトレキサート**や**生物学的製剤（抗サイトカイン療法**）によって，炎症がコントロールされる症例が増加し，関節リウマチからの AA アミロイドーシス患者も激減しています．関節リウマチ以外の原因としては，**Crohn病，成人Still病，血管炎症候群，家族性地中海熱**のような**自己炎症症候群**，リンパ腫関連の**Castleman病**などがあります．このように炎症をきたす基礎疾患が存在することから二次性アミロイドーシスと呼ばれてきました．

　AL アミロイドーシスでは糸球体基底膜やメサンギウム領域への沈着が主となり，タンパク尿などの尿異常が出現しやすいですが，AA アミロイドーシスは血管壁や血管周囲・尿細管周囲に沈着しやすいことから，腎機能が徐々に低下するパターンをとりやすい傾向にあり，診断されたときには腎機能が低下していることが多いようです[1]．下痢，イレウス（腸管麻痺）などの消化管症状もあります．欧米では心アミロイドーシスの頻度は低いとされています．

　AA アミロイドーシスの治療としては，SAA の値を低下させることが重要になります．関節リウマチに関しては，生物学的製剤のなかでも **IL-6** を抑制する薬剤の有用性が報告されています．

文献

1）Said SM, et al：Renal amyloidosis: origin and clinicopathologic correlations of 474 recent cases. Clin J Am Soc Nephrol, 8：1515-1523, 2013

11　SAA

　SAA（serum amyloid A）は，アミロイド線維に対する抗体が反応する血中のタンパク質として発見されました．その後，**high-density lipoprotein**（**HDL**）の構成タンパク質であることもわかりました．ヒトでは，染色体**11p15.1**に存在する**SAA遺伝子**（SAA1，SAA2，SAA3，SAA4）によって主に肝臓で産生される104個のアミノ酸からなる分子量12,000（12 kDa）の急性期タンパク質です．SAA3はpseudogene（偽遺伝子）になっています．炎症の刺激で増加するのはSAA1とSAA2です．**IL-1β**，**IL-6**，**TNF-α**が産生されると細胞膜に存在する受容体に結合し，そのシグナルによって転写因子の**NF-κB**と**STAT3**のシグナル系が活性化されSAAが産生されます．炎症時には平常時の1,000倍程度まで産生されます．SAA4は，主にHDLの構造タンパク質で炎症時でも変動しません．

　SAA1は，52番，57番，60番，72番のアミノ酸置換によって，SAA1.1，SAA1.2，SAA1.3，SAA1.4，SAA1.5の5つの多型（polymorphism）があります[1]．

　SAA1のアミノ酸配列と立体構造をみますと，生理的条件下（pH 7.40）では，αらせん構造が主体になっています（図14）．

　full length SAA1といくつかの断片化SAA1における**アミロイド線維形成能**（amyloidogenicity）を検討すると，full length SAA1でもアミロイド線維形成能はありますが，N末端から45番目まで断片化された**SAA1**がβシート構造を58％占めており，アミロイド線維形成能が最も高いことがわかりました．何らかの酵素作用によって断片化したSAA1がアミロイド形成とその促進に重要であることが示されています[2]．

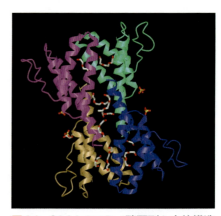

図14　SAA1のアミノ酸配列と立体構造
αらせん構造が主体（PDB ID 4IP8）

文献

1）Sun L & Ye RD：Serum amyloid A1: Structure, function and gene polymorphism. Gene, 583：48-57, 2016
2）Rennegarbe M, et al：Influence of C-terminal truncation of murine Serum amyloid A on fibril structure. Sci Rep, 7：6170, 2017

12 SAAの動態と機能

　肝臓で産生された**SAA**は，血中では**HDL**に取り込まれ，脂質の表面に存在する形で血中を循環します．炎症によってSAA1，SAA2が上昇すると，HDL-SAA複合体が形成されますが，末梢組織から肝臓へのコレステロールの移動を抑制します．さらに，**活性酸素（ROS）**を産生させ，**一酸化窒素（NO）**を減少させます．HDL-SAA複合体は，炎症の前段階であるといえます．また，HDL-SAA複合体に**ヘパラン硫酸**が作用するとHDLからSAAが解離してアミロイド線維形成が起こります．さらに，SAAは受容体を介して細胞内に取り込まれますが，SAA自体の取り込みとHDL-SAA複合体の取り込みの場合があります．

　これまでの研究でSAAは，細胞膜に存在する6種類の受容体と結合することが明らかになっています．
①receptor for advanced glycation end products（**RAGE**）
②formyl peptide receptor 2（**FPR2**）
③scavenger receptor class B type I（**SR-BI**）
④Toll-like receptor 2（**TLR-2**）
⑤Toll-like receptor 4（**TLR-4**）
⑥purinoceptor P2X7 receptor（**P2X7**）

　これらの受容体と結合するとNF-κBを活性化しTNF-α，VEGFの遺伝子を活性化します．このようにして，さらに炎症を悪化させることになります[1]．

　AAアミロイドーシスとの関連では，日本人ではSAA1.3がAA型アミロイドーシスに関連するという報告があります[2]が，欧米ではSAA1.1が優位であることが示されています[3]．さらにSAA遺伝子の**転写因子**部分のsingle nucleotide polymorphism（SNP）によってSAAの産生量が亢進するという報告もあります[4]．

文献

1）Obici L, et al：Susceptibility to AA amyloidosis in rheumatic diseases: a critical overview. Arthritis Rheum, 61：1435-1440, 2009
2）Nakamura T, et al：Significance of SAA1.3 allele genotype in Japanese patients with amyloidosis secondary to rheumatoid arthritis. Rheumatology（Oxford）, 45：43-49, 2006
3）Yamada T, et al：An allele of serum amyloid A1 associated with amyloidosis in both Japanese and Caucasians. Amyloid, 10：7-11, 2003
4）Moriguchi M, et al：Relative transcriptional activities of SAA1 promoters polymorphic at position -13(T/C): potential association between increased transcription and amyloidosis. Amyloid, 12：26-32, 2005

第Ⅱ部　アミロイドーシスに関する基本的知識

13 腫瘍とAAアミロイドーシス

　腫瘍が存在するときにAA型全身性アミロイドーシスを合併することが稀にあります．特に腎細胞癌（renal cell carcinoma），副腎癌（adrenal carcinoma），肝腫瘍（hepatic tumor），脾臓の多形性肉腫（pleomorphic sarcoma of the spleen），Hodgkinリンパ腫（Hodgkin lymphoma），非Hodgkinリンパ腫（non-Hodgkin lymphoma），子宮平滑筋肉腫（uterine leiomyosarcoma），胃間質性腫瘍（gastric stomach stromal tumor），肺扁平上皮細胞癌（lung squamous cell cancer）などの報告があります．

　腫瘍とAAアミロイドーシスの発症のメカニズムにはいくつかの可能性が指摘されています（図15）．

①腫瘍細胞自体が，SAAを分泌し，アミロイドーシスの原因となる．

②腫瘍細胞が炎症性サイトカイン（IL-1β，IL-6，TNF-α）を分泌し，その結果肝臓で産生されたSAAがアミロイドーシスの原因となる．

③腫瘍細胞の周囲に浸出した単核球が炎症性サイトカインを分泌し，肝臓で産生されたSAAがアミロイドーシスの原因となる．

　③については，腎臓癌の転移性孤立性肺腫瘍の周囲の単核球がサイトカインを分泌している症例が報告されています[1]．

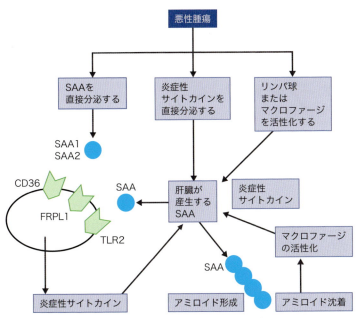

図15 腫瘍とAAアミロイドーシスの発症メカニズム
文献1より引用

文献

1) Nobata H, et al：Systemic AA amyloidosis in a patient with lung metastasis from renal cell carcinoma. Amyloid, 19：197-200, 2012

14 炎症性サイトカインとインフラマソーム

　生体の防御反応のステップとして，病原菌あるいは物質の成分を認識して，それらと結合する**認識システム**が存在します．自然免疫に深く関与するToll様受容体（Toll-like receptor：TLR）システムなどがあります．それらの刺激が入った際に生じる細胞内での認識パターンもわかってきました．最終的には，システインプロテアーゼ（タンパク質分解酵素）である**カスパーゼ1**（caspase 1）が活性化され，その結果，**炎症性サイトカインであるインターロイキン1β**（**IL-1β**）や**インターロイキン18**（**IL-18**）の前駆体が活性型に変換して細胞外に分泌されます．このようにカスパーゼ1を活性化させるシステムを「**インフラマソーム**（**inflammasome**）」と呼ぶようになってきました．特に，nucleotide-binding and oligomerization domain（NOD）- like receptor（NOD様受容体）ファミリーに属する**NLRP3，クリオピリン**（**cryopyrin**），**CIAS**，ならびにapoptosis-associated speck-like protein containing caspase recruitment domain（**ASC**）と**カスパーゼ1**が複合体，あるいは凝集した ASC とカスパーゼ1の複合体が重要であることがわかってきました．

　NLRP3インフラマソームを活性化する因子として，①**尿酸塩結晶，コレステリン結晶，ピロリン酸カルシウム結晶**，②**βアミロイド**，膵島アミロイドペプチド（アミリン），③**シリカ（ケイ素），アスベスト，アラム**，④**アデノシン3リン酸（ATP）**，⑤**病原体感染**（黄色ブドウ球菌，リステリア，結核菌，カンジダ菌，アデノウイルス，インフルエンザウイルス），⑥**菌体成分**〔muramyl dipeptide（**MDP**），ナイジェリン（nigericin），バリノマイシン（valinomycin），マイトトキシン（maitotoxin），アエロリジン（aerolysin）など〕が知られています（図16）．

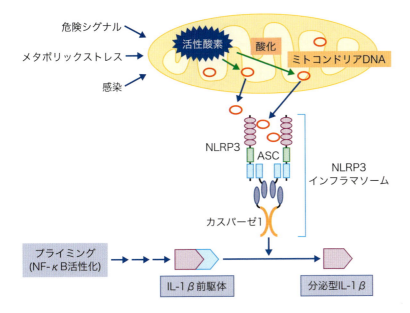

図16 NLRP3インフラマソーム活性化の機序
文献2より引用．© 2012 島田 賢一 Licensed under CC 表示 2.1 日本

文献

1）Shimada K, et al：Oxidized mitochondrial DNA activates the NLRP3 inflammasome during apoptosis. Immunity, 36：401-414, 2012
2）島田賢一：アポトーシスにより生じた酸化ミトコンドリアDNAがNLRP3インフラマソームを活性化する．DOI: 10.7875/first.author.2012.026

15 ピリンタンパク（ピリンインフラマソーム）と家族性地中海熱とAAアミロイドーシス

　1908年にJanewayとMonsentalが**再発性発熱**と腹痛をくり返すユダヤ人の6歳女児を報告しました．1948年にReimannが**周期熱**（periodic fever）を定義し，1955年にはSoharが**家族性地中海熱**〔familial mediterranean fever（FMF）〕としてまとめました．1974年にZemerは，治療薬として**コルヒチン**が有効であることを報告しました．1997年にはmediterranean fever（**MEFV**）geneが明らかにされ，**pyrin protein**（ピリンタンパク）の重要性が示されました．2002年には，Martinonらによって，**インフラマソーム（カスパーゼ1）**という概念が提唱され，さらにピリン遺伝子異常も明らかになり，**自己炎症症候群**として分類されるようになりました．

　家族性地中海熱は**Tel Hashomer基準**（再発性の発熱，腹膜炎，滑膜炎，胸膜炎，心膜炎，丹毒様紅斑，家族歴，原因不明AAアミロイドーシス，コルヒチン有効）に基づいて診断しますが，最近，臨床的に3つに分類されています．①典型的臨床症状，②発熱などの臨床症状なくAAアミロイドーシスで発症（発見），③ピリン遺伝子異常が存在しても臨床症状，アミロイドーシスを発症しない患者になります．

　家族性地中海熱発症のメカニズムはピリンインフラマソーム活性化から始まります．①**非活性型ピリンタンパク**は，**14-3-3タンパク**と結合して折れ曲がったエビ状態になっています．②細菌体毒素などはRhoサブファミリーのGTPアーゼを不活性型に変化させます．③刺激が入ると，14-3-3タンパクのリン酸化が生じて，ピリンタンパクから解離します．④直列状態になった**ピリンタンパク（活性型）**は，微小管の作用により重合して**ASC・カスパーゼ1**と結合します．これが，ピリンインフラマソームになります．ピリン遺伝子異常は　14-3-3タンパクへの結合部分の**エクソン2部分**（E148Q）と**エクソン10部分**（B30.2）に集中しています（**図17**）．

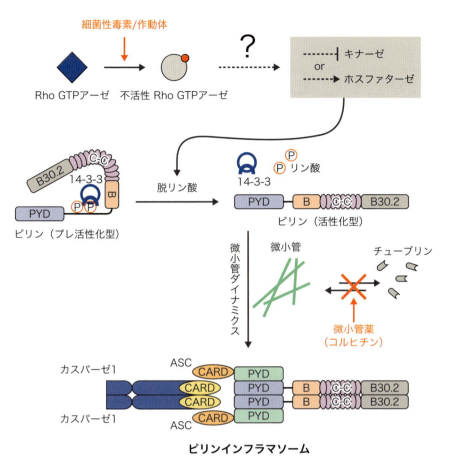

図17 ピリンインフラマソーム活性化の機序
PYD：pyrin domain, CARD：caspase-recruitment domain．文献1より引用

文献

1）Gao W, et al：Site-specific phosphorylation and microtubule dynamics control Pyrin inflammasome activation. Proc Natl Acad Sci USA, 113：E4857-E4866, 2016

16 SAAとCRP

　AAアミロイドーシスの原因はSAAの高値持続状態です．しかし通常はCRP（C reactive protein）は測定しますが，SAAを測定することはほとんどありません．

　SAAとCRPは，どちらも急性期タンパク質です．両者は強い正の相関があることが示されています（図18）．CRPが高値の場合にSAAも高値であることを想起することが重要です．

　しかし，個々の患者では，CRP 1.0 mg/dL未満でもSAA 400 mg/L，CRP 2.0 mg/dLで800 mg/Lとなることもあります．SAA自体は，HDL-コレステロール内に混入することもあり，動態が複雑になっています．また，SAAの転写因子部分での多型性（SNP）によって産生亢進が生じやすいこともあるようです．

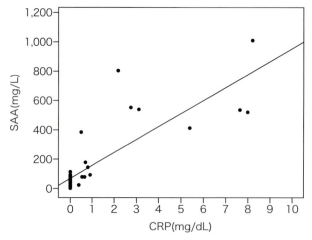

図18　SAAとCRPの相関関係
文献1より引用

文献
1）Cantarini L, et al：Serum amyloid A circulating levels and disease activity in patients with juvenile idiopathic arthritis. Yonsei Med J, 53：1045-1048, 2012

17 IL-1とIL-1阻害薬（アナキンラ）

　インターロイキン 1 （interleukin-1：IL-1）は，endogenous pyrogen（内因性発熱物質）として発見されました．1980年代には，IL-1αとIL-1βのクローニングが行われ，同時にIL-1 の作用を阻害する内在性のIL-1 受容体アンタゴニスト（IL-1 receptor antagonist：IL-1Ra）も明らかになりました．

　IL-1αとIL-1βは，約31 kDaの前駆体タンパク質として翻訳後，プロセシングを受けてIL-1α，IL-1βはそれぞれ159および153アミノ酸残基（17 kDa）の成熟型のサイトカインとなり，主に単球やマクロファージから分泌されます．両者の相同性は約30％と低いのですが，類似した高次構造を示しています．

　前駆体IL-1αはIL-1 受容体に依存せずに活性を有し，細胞内に局在することから核内で機能を発揮するとされています．一方，**前駆体IL-1βはカスパーゼ1**によって活性型に変化します．これには，細胞質内の**インフラマソーム**と呼ばれる複合体が深く関与しています（14 炎症性サイトカインとインフラマソーム参照）．さらに，**IL-1Ra**は，IL-1αやIL-1βを競合的に阻害する内在性アンタゴニストになります．IL-1Raが存在するとIL-1αとIL-1βのIL-1 受容体（IL-1RIやIL-1AcP）への結合が阻害され，炎症のない組織健常性の維持には重要な役割を果たしています．リコンビナント IL-1Ra（アナキンラ：anakinra）は，アメリカ食品医薬品局（FDA）から関節リウマチに対しての適応が承認されていますが，TNF阻害薬をしのぐ特徴を見出せず，本邦においてはいまだ承認されていません（図19）．

第Ⅱ部　アミロイドーシスに関する基本的知識　　63

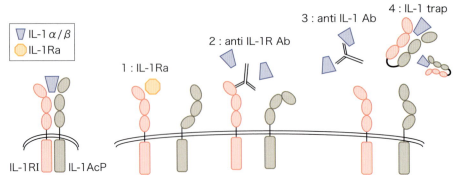

図19 IL-1阻害薬の比較
IL-1阻害薬は受容体を阻害するものとIL-1そのものを阻害するものに分けられる．受容体阻害はリコンビナントIL-1Ra（anakinra）（図中1），抗IL-1R抗体（AMG108）（図中2）の2つがある．いずれもIL-1とIL-1受容体の結合がブロックされる．IL-1の直接阻害は，抗体あるいは可溶性受容体製剤がある．抗IL-1β抗体（Canakinumab），可溶性受容体製剤（Rilonacept）が存在する．CanakinumabはIL-1βを中和し（図中3），RilonaceptはIL-1α，IL-1βいずれもトラップする（図中4）．IL-1RI：IL-1 receptor I，IL-1AcP：IL-1 receptor accessory protein．文献1より引用

文献

1）山崎聡士，川上 純：IL-1阻害薬．日内会誌，100：2985-2990，2011

18 TNF-αとTNF-α阻害薬

tumor necrosis factor（TNF：腫瘍壊死因子）には，TNF-α，TNF-β〔リンホトキシン（LT）-α〕とLT-βの3種類がありますが，一般的にはTNF-αを指しています．TNF-αは，固形がんに対して出血性の壊死を生じさせるサイトカインとして発見され，主にマクロファージから分泌されます．

TNF-αは，分子量25 kDaの**膜結合型TNF-α（mTNF-α）**ですが，**TNF-α変換酵素（TACE）**の作用によって切断を受けて17 kDaの**可溶性TNF-α（sTNF-α）**タンパク質（157アミノ酸残基）になります．**mTNF-α，sTNF-α**のいずれも活性を有しています．さらにsTNF-αはホモ三量体（51 kDa）を形成し，血液中を循環します．マクロファージ以外に，単球，T細胞やNK細胞，平滑筋細胞，脂肪細胞からも産生されます．

TNF受容体（TNFR）には**p55 TNFR I**と**p75 TNFR II**の2種類があり，ほとんどのTNF-αの作用はTNFR Iを介して起こります．三量体を形成するsTNF-αが，TNFR Iに結合すると，SODD（silencer of death domains，細胞内領域に結合していた抑制因子）が放出され，受容体の三量体化が引き起こされます．これが一連の細胞内シグナルの引き金となります（図20）．

可溶性TNF受容体（sTNFR）と免疫グロブリンIgGの融合タンパク質であるエタネルセプト（エンブレル®）や抗TNF-αモノクローナル抗体であるインフリキシマブ（レミケード®）およびアダリムマブ（ヒュミラ®）が関節リウマチや乾癬で使用されています．

第Ⅱ部　アミロイドーシスに関する基本的知識　　65

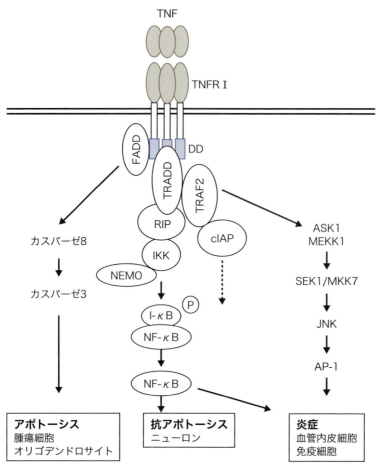

図20　TNFシグナル伝達経路と生物学的機能
FADD：Fas-associated death domain, DD：death domain, TRADD：TNF receptor-associated death domain, RIP：receptor-interacting protein, TRAF2：TNFR-associated factor 2, IKK：IκB kinase, cIAP：cellular inhibitor of apoptosis protein, NEMO：NF-κB essential modulator, ASK1：apoptosis signal-regulating kinase1, MEKK1：MAPK kinase kinase 1, SEK1：SAPK/ERK kinase 1, MKK7：MAP kinase kinase 7, JNK：c-Jun N-terminal kinase, AP-1：activator protein-1．文献1より引用

文献
1）秀 和泉：炎症性疾患にかかわる腫瘍壊死因子（TNF）の産生・放出．日薬理誌（Folia Pharmacol. Jpn.），121：163-173，2003

19 IL-6とIL-6受容体拮抗薬

　1960年代後半に，T細胞・B細胞が発見されて，両者の協力によって抗体が産生されることが明らかになりました．1971年，1972年にはB細胞に作用して抗体産生を誘導する因子が報告されました．1986年に大阪大学の平野俊夫先生，岸本忠三先生らが，「Complementary DNA for a novel human interleukin（BSF-2）that induces B lymphocytes to produce immunoglobulin.」としてNatureに掲載しました．その数カ月以内に，インターフェロンβ2，myeloma-plasmacytoma増殖因子，肝細胞刺激因子などが同じ遺伝子であることがわかり，1988年にインターロイキン6（IL-6）と命名されました．

　ヒトIL-6遺伝子は7p21に存在し，212個の前駆体ペプチドとして産生され，アミノ基側末端のシグナルペプチドが除去されて最終的に184アミノ酸残基のペプチドとなります．T細胞やB細胞，線維芽細胞，単球，内皮細胞，メサンギウム細胞などのさまざまな細胞から分泌されます．骨格筋から分泌されるものをミオカインと呼んでいます．種々の生理現象や炎症・免疫疾患の発症メカニズムに関与している重要な因子です．

　IL-6受容体には**膜結合型IL-6受容体**（IL-6R）と**可溶性IL-6受容体**（soluble IL-6 receptor：sIL-6R）があります．sIL-6Rも膜結合型受容体と同程度のIL-6への親和性を有していますが，このIL-6が2つの受容体に結合しただけではシグナル伝達能はありません．この複合体が**gp130**（分子量130 kDaの糖タンパク質）と会合することによってはじめてシグナルを伝達します．IL-6Rは肝細胞や好中球などに優位に発現していますが，gp130はさまざまな細胞に幅広く発現しています．関節の滑膜細胞などのIL-6受容体を欠いた細胞もgp130は有し，IL-6と会合したsIL-6Rがシグナルを伝達します（**図21**）．トシリズマブ〔tocilizumab（アクテムラ®）〕は**ヒト化抗IL-6受容体モノクローナル抗体**であり，IL-6が受容体（膜結合型，分泌型）に結合することを阻害します．現在，**関節リウマチ，Castleman病**などで使用されています．

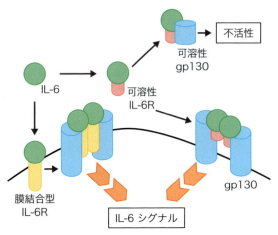

図21 IL-6受容体拮抗薬による阻害の機序
文献2を参考に作成

文献

1) Hirano T, et al：Complementary DNA for a novel human interleukin (BSF-2) that induces B lymphocytes to produce immunoglobulin. Nature, 324：73-76, 1986
2) Scheller J, et al：Interleukin-6 trans-signalling in chronic inflammation and cancer. Scand J Immunol, 63：321-329, 2006

20 IL-6のシグナル伝達

IL-6のシグナル伝達は2種類あります．

1) JAK-STAT 経路

IL-6が受容体に結合すると**gp130**のTyr683残基に結合している**JAK**（janus kinase）が活性化し，gp130のチロシンリン酸化を行います．リン酸化チロシン残基が**STAT**（signal transduction and activator of transcription）3分子のSH2ドメインとの結合部位となります．転写因子であるSTAT3はSH2ドメインを介した二量体を形成して活性化し，核内へ移行しDNA上の配列に結合することにより転写活性化を引き起こします（図22）．

一方，tumor-necrosis factor（TNF）receptor（TNFR）-associated factor（TRAF）5が存在しますと，gp130の2本が結合して，JAKのリン酸化を抑制します．その結果，STAT3の活性化が阻害されます．関節リウマチにIL-6が関与していることが示されていますが，JAK阻害薬〔トファシチニブ（ゼルヤンツ®）〕も市販されています．

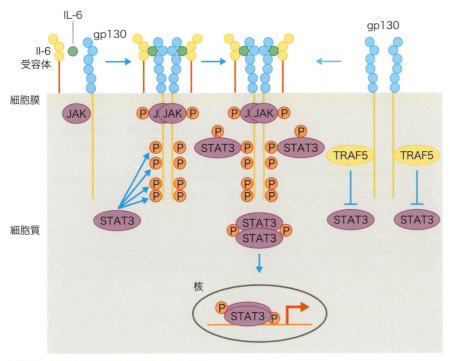

図22　JAKとTRAF5とSTAT3の関係
文献2より引用．© 2014 長島宏行・宗 孝紀 Licensed under CC 表示 2.1 日本

2) MAPK 経路

MAP kinase（mitogen-activated protein kinase，以下 MAPK）は，広く真核生物に保存された**セリン/スレオニンキナーゼ**であり，活性化にともなって核内へと移行することから，細胞外のシグナルを核内へと伝える鍵分子として機能しているものと考えられています．

文献

1）Nagashima H, et al：The adaptor TRAF5 limits the differentiation of inflammatory CD4(+) T cells by antagonizing signaling via the receptor for IL-6. Nat Immunol, 15：449-456, 2014

2）長島宏行，宗 孝紀：アダプタータンパク質 TRAF5 はインターロイキン 6 シグナルを阻害することにより炎症性 CD4 陽性 T 細胞の分化を抑制する．DOI: 10.7875/first.author.2014.046

21 トランスサイレチン（TTR）

　ここで家族性アミロイドポリニューロパチー（familial amyloid polyneuropathy：FAP）の前駆タンパク質の話に移りましょう．

　トランスサイレチン（transthyretin：TTR）は 127 個のアミノ酸からなる分子量 14 kDa（1.4万）のタンパク質です．家族性アミロイドポリニューロパチー（次項参照）の前駆タンパク質であります．通常では，四量体として血中に存在し，**サイロキシン（T4）**や**ビタミン A** を運搬する働きがあります．**レチノール（ビタミン A）結合タンパク質**（retinol binding protein：RBP）にも分類されます．アガロース電気泳動（pH 8.6）では，アルブミン（ALB）の前に泳動されることから，以前は**プレアルブミン**と呼ばれていました．肝臓で合成され，半減期 1.9日と短く，必須アミノ酸の**トリプトファン**を 4 個有しており，栄養状態の指標として使用されています．血中濃度は，20 ～ 40 mg/dL ですが，TTR 20 mg/dL 未満では低栄養状態であると判断されています．**NST（nutrition support team）**では，アルブミンが 3.0 g/dL 以上でも，TTR が低下していれば，栄養不良の初期段階という判断をしています．

　TTR の 1 分子には 8 個の**β シート構造**があります．簡単にいうと TTR は車輪 4 つ（β シート構造で四量体形成）の台車で，サイロキシンやビタミン A を運搬していると考えるとわかりやすいです．TTR に遺伝子異常や構造異常があり四量体を形成できなくなると，β シート構造の多い車輪が血中に増加します．車輪だけが重合して線維状になるとアミロイド線維になります．これが，TTR 型のアミロイドーシスになります（図 23）．約 80 ％は 30 番目のバリンがメチオニンに変化した Val30Met（V30M，バルサーティメット）変異が多いのですが，それ以外に約 100 種類の変異が報告されています．このように TTR 型アミロイドーシスの発症のメカニズムがしだいに明らかになってきたことから，治療法も大きく進歩してきています．これまでは，肝臓で異常タンパク質を合成するので**肝臓移植**が行われてきました．最近は，異常 TTR の**四量体補強薬剤**〔Tafamidis（タファミジス）：ビンダケル®〕などが，市販されています．また，**small interfering RNA（siRNA）**や**antisense oligonucleotide（ASO）**など**TTR mRNA** を標的とした**遺伝子治療**の開発が行われています．これは異常な TTR を産生しないようにする治療法です．さらに TTR アミロイドを破壊する抗菌薬の**ドキシサイクリン（DOC）**と TTR 凝集体形成阻害作用のある胆汁酸である **tauroursodeoxycholic acid（TUDCA）**の併用療法も臨床試験中です．

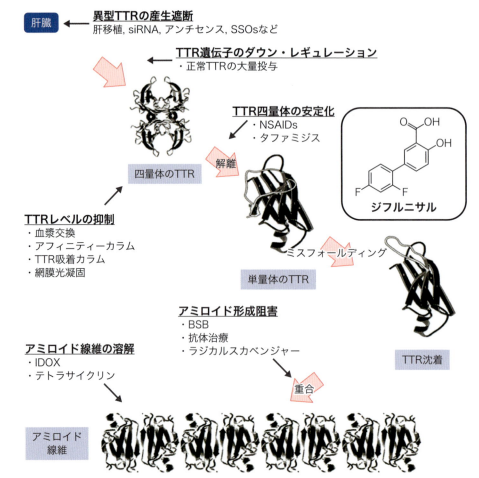

図23　TTR型アミロイドの形成と阻害薬
SSOs：splice-switching oligonucleotides, BSB：1-bromo-2,5-bis（3-carboxy-4-hydroxystyryl）benzene, IDOX：iododoxorubicin（ヨードドキソルビシン）．文献1より引用

文献

1）安東由喜雄：遺伝性アミロイドーシスの診断と治療．神経治療学，31：243-248, 2014

22 家族性アミロイド ポリニューロパチー（FAP）

　家族性と遺伝性は同じような意味で使用されていますが，微妙に異なります．遺伝子に異常があり，変異したタンパクがアミロイド線維を形成する場合が多いのですが，孤発例もあり家族性でない場合もあります．これまでは，アミロイドが神経節を含む末梢神経，自律神経系やほかの組織に沈着することにより主に神経障害をきたす遺伝性疾患を家族性アミロイドポリニューロパチー（familial amyloid polyneuropathy：FAP）と呼んでいました．前駆タンパク質としてトランスサイレチン（異型TTR，atypical transthyetin：ATTR），ゲルソリン，アポA I などが知られています．FAPは臨床的に4つに分類されてきました（**表4**）．I 型と II 型はTTRの点変異や欠失による変異TTRが原因タンパク質となるものです．III 型は異型アポリポタンパクA I，IV 型はゲルソリンが原因タンパク質となるものを指しています．このなかでTTR型FAPの患者数が最も多いことがわかっています．

表4　FAPの分類

I 型	TTRの点変異や欠失による変異
II 型	TTRの点変異や欠失による変異
III 型	異型アポリポタンパクA I,
IV 型	ゲルソリン

第 II 部　アミロイドーシスに関する基本的知識　73

23 遺伝性ATTRアミロイドーシス

　遺伝性ATTRアミロイドーシス（hereditary atypical TTR amyloidosis）は1952年にポルトガル医師Andradeが**末梢神経障害**を主体とした家族性の全身性アミロイドーシスとして報告[1]しました．1981年には，プレアルブミン（TTR）の異常が原因であること，特に**Val30Met**異常が重要であることが世界中のいくつかの施設からほぼ同時に発表[2]されました．

　典型例では20歳代後半〜30歳代に発症し，症状は緩徐進行性で発症からの平均余命は約10年です．**温度覚**と**痛覚**が優位に障害される**解離性感覚障害**や高度の**便秘**と**下痢**に嘔吐発作が起こります．また，**起立性低血圧**，**排尿障害**などの多彩な**自律神経症状**も出現し，**ペースメーカーの植込**を必要とする高度な**心伝導障害**も生じます．

　末梢神経の症状は一般に自律神経，感覚神経，運動神経の順で症状が出現し，感覚障害は通常末梢から上行し，左右対称な手袋靴下状分布を示します．筋萎縮，筋力低下などの運動神経障害は通常感覚障害より2〜3年遅れて出現し，末梢優位に下肢から上肢へ進行する．進行例では舌の萎縮や線維束攣縮がみられます．心エコーでは**心室中隔の肥厚**，**granular sparkling sign**（**顆粒状の高輝度なサイン**），輝度の上昇などみられます．

　これまで，長野県や熊本県の限られた集積地のみが強調されてきました．その後の研究で，遺伝性ATTRアミロイドーシスは全国的に散発していることもわかりました．

文献

1）Andrade C：A peculiar form of peripheral neuropathy; familiar atypical generalized amyloidosis with special involvement of the peripheral nerves. Brain, 75：408-427, 1952

2）Tawara S, et al：Amyloid fibril protein in type I familial amyloidotic polyneuropathy in Japanese. J Lab Clin Med, 98：811-822, 1981

3）Saraiva MJ, et al：Amyloid fibril protein in familial amyloidotic polyneuropathy, Portuguese type. Definition of molecular abnormality in transthyretin（prealbumin）. J Clin Invest, 74：104-119, 1984

4）安東由喜雄：遺伝性アミロイドーシスの診断と治療．神経治療学，31：243-248, 2014

24 老人性全身性アミロイドーシス

　1984年にPitkänenらが，老人性アミロイドーシスを①心房限局型，②大動脈限局型，③老人心臓型の3つのタイプに分類しています．そのなかで特に**老人性心アミロイドーシス**（senile cardiac amyloidosis）に注目しました．このアミロイドーシスは高齢者の心室に大量のアミロイドが沈着し，臨床的に難治性の不整脈と心不全をきたします．当初は心房限局型と考えられてきましたが，1980年代に本疾患のアミロイド構成タンパク質がTTRであることが判明しました．心臓以外にも肺，腎臓，全身の小血管にアミロイドが分布することが明らかになり，全身性アミロイドーシスの範疇に入ることが示されました．さらに，1990年代にはアミロイド構成タンパク質が**変異型TTR**ではなく**野生型TTR**であることが明らかにされました．以上の経過から，**老人性全身性アミロイドーシス**（senile systemic wild-type ATTR amyloidosis：wild TTR type）と呼ばれています．90歳以上の剖検の37％に存在するとされ，臨床症状としては，心房細動を初発症状とする心症状あるいは心房細動に起因する脳塞栓を併発，しだいに進行する心不全が特徴です．また心不全の出現に数年先行する両側性の手根管症候群の頻度が高いことも特徴です．

　四量体補強薬剤（Tafamidis：ビンダケル®）などが，アミロイド形成を抑制することが示唆されていますが，2019年3月に心アミロイドーシス〔トランスサイレチン型（野生型および変異型)〕に製造販売承認が得られています．

　わが国からのデータで，2012年1月〜2014年12月までの期間で，51例の老人性全身性アミロイドーシスの診断がなされています．平均発症年齢は，71.6歳になっています．主要な臨床症状は，心不全76％，心臓伝導障害59％，腎機能低下49％，手根管症候群45％，**脊柱管狭窄症**22％でした．多くの症例が，診断がなされないまま，加齢として扱われている可能性があります[1]．

文献

　1）Sekijima Y, et al：First nationwide survey on systemic wild-type ATTR amyloidosis in Japan. Amyloid, 25：8-10, 2018

25 透析アミロイドーシスとβ_2-マイクログロブリン（β_2-m）

　1968年の透析患者数はわずか215人で，すべて自己負担でした．しかし，1972年に身体障害者福祉法が制定され，患者個人の経済的負担が大幅に軽減されました．1975年には1.3万人に急増し，2016年では32万人に達しています．

　1980年代になり10年以上の長期生存者が多くなってきた段階で，①**手根管症候群**，②**弾発指**，③**骨嚢胞性病変**，④**破壊性関節症**および**破壊性脊椎関節症**，⑤**病的骨折**などを呈する患者が増加してきました．特に手根管に沈着している物質が，アミロイドであることがわかり，一連の症候群を「**透析アミロイドーシス**」と呼ぶようになりました．また，透析アミロイドーシスの前駆タンパク質としてβ_2-**マイクログロブリン**（β_2-**m**）であることが，わが国の下条文武先生らによって解明されました（図24）.

　β_2-mは11.8 kDaの低分子タンパク質ですが，長期間の血液透析で血中濃度が著しく高くなります．しかし，血中濃度と透析アミロイドーシスの発症には相関がありませんでした．β_2-mの修飾や化学変化がアミロイド発症に重要であることが指摘されました．透析アミロイドーシスに対する治療戦略として，β_2-m除去能の高い**high flux/hyperformance**膜の開発，さらに**血液透析**（hemodialysis：HD）より，**血液透析濾過**（hemodiafiltration：HDF）の方がβ_2-m除去率が高いことも明らかになり，わが国では，β_2-m除去を考慮した血液透析が主流になってきています．さらにβ_2-**m吸着カラム**（リクセル®）も開発されました．

　2013年の日本透析医学会からの「維持血液透析ガイドライン：血液透析処方」[3]においても，透析前血清β_2-m濃度が30 mg/L未満を達成できるように透析条件を設定することが推奨され，さらに25 mg/Lを達成できるように透析条件を設定することが望ましいとされています．

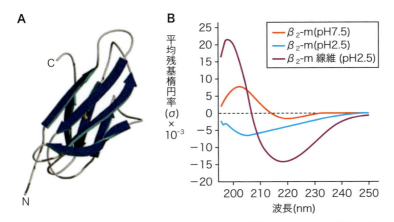

図24 β₂-マイクログロブリン（β₂-m）の立体構造とpHによる構造変化
A）β₂-マイクログロブリン（β₂-m）はβシート構造で形成されています．B）pH 2.5でβ₂-mがアミロイド線維に変化します．文献2より転載

文献

1) Gejyo F, et al：A new form of amyloid protein associated with chronic hemodialysis was identified as beta 2-microglobulin. Biochem Biophys Res Commun, 129：701-706, 1985
2) 内木宏延：透析アミロイドーシス発症の分子機構．医学のあゆみ，229：377-382，2009
3) 「維持血液透析ガイドライン：血液透析処方」（日本透析医学会），透析会誌，46：587-632, 2013

26 β_2-マイクログロブリン（β_2-m）とHLA

　β_2-マイクログロブリン（β_2-m）は，染色体15q21-22に存在する遺伝子でコードされ99個のアミノ酸からなる低分子タンパク（11.8 kDa）です．HLA（human leucocyte antigen）クラスI（HLA-A,B,C）の軽鎖としてα鎖（45 kDa）と共有結合しています．赤血球を除く，有核細胞の膜表面に存在しています．HLAクラスIは，α鎖は，α1，α2，α3の3つのドメインからなり，α1とα2の部分で7〜9アミノ酸程度の比較的短い内因性ペプチドを認識して，**CD8陽性**のキラー細胞に情報を伝えます．一方，**HLAクラスII（DR, DQ, DP）**は，α鎖（α1，α2）とβ鎖（β1，β2）で構成され，α1とβ1部分で10〜15アミノ酸程度の比較的長い外因性ペプチドを認識し，**CD4陽性ヘルパーT細胞**に情報を伝えます（**図25**）．

　β_2-mは，細胞表面から血中に分泌され，糸球体基底膜を通過し，約95％以上が近位尿細管で再吸収され異化を受けます．通常は，尿中にはごくわずかしか存在しませんが，尿細管障害があると大量に尿中に出現します．血中のβ_2-m濃度は，腎機能低下に比例して蓄積し上昇します．

　多発性骨髄腫は，B細胞の腫瘍であり，多発性骨髄腫のISS（international staging system：国際病期分類）では，腎機能低下の程度以上に血中β_2-mが高値になります．血中β_2-m濃度は独立した**予後因子**になっており，5.5 mg/L以上ではステージIIIに分類されています（**表5**）．

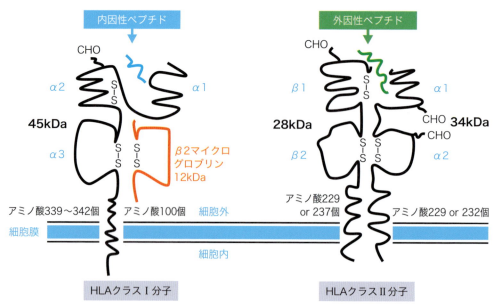

図25 HLAクラスIとクラスIIの構造とβ_2-マイクログロブリンとの関係（文献2，図2.1より改変）
文献1より引用

表5 多発性骨髄腫とR-ISSの主なリスク因子

予後因子	判断基準
ISSステージ	
Ⅰ	血清β_2-マイクログロブリン＜3.5 mg/L，血清アルブミン≧3.5 mg/L
Ⅱ	ISSのステージⅠもしくはⅢにあてはまらない場合
Ⅲ	血清β_2-マイクログロブリン≧5.5 mg/L
iFISHによるCA	
ハイリスク	del(17p)かつ／もしくはt(4;14)の転座，かつ／もしくはt(14;16)の転座
標準的なリスク	CAのハイリスクがない場合
LDH	
通常	血清LDH＜通常の限界値以上
高い	血清LDH＞通常の限界値以上
多発性骨髄腫のためのリスク階層の新しいモデル R-ISSステージ	
Ⅰ	ISSステージⅠとiFISHによるCAの標準的なリスクと通常のLDH
Ⅱ	R-ISSステージⅠもしくはⅢにあてはまらない場合
Ⅲ	ISSステージⅢとiFISHによるCAハイリスクか高い血清LDHのいずれか

CA：chromosomal abnormalities（染色体異常），iFISH：interphase fluorescent in situ hybridization，ISS：international staging system，LDH：lactate dehydrogenase（乳酸脱水素酵素），MM：multiple myeloma（多発性骨髄腫），R–ISS：revised International staging system
文献3より引用

文献

1）小川公明：HLAの基礎知識1．Major Histocompatibility Complex, 23：115-122, 2016

2）大谷文雄：HLAの種類と構造.「移植・輸血検査学」（猪子英俊，他／編），pp24-25，講談社，2004

3）Palumbo A, et al：Revised International Staging System for Multiple Myeloma: A Report From International Myeloma Working Group. J Clin Oncol, 33：2863-2869, 2015

第Ⅲ部
タンパク尿に関する
基本的知識から
最新の知見まで

第Ⅲ部　タンパク尿に関する基本的知識から最新の知見まで

1 尿タンパク試験紙法と尿タンパク定量の違い

　尿タンパク試験紙法の原理は，「ある種のpH指示薬は，溶液の真のpH値よりも高いpH値の呈色を示すことがあり，そのpHのズレは溶液中に含まれるタンパク量に比例する」という現象に基づいています[1]．特に**ブロムフェノールブルー（BPB）系**のpH指示薬で顕著でした．

　BPB系指示薬は，酸性条件では黄色を呈し，アルカリ性に傾くと青色になる特徴があります．**アルブミン**の等電点は4.9ですので，生体内のpH 7.40では，陰性に帯電しています．クエン酸緩衝剤で酸性側（約pH 3.0）に調整しますと，このアルブミンの等電点より低いpH 3.0の状態では，アルブミンも陽性に帯電します．その結果，アルブミンがBPB試験紙と反応して色の変化が起こります．アルブミンについては第Ⅰ部3アルブミンを参照にしてください．

　一方，免疫グロブリンは，pH 7.40ではすでに陽性に帯電していますので，pH 3.0条件下でも免疫グロブリンあるいは**Bence Jones タンパク**の電気的な変化はありません．免疫グロブリンはアルブミンと比べて約1/10の影響力しかありません．タンパク質（アルブミン）がpH測定に影響を与えるという原理を**タンパク誤差法（protein error method）**と呼んでいます．

　日本臨床検査標準協議会（JCCLS）の「尿試験紙検査法」JCCLS 提案指針（追補版）[2] では，タンパク尿1＋は，30 mg/dLの濃度に決定され，日本で使用している試験紙法の基準になっています．しかし，尿がアルカリの場合には，本来のpH系の反応が作動しますので偽陽性となります．

　一方，尿タンパクの定量法は，タンパクとの結合において誤差が少ない**ピロガロールレッド・モリブデン錯体**を用いて赤色から青紫色に変わる変化を比色して測定しています．すなわち，アルブミン以外のタンパク（免疫グロブリンあるいはBence Jones タンパク）が尿中に大量に存在する際には，尿タンパク試験紙法は陰性で，尿タンパク定量法で陽性となる乖離が認められます．尿タンパク試験紙法で陰性なのに尿タンパク定量法で陽性の場合は，免疫グロブリンあるいはBence Jones タンパクなどの異常タンパクが尿中に出現していることを示唆しています．

文献

1）Feigl F & Anger V：Eine Tüpfelreaktion zum Nachweis von nativem Eiwei β. Microchim Acta, 2：107, 1937
2）JCCLS尿検査標準化委員会：「尿試験紙検査法」JCCLS 提案指針（追補版）　尿蛋白，尿ブドウ糖，尿潜血試験部分表示の統一化．日臨検標準会誌, 19: 53–65, 2004

2 毛細血管の定義

　毛細血管（capillary vessel, capillary）は，「動脈と静脈の間をつなぐ，平滑筋を欠く血管」です．**内皮細胞**と**基底膜**からなり，この2層を通じて，血液と組織の間の**物質交換**（特に酸素と二酸化炭素）が行われます．

　糸球体は，血管のサイズと形から，毛細血管に相当しますが，血液ガス交換を行わない点では，本当の意味での毛細血管ではありません．実は，腎臓内で血液中の酸素分圧が大きく変化するのは，糸球体を出た血管が尿細管の周囲で再度，毛細構造になった部分です．その**尿細管**周囲に酸素分圧の変化を感知するセンサーがあります．その近傍に造血ホルモンである**エリスロポエチン**を産生する細胞が存在しています．すなわち，腎臓の本当の毛細血管は，尿細管周囲ということになります．

　毛細血管には3つのタイプがあります．

a) 連続性毛細血管（continuous capillary）

　内皮細胞は薄くなっても$100 \sim 200$ nmの厚さがあり，物質交換のための窓はあいていません．内皮細胞の外側は完全に基底膜でとり巻かれています．すなわち物質の移動には制約があり，必要な物質は，内皮細胞の細胞質を横切って両方向性に巨大分子の**トランスサイトーシス**を示す多数の小胞で行われています．**筋組織，皮膚，結合組織，肺，外分泌腺，胸腺，神経組織**などに存在します．

b) 有窓性毛細血管または窓あき毛細血管（fenestrated capillary or pored capillary）

　内皮細胞の核周囲部以外の部分が非常に薄く（厚さ$20 \sim 60$ nm），多数の丸い，径$50 \sim 80$ nmの孔（pore）または窓（**fenestration**）があいています．**腎臓，腸管，脈絡叢，内分泌腺**など組織と血液間での迅速な物質交換を必要とする臓器でみられます．

c) 非連続性毛細血管（discontinuous capillary, sinusoid capillary）

　細胞内と細胞間に大小の孔がある毛細血管で**肝臓の類洞**（類洞毛細血管）にみられます．この型の毛細血管では基底膜も連続的な層を形成していません．$30 \sim 40 \mu$mという直径をもつことで血流を遅くしているという点で，通常の毛細血管と大きく異なっています．**肝臓，脾臓，一部の内分泌器官，骨髄**などでみられます．

　糸球体は，酸素分圧が変化しない点，基底膜の外側に直接的に上皮細胞を有している点で，通常の毛細血管とは異なります．

3 糸球体の発生とネフロンの形成

　ヒトの腎臓は発生時，**前腎**，**中腎**，**後腎**とつくり替えられて完成します．

　前腎は魚類の腎臓，中腎は両生類の腎臓，後腎は哺乳類の腎臓にそれぞれ相当しているとされています．後腎は前腎，中腎を完全になくして新しいものをつくってきていますので，ヒトの腎臓を再生することはなかなか困難なことで，腎臓再生が難しい研究分野になっています．しかし，最近，いろいろな因子が再生に関与していることが解明されて，糸球体の再生が特に注目を集めています．

　以下に糸球体が形成され，最終的にネフロンが形成されるメカニズムをまとめてみます（**図1**）．

①集合管の先端部分に細胞の凝集体が出現（**図1A，B**）

　集合管は，**Wolf管**の末端から腎内に伸びてきますが，その先端部分の集合管からわずかに離れたところに**細胞の凝集**が起こります．集合管の先端部分から何らかの因子が放出され，それに反応して形成されると考えられています．

②C字体を形成，その後S字体に変化（近位，遠位尿細管の原型）（**図1C，D**）

　その細胞の凝集体のなかに**管腔構造**ができてきます．最初は**C字体**を形成していますが，さらに細胞が増加して**S字構造**になります．S字の下の部分が近位尿細管，上の部分が遠位尿細管になります．

③S字体の一部分は，糸球体の上皮細胞（ポドサイト）に変化

　S字体の下の部分の内側の細胞は，糸球体の**上皮細胞（ポドサイト）**に変化します．その部分から血管新生に関与する**VEGF**（vascular endothelial growth factor：血管内皮増殖因子）が分泌されます．また，ケモカイン**stromal cell-derived factor 1**〔SDF-1，CXCL12としても知られGタンパク質共役受容体（GPCR）である**ケモカイン受容体CXCR4のリガンド**〕も分泌されます．

④その近傍に血管前駆細胞が集簇（内皮細胞に変化）（**図1D**）

　その刺激に反応して，**血管前駆細胞**が，S字体の下方の内側に集簇し，内皮細胞に変化します．ここで，**血管内皮細胞，糸球体上皮細胞（ポドサイト）**の基本型が形成されます．

⑤細動脈と糸球体が形成

　糸球体内皮細胞がPDGF-B（platelet-derived growth factor B：血小板増殖因子B）を分泌し，それに反応して血管前駆細胞から**メサンギウム細胞**が形成され，内皮細胞と上皮細胞の間に入り込みます．これで糸球体が完成します．上皮細胞と内皮細胞から基底膜が形成されます．同時に糸球体につながる**細動脈**も形成されます．

⑥S字体の末端部分は集合管と合流（**図1E，F**）

　S字体の上の方の部分の末端部が伸展して集合管と合流します．これで糸球体から集合管までの**ネフロン**が形成されます．

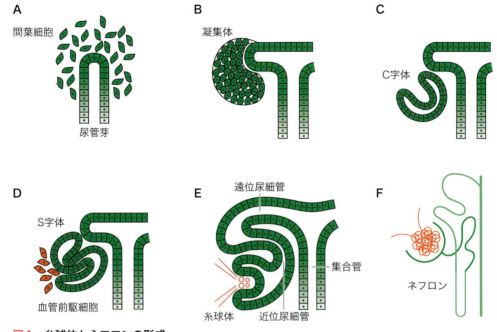

図1 糸球体とネフロンの形成
文献1より改変して転載

文献

1) 内山裕佳子,西中村隆一:腎臓形成と再生.蛋白質核酸酵素, 52:1413-1418, 2007
2) Takabatake Y, et al:The CXCL12 (SDF-1)/CXCR4 axis is essential for the development of renal vasculature. J Am Soc Nephrol, 20:1714-1723, 2009

4 糸球体の構造

　多種類の染色方法によって，腎臓の構造が理解しやすくなりました（**図2**）．尿が最初にできる糸球体の構造も目で観察できるようになりました．

● **基底膜**

　銀染色（periodic acid methenamine silver stain：PAMS染色）でコラーゲン線維が黒褐色に染まります．丁寧に染色すると，コラーゲン線維のタイプ（I型からVI型まで）によって染色の色調が異なることがわかります．

● **内皮細胞**

　基底膜の内側に存在する細胞です．目立たない存在です．

● **上皮細胞**

　基底膜の外側，すなわち尿細管側に存在します．上皮細胞はたこが足を伸ばすようにして，基底膜にくっついています．**ポドサイト**とも呼んでいます．

● **メサンギウム細胞**

　血管と血管の間に存在する細胞です．1955年に日本のYamadaがメサンギウム細胞の存在をはじめて指摘しました[1]．1962年にアメリカのFarquarが第三の細胞と提唱して，ようやく世界中で認知されるようになったのです[2]．腎炎の多くはメサンギウム増殖性糸球体腎炎，そのなかでもIgA腎症が明らかになったのは，1968年からです[3]．

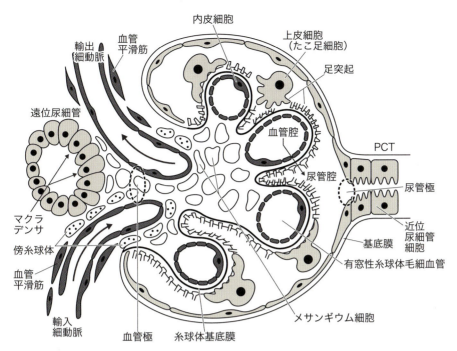

図2　糸球体の構造

文献

1) Yamada E：The fine structure of the renal glomerulus of the mouse. J Biophys Biochem Cytol, 1：551-566, 1955
2) Farquhar MG & Palade GE：FUNCTIONAL EVIDENCE FOR THE EXISTENCE OF A THIRD CELL TYPE IN THE RENAL GLOMERULUS：Phagocytosis of Filtration Residues by a Distinctive "Third" Cell. J Cell Biol, 13：55-87, 1962
3) Berger J & Hinglais N：[Intercapillary deposits of IgA-IgG]. J Urol Nephrol（Paris）, 74：694-695, 1968

5 基底膜の構造とタンパク尿のメカニズム

　血管内にあるタンパク質が基底膜を通過して尿細管内に出現するメカニズムについて，タンパク質の分子の大きさと荷電状態が影響することが示されました．分子の大きさによるふるいをサイズバリア，荷電状態によるふるいをチャージバリアと呼んでいます．

1) サイズバリア

　分子の大きさと基底膜の透過率の関係を示したのが図3です．分子の大きさが，20Åのβ_2-マイクログロブリンから40Åのアルブミンまでの傾きは一直線です．また55ÅのIgGから95ÅのIgMまでの傾きも一直線になります．前者を低分子タンパク質，後者を高分子タンパク質と呼んでいます．低分子タンパク質は，分子の大きさによって透過率が大きく変化します．一方，高分子タンパク質は，透過率は低いレベルでほぼ一定です．タンパク以外の物質では，BUN，Cr，尿酸，ブドウ糖，Na，K，Clなどは，100 mL/分すなわち100％の透過率になっています．

　基底膜の透過率からみますと，アルブミン程度の大きさの物質ですと0.1％，すなわち血中濃度の1,000分の1くらいしか通過しないということになります．このように，分子の大きさによる基底膜の透過率が低下することを**基底膜のサイズバリア**と呼んでいます．

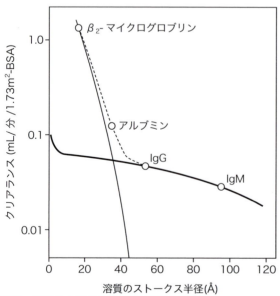

図3　分子の大きさと基底膜の透過率の関係
文献1より

2) チャージバリア

図4は，縦軸に透過率を示し，横軸は分子の大きさを示し，透過率を調べるにあたり糖鎖の結合体であるデキストランを使用しています．

中性のデキストランは，40Åで透過率がほぼゼロになります．しかし，硫酸イオン（SO_4^{2-}）を結合した硫酸デキストラン（陰性帯電）は，透過率は中性デキストランの半分以下になり，30Å程度でほぼゼロになっています．すなわち通過しにくいことを意味しています．一方，DEAE（diethylaminoethyl）を結合したDEAE-デキストラン（陽性帯電）は，透過率が高いことがわかります．基底膜は陰性に帯電していますので，陰性帯電物質は通過しにくく，陽性帯電物質は通過しやすいことを示しています．透過率は，物質の電気的な状態と基底膜の電気的状態による影響を受けます．これを**基底膜のチャージバリア**と呼んでいます．

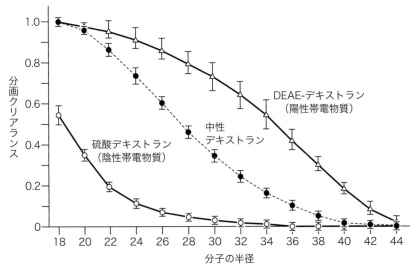

図4　デキストランの電気的状態による透過率の違い
文献2より引用

3) 基底膜の構造

図5の▲のマークは，内皮細胞の窓を示しています．

内皮細胞の外側（図5では下側）に存在する**基底膜**は，濃度の薄い部分，濃い部分，薄い部分の3層からなります．

その外側（図5ではさらに下側）に上皮細胞があります．上皮細胞の間には➡の**スリット膜**が存在しています．

これまで，**サイズバリア**，**チャージバリア**の主体は，基底膜であるとされてきました．しかし，実際はこれから述べる基底膜の上皮細胞に主体がありました．

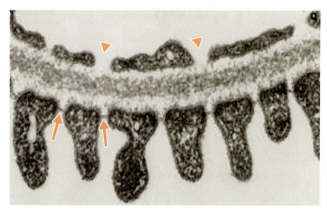

図5 基底膜の構造
文献3より引用

4) 基底膜の分子機構

図6は基底膜の分子レベルでの構造になります．基底膜は図5の下側の上皮細胞から分泌されるタンパクで形成されます．下側の**上皮細胞**から**インテグリン**（図6, 緑色）が基底膜に飛び出しています．そのインテグリンに結合する**ラミニン**（図6, 青の十字構造）がネットワー

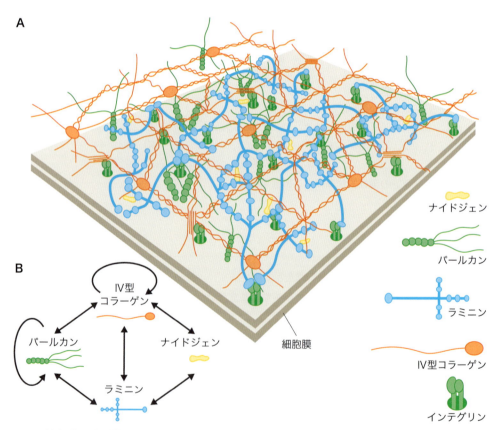

図6 基底膜の分子構造
①ラミニンは上皮細胞から基底膜側に突出したインテグリンと結合します．そして同時にラミニン自体が結合して，ネットワークを形成します．②Ⅳ型コラーゲンはラミニンと結合しながら，コラーゲン自体のネットワークを形成しています．③ナイドジェンは，Ⅳ型コラーゲンとラミニンのネットワークを補強する形で両者に結合します．④パールカンは3本のヒゲを伸ばして他のパールカンと結合しながらⅣ型コラーゲン，ラミニンと結合して両者のネットワークを補強しています．文献4を参考に作成

クを形成しています．ラミニンの十字部分にⅣ型コラーゲンが結合して別のネットワークを形成しています．ラミニンネットワークとⅣ型コラーゲンのネットワークを補強する形で**パールカン（perlecan）**，**ナイドジェン（nidogen）**が存在しています．さらにこれらに**プロテオグリカン**が結合して基底膜が陰性に帯電しています．

5) Ⅳ型コラーゲンのネットワーク構造

　コラーゲン線維は，α1からα6までの6つのユニットから3本が選択され三つ編み状態で1本の線維が形成されます（図7）．このユニットの選択にはルールがあり，奇数単位2本と偶数単位1本の組合わせになります．α1-α1-α2（Ⅱ型コラーゲン），α3-α4-α5（Ⅳ型コラーゲン），α5-α5-α6（Ⅴ型コラーゲン），のようになります．それぞれの組織によってα鎖の組合わせタイプが異なります．

　α3-α4-α5は，**糸球体基底膜**，肺の基底膜，精巣の基底膜，蝸牛の基底膜，目の基底膜に存在します．

　α5-α5-α6は，ボウマン嚢の基底膜，皮膚の基底膜，平滑筋の基底膜に存在します．α5の遺伝子は，**X染色体**上に存在しており，この遺伝子に異常が生じた疾患が**Alport症候群**になります．

　また，Ⅳ型コラーゲンの頭の部分には，NC1（non-collagenous 1 domain）が存在しています．この部分に存在する抗原決定基に対して自己抗体ができて，糸球体，肺胞の基底膜と反応すると激しい糸球体腎炎と肺胞出血をきたします．これを**Goodpasture症候群**と呼んでいます．

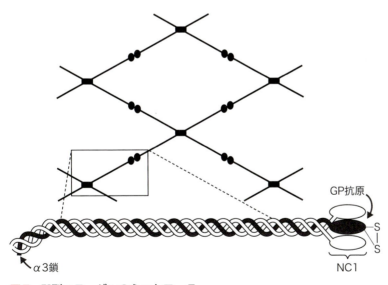

図7　Ⅳ型コラーゲンのネットワーク
GP：Goodpasture

6) 糸球体の上皮細胞の電子顕微鏡写真

　ポドサイトを走査電子顕微鏡で観察すると，上皮細胞から枝状に細胞質が分かれています．さらに末端では**足突起**を形成しています．その足突起は，別の細胞の足突起と結合して基底膜を完全に覆っています．透過電子顕微鏡で観察（図8）すると，基底膜の外側に足突起が存在し，それぞれの間には**スリット膜**があります．スリット膜は約14×4 nmの大きさの孔をもつジッパー様の構造をしています．1Å＝0.1 nmですから，140×40Åの孔に相当します．アルブミンの分子サイズは，40Åですから，ちょうど限界のサイズといえます．

　スリット膜が，**サイズバリア**として重要であることが後（第Ⅲ部 6 上皮細胞の機能障害とタンパク尿参照）でわかります．

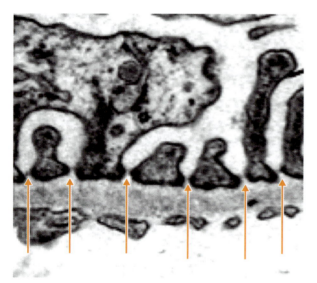

図8　ポドサイトの透過電子顕微鏡写真
透過電子顕微鏡．基底膜は足突起で覆われているがそれぞれの突起の間にスリット膜（→）が存在する

7) スリット膜の異常

1998年に，**先天性ネフローゼ症候群フィンランド型**の責任遺伝子とそのタンパクが同定され，**ネフリン（nephrin）** と命名されました．ネフリンは，スリット膜の主要な構成タンパク質であり，これの障害によって大量のタンパク尿が出現することが明らかになりました．

新潟大学のShimizuらは，ネフローゼ症候群のモデルとしてモノクローナル抗体を使用していましたが，**モノクローナル抗体（5-1-6）** が反応する抗原物質がネフリンであることを証明[7]し，ネフリンの重要性に注目が集まりました．その後，ネフリンに結合する裏打ちタンパク質の解析が進み，**細胞内骨格タンパク・ネットワーク**がタンパク尿出現に重要であることがわかってきました（**図9**）．

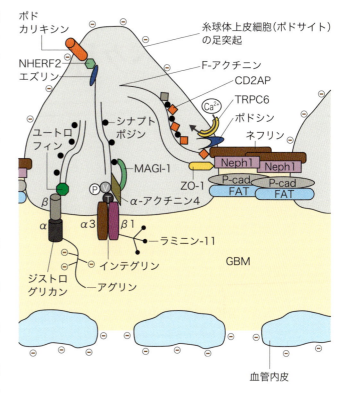

図9　スリット膜と細胞内骨格のネットワーク
文献8より引用

文献

1) Pappenheimer JR：Passage of molecules through capillary wals. Physiol Rev, 33：387-423, 1953
2) Bohrer MP, et al：Permselectivity of the glomerular capillary wall. Facilitated filtration of circulating polycations. J Clin Invest, 61：72-78, 1978
3) Jeffrey B & Kopp MD：Kidney Disease Section. Glomerular Disease Primer: The Normal Kidney. the National Institute of Diabetes and Digestive and Kidney Diseases（NIDDK）：https://www.niddk.nih.gov/research-funding/at-niddk/labs-branches/kidney-diseases-branch/kidney-disease-section/glomerular-disease-primer/normal-kidney
4) Yurchenco PD & Schittny JC：Molecular architecture of basement membranes. FASEB J, 4：1577-1590, 1990
5) 坂井建雄：初心者のための腎臓の構造．日腎会誌，43：572-579, 2001
6) Kestilä M, et al：Positionally cloned gene for a novel glomerular protein--nephrin--is mutated in congenital nephrotic syndrome. Mol Cell, 1：575-582, 1998
7) Topham PS, et al：Nephritogenic mAb 5-1-6 is directed at the extracellular domain of rat nephrin. J Clin Invest, 104：1559-1566, 1999
8) Löwik MM, et al：Molecular genetic analysis of podocyte genes in focal segmental glomerulosclerosis--a review. Eur J Pediatr, 168：1291-1304, 2009

6 上皮細胞の機能障害と タンパク尿

　上皮細胞には，3方向からのシグナルがあり異常が生じると，上皮細胞の機能に障害が起こります．

　1つは，ネフリンに代表されるように，隣接する上皮細胞とのスリット膜関連タンパク質です．次に上皮細胞が立脚している基底膜との接合箇所のインテグリンにラミニンが結合している部分です．第3に，上皮細胞の尿細管側からのシグナルであり，ポドカリキシン（podocalyxin）が関与しています．また上皮細胞自体の機能異常によってもタンパク尿が生じます[1]（**表1**）．

　これらの遺伝子異常・機能異常によってタンパク尿・ネフローゼ症候群が生じることが明らかになってきました．タンパク尿の発現については，1998年以前の**サイズバリア，チャージバリア**の概念からポドサイトの機能障害に概念が変わっています．**Podocytology**（ポドサイトの研究）という用語までつくられています．

表1　上皮細胞の機能障害の要因

①スリット膜側の異常	ネフリン，CD2AP，ZO-1，PI3キナーゼ
②基底膜側の異常	インテグリン，ラミニン，コラーゲン，ポドプライン（podoplanin），メガリン（megalin）
③尿細管側の異常	ポドカリキシン（podocalyxin），NHERF-2，エズリン（ezrin）
④上皮細胞自体の機能異常	
a）細胞骨格の異常	シナプトポジン（synaptopodin），α-アクチニン4，アクチン
b）ミトコンドリア系の異常	コエンザイムQ合成酵素
c）核内転写系の異常	WT1（Wilms tumor 1）

文献

1）Löwik MM, et al：Molecular genetic analysis of podocyte genes in focal segmental glomerulosclerosis-a review. Eur J Pediatr, 168：1291-1304, 2009

7 尿異常検査・治療にあたっての患者・家族への説明

これまでタンパク尿が生じるメカニズムを解説してきましたが，治療のためには患者やその家族に説明が必要となります．しかし，分子構造について話しても理解してもらうのは難しいです．そこで，患者とその家族への説明の一例を紹介します．実際の臨床の現場で使っていただきたいと思います．

● 患者 家族への説明の一例

尿は腎臓でつくられて尿管を通り，膀胱に溜められ，いっぱいになると「おしっこ」に行きます．これを大きな河として想像してみてください．

この河の一番上流でおしっこが1滴1滴つくられている源流を考えてみてください．その源流は，コーヒーフィルターのような構造になっています．

ただし，そのコーヒーフィルターの大きさは，大人でも1 mm（ミリ）の5分の1程度の大きさで，0.1〜0.2 mmのシャープペンシルの芯の大きさに相当しています．

尿にタンパクあるいは血尿がみられるということは，この小さなコーヒーフィルターに傷がついていることを意味しています．これまでの多くの研究結果から血尿だけが存在する場合は，腎臓の軽微な変化であるとされています．

一方，タンパク尿が1.0 g/日以上出現している場合（多くは尿タンパク試験紙法で2＋以上）は，傷が進行してコーヒーフィルターが壊れてしまうことがわかっています．

治療のためには0.1〜0.2 mm程度の小さなコーヒーフィルターが，どのようにして壊れているのかを検査する必要があります．これは，腎臓に針を刺して一部分をとってきて糸球体（コーヒーフィルターに相当する部分）を顕微鏡で観察することになります．この検査を，腎生検と呼んでいます．

腎生検でとってきた腎臓の標本を，いろいろな染色を行い顕微鏡で観察して，病気のタイプを決定します．大きくは，7つのタイプに分かれていますが，おのおののタイプがどのような経過をとり，どのような治療を行うのがよいのか大まかに決まっています．

ただし，腎生検を行うことができるのは，腎臓の機能がまだ保たれていて，腎臓の大きさも十分大きい場合です．すでに進行している場合は，腎臓が小さくなり硬くなっていますので腎生検を行うことができません．

これから，1日のタンパク尿の量がどれくらいあるのか，腎臓の働き（腎機能）はどれくらいなのか，腎臓の大きさはどれくらいなのかを検査して，腎生検を行うかどうかを判断します．

第Ⅲ部 タンパク尿に関する基本的知識から最新の知見まで 95

8 タンパク尿と血尿でわかる病理組織型の7タイプ

　1960年代から腎生検が行われるようになり，わが国では，年間約1万件の腎生検が行われています．その後の研究で，病理組織所見と尿異常の関係について，

①タンパク尿は，基底膜あるいはポドサイトの異常によって生じやすいこと

②血尿はメサンギウム領域に病変があるときに起こりやすいこと

　が明らかになってきました．

　すなわち，タンパク尿と血尿のどちらが優位であるかということと発症様式によって，糸球体病変を推測することができるようになりました．

1) タンパク尿が主体で，血尿はないか，あっても軽微な場合

　推測できる糸球体病変は

①微小変化型ネフローゼ症候群（minimal change nephrotic syndrome：MCNS）

②巣状分節性糸球体硬化症（focal segmental glomerulosclerosis：FSGS）

③膜性腎症（membranous nephropathy）

　が考えられます．

　急激な発症でアレルギーなどと関連があれば①，中高年で慢性の経過であれば③の可能性が高くなります．

2) 血尿が主体で，時にタンパク尿もみられる場合

　推測できる糸球体病変は

④メサンギウム増殖性糸球体腎炎（mesangial proliferative glomerulonephritis：mes-PGN），そのなかでも最も頻度の高いIgA腎症

⑤膜性増殖性糸球体腎炎（menbrano-proliferative glomerulonephritis：MPGN），

⑥管内増殖性糸球体腎炎（endocapillary proliferative glomerulonephritis：endo-PGN）

⑦半月体形成性糸球体腎炎（crescentic glomerulonephritis：crescentic GN）

　が考えられます．

　このなかで最も頻度が高いのは④になります．腎生検の30〜40％になります．

　それ以外の疾患は，腎生検の1〜5％程度であり，少ない疾患です．

　検診などで偶然に尿異常がチェックされた場合は④，低補体血症がある場合は⑤か⑥，溶連菌感染症，パルボウイルスB19感染症後に発症していれば⑥，CRPが上昇し，血管炎症状，多臓器障害があれば⑦，の可能性が高くなります．

以上の7つの病理組織型が基本になります（図10）．

尿異常の他に疾患がみられない場合を一次性糸球体腎炎と呼び，何らかの疾患が存在する場合は，二次性糸球体腎炎と分類されています．二次性で多いのは，全身性エリテマトーデスに関連するループス腎炎ですが，7つの基本型のいずれのタイプが生じます．同様にMGRS（monoclonal gammopathy of renal significance）でも多様な病理組織をとります．

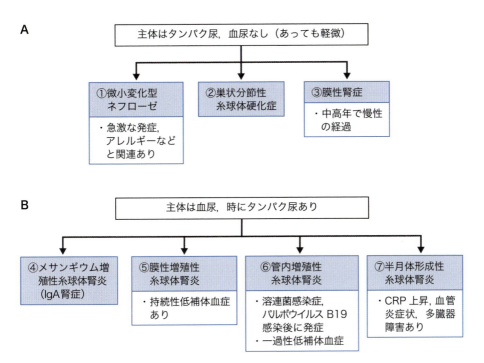

図10 タンパク尿と血尿から推測される糸球体病変

9 タンパク尿主体の疾患

1) 微小変化型ネフローゼ症候群（MCNS）

突然に大量のタンパク尿，低タンパク血症，浮腫を発症する疾患です．小児と高齢者に発症のピークがあり，小児ネフローゼの約80％がこれになります．アレルギー性疾患を有している場合が多く，ステロイド治療により2週間程度で尿タンパクが正常化することが多いという特徴があります．

腎生検を行っても，光学顕微鏡レベルでは，大きな異常を指摘できません．電子顕微鏡レベルで，上皮細胞の**足突起の癒合**などがみられますが，これは大量のタンパク尿の際に出現する非特異的所見です．このような疾患群を微小変化型ネフローゼ症候群（minimal change nephrotic syndrome：MCNS）と呼んでいます．

最近，血液疾患である**Hodgkin リンパ腫**との関連から，以下に示すようなMCNSにおける上皮細胞機能異常が証明されました．

a) MCNS の要因，Fyn

Fynは分子量が59 kDaのタンパク質ですが，染色体**6q21**に存在する遺伝子によってコードされています．活性型として**FynT**と**FynB**があり，前者は造血細胞に多く存在し，後者はすべての細胞に存在しています．特に脳に多く存在し，FynBの活性化がAlzheimer病と関連していることからFynキナーゼ阻害剤（Fyn kinase inhibitor）がAlzheimer病の新規治療薬として注目されています．

Fynは**Src family kinase**であり，**ネフリン**のSrc-homology 2（SH2）domainの**リン酸化**を起こします．Fyn ノックアウトマウスでは，リンパ球の異常とは無関係に微小変化型ネフローゼ症候群を発症します．すなわちFynの機能低下によってネフリンのリン酸化が生じないとタンパク尿が出現することが重要な要因であるとわかりました．

b) c-mip と Tc-mip

Fynの活性化を抑制する物質として**c-maf-inducing protein**（c-mip）が報告されました．c-mipは染色体**16q24**に位置する遺伝子産物の86 kDaのタンパク質です．構造としてN末端には，**pleckstrin homology domain**（PH domain），中間部分には，**14-3-3タンパク，PKC domain，Erk domain，PI3-K**との結合部分もあり，C末端には**leucine-rich repeat domain**があります．

同一の遺伝子からc-mipとN末端部分のPH domainが欠損した truncated form of c-mip（**Tc-mip**）の2つが産生されています．微小変化型ネフローゼ症候群の患者でネフローゼ時期，

再燃時期と寛解時期を比較すると，増悪時のCD4＋T細胞にc–mipの過剰発現はなかったが，Tc–mipが過剰発現していることが示されたことから，Tc–mipの重要性を指摘している論文[1]があります．

以上のことから，上皮細胞内でc–mip，Tc–mipが増加するとFynの機能異常（低下）が生じ，ネフリンのリン酸化が起こらず，ネフリンの機能異常が生じてタンパク尿が出現するというメカニズムが想定されています．しかし，c–mipが増加する機序に関してはいまだ不明です（図11，12）．

2) 巣状分節性糸球体硬化症（FSGS）

1957年にRichが，ネフローゼ症候群のなかで**ステロイド抵抗性**患者群の剖検例を検討し，皮質境界部から皮質表層にかけて分節性糸球体硬化病変が存在することを報告[3]したことが始まりです．

巣状分節性糸球体硬化症（focal segmental glomerulosclerosis：FSGS）の「**巣状**」という用語は，腎生検標本のなかで病変がいくつかの糸球体にしかみられない場合をさしています．ほとんどの糸球体に同じような病変がみられることを「**びまん性**」という用語で呼んでいますが，それに対応するものです．また，「**分節性**」という用語は，1個の糸球体のなかでも一部分にしか病変が存在しない場合を指しており，糸球体全体が障害される「**全節性**」に対応する用語です．ただし，この病理所見は，病態の原因ではなく，結果として生じたものです．

巣状分節性糸球体硬化症は1970年以降になり，ようやく日本でも注目されるようになりました．通常のものを典型的FSGS病変（**not otherwise specified：NOS**）と呼んでいます（図13）．2004年以降に以下の亜型が追加されました[4, 5]．

① tip variant

糸球体血管極の対側（尿細管極）の近位尿細管起始部に病変が生じるものをいいます．しばしば泡沫細胞の集簇を伴い，ステロイドに対する反応が比較的よいとされています．

② collapsing variant

硬化糸球体が分節性でなく，毛細血管腔全体が虚脱・硬化に陥っているものを指しています．多くの場合ステロイド抵抗性のネフローゼ症候群を呈し，急速に腎不全まで進行する例もあります．

③ perihilar variant

糸球体血管極周囲から分節性硬化が始まるものをいいます．一次性FSGSにも認められますが，肥満，高血圧，腎形成不全に代表されるような糸球体内圧が上昇する二次性FSGSに多く認められます．

④ cellular variant

分節性硬化部に細胞成分の増殖を強く伴うものをいいます．成因として，ネフローゼ症候群をきたす上皮細胞（ポドサイト）のタンパク質の異常・機能異常があることもわかってきました．さらに分節性硬化病変の形成に関しては，わが国の筑波大学の長田道夫先生が，細胞分子レベルでの研究を行い，世界をリードしています．

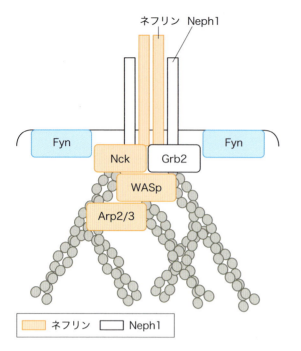

図11 ネフリンとNeph1によるアクチン重合メカニズム（正常状態）
Fynによるネフリン，Neph1のチロシンリン酸化によってNckとGrb2が**Wiskott–Aldrich Syndrome protein**（**WASp**）を活性化し，アクチン（○）の重合が起こる．
文献2を参考に作成

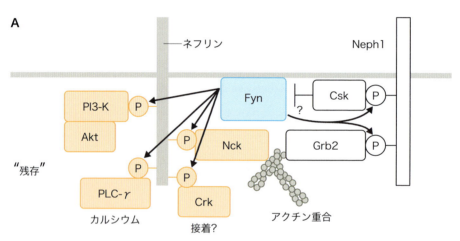

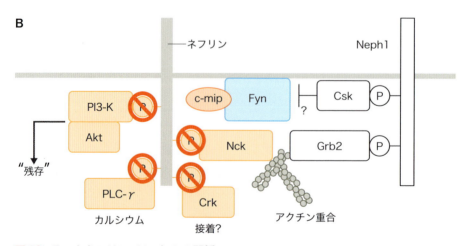

図12 Fynとネフリン，Neph 1の関係
A) Fynによるネフリンのチロシンリン酸化（正常状態），B) c-mipによるFynの機能障害．文献1より引用．ただしA内の➡とBのc-mipによる機能障害の機序は筆者追加

100 　多発性骨髄腫・全身性アミロイドーシスと腎障害の診断と治療

3) 膜性腎症：IgG4優位の上皮下沈着

膜性腎症は，1957年にJonesによって，銀染色で**基底膜**に**スパイク形成**がありメサンギウム増殖のない疾患として提唱[6]されました．その後，蛍光抗体法，電子顕微鏡検査が実施されるようになり，糸球体基底膜の上皮側にIgGが沈着し，沈着したIgGの間に基底膜が再生することによってバブリング像やスパイク形成が生じることがわかりました（図14）．

臨床症状としては，約70％はネフローゼ症候群で発症し，残りは検診でタンパク尿を指摘されます．50歳以上のネフローゼ症候群を呈する患者の約50％が膜性腎症であるとされ，中高年に多い疾患です．他疾患が存在しない場合を一次性と呼び，他の疾患を明らかに有している場合を二次性膜性腎症として扱っています．

一次性の場合，メサンギウム増殖はほとんどなく，糸球体の分葉化あるいは分節性病変もないことが多いです．一方，二次性では，軽度のメサンギウム増殖を伴う場合や分節性硬化，糸球体多核白血球浸潤がみられます．

蛍光抗体法では，一次性ではIgG4が優位ですが，二次性ではIgG1，IgG2がIgG4と同等あるいはそれ以上になることが多いとされています．すなわち膜性腎症の特徴は，IgG4が優位に上皮側に沈着していることです[7]．

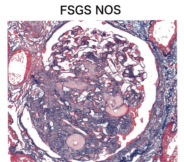 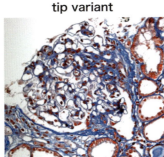 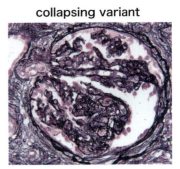

図13 典型的FSGS病変と亜型

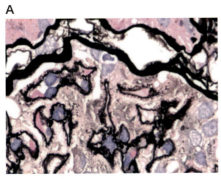 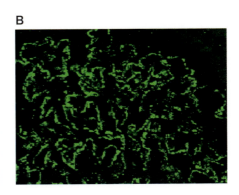

図14 膜性腎症の腎生検
A）銀染色（PAMS染色）でスパイク形成がみられます．B）蛍光抗体法ではIgGのなかでもIgG4が基底膜の上皮側に顆粒状に沈着しています

文献

1 ）Bouatou Y, et al：Nephrotic Syndrome in Small Cell Lung Cancer and Induction of C-Mip in Podocytes. Am J Kidney Dis, 69：477-480, 2017

2 ）Hattori S, et al：Tyrosine kinase signaling in kidney glomerular podocytes. J Signal Transduct, 2011：317852, 2011

3 ）Rich AR：A hitherto undescribed vulnerability of the juxtamedullary glomeruli in lipoid nephrosis. Bull Johns Hopkins Hosp, 100：173-186, 1957

4 ）D'Agati VD, et al：Pathologic classification of focal segmental glomerulosclerosis: a working proposal. Am J Kidney Dis, 43：368-382, 2004

5 ）D'Agati VD, et al：Association of histologic variants in FSGS clinical trial with presenting features and outcomes. Clin J Am Soc Nephrol, 8：399-406, 2013

6 ）Jones DB：Nephrotic glomerulonephritis. Am J Pathol, 33：313-329, 1957

7 ）Imai H, et al：IgG subclasses in patients with membranoproliferative glomerulonephritis, membranous nephropathy, and lupus nephritis. Kidney Int, 51：270-276, 1997

10 IgGサブクラス

膜性腎症の病態として，IgG4が基底膜の上皮側に顆粒状に沈着するという特徴があります．

IgGにはIgG1，IgG2，IgG3，IgG4の4つの**サブクラス**があります．血中濃度は，IgG1 900 mg/dL，IgG2 300 mg/dL，IgG3 150 mg/dL，IgG4 50 mg/dLとされています．免疫グロブリンの進化では，霊長類から $\gamma 3-\gamma 1-(\Phi\varepsilon)-\alpha 1$ 部分がくり返し構造になり，さらに微小な変化が加わり，$\gamma 2-\gamma 4-\varepsilon-\alpha 2$ が形成されています．

結果としてヒトの重鎖遺伝子は14番染色体上に $\mu-\delta-\gamma 3-\gamma 1-(\Phi\varepsilon)-\alpha 1-\gamma 2-\gamma 4-\varepsilon-\alpha 2$ の順番に並んでいます．$\Phi\varepsilon$ は，遺伝情報のないpseudogene（偽遺伝子）になっています．$\gamma 3$ は，重鎖間の結合にS–S結合が多く存在し，強固になっています．また，補体の活性化が4種類のサブクラスで最も強いものになっています．一方，$\gamma 4$ は，S–S結合が少なく，重鎖間の結合が緩く，半分子量になったり，ねじれて立体構造が変化したりしやすいことが指摘されています．

ちなみに，$\alpha 1$（IgA1）と $\alpha 2$（IgA2）の大きな違いは，重鎖間の結合部位であるヒンジ部分（ちょうつがい部分）のセリン，スレオニンが $\alpha 2$ では欠損していますので，それらのアミノ酸に結合するガラクトースなどの糖鎖が不足しています．唾液，初乳，涙などの分泌液に含まれる分泌型IgAの主体をなしているのは $\alpha 2$ です．一方，$\alpha 1$（IgA1）は血中濃度の90％以上を占めています．

1990年のはじめ頃に，私は秋田大学で学生に講義をしていました．ネフローゼ症候群と基底膜のサイズバリア，チャージバリアを説明し，その後に膜性腎症では，基底膜の外側（上皮側）にIgGが沈着するという特徴があることを話しました．講義が終了した後で，ある学生が質問に来ました．「先生の説明は，矛盾しています．IgGは基底膜を通過しにくいと言っているのに，なぜ膜性腎症のIgGは基底膜を通過して基底膜の外側に存在するのですか．もし，通過したなら尿中に排泄されてしまうのになぜ基底膜にとどまっているのですか？」その学生さんの質問に即答できませんでした．1週間の猶予をもらって，欧米のテキストや英語論文をすべて調査しました．明らかになったことは，誰一人解答を得ていないということでした．その後5〜6年間にわたってデータを収集して膜性腎症21例，ループス腎炎9例，膜性増殖性糸球体腎炎7例のIgGサブクラスを検討し，論文にまとめました．ちょうどそのころ，ヒトIgGサブクラスに対するモノクローナル抗体（Binding site社）が市販され安定した良好な結果が得られました．

結論としては，一次性膜性腎症ではIgG4優位，膜性増殖性糸球体腎炎ではIgG3が優位，ループス腎炎ではIgG2，IgG1，IgG3，IgG4すべてが沈着することを報告しました．最も血中濃度が低いIgG4（50 mg/dL）が腎炎の組織型を決定していることに驚きました．考察として，半分子量あるいはねじれたIgG4が関与しているかもしれないことを指摘しました．[1]

文献

1) Imai H, et al：IgG subclasses in patients with membranoproliferative glomerulonephritis, membranous nephropathy, and lupus nephritis. Kidney Int, 51：270-276, 1997

11 膜性腎症の抗原と抗体

　膜性腎症ではIgGが基底膜に沈着していることから，どこかで形成された免疫複合体が関与する可能性が指摘されていました．それまでは，血中で抗原抗体反応が起こり，血中で形成された免疫複合体（circulating immune complex）が基底膜を通過して上皮側に沈着する仮説がありました．しかし，Couserらは，最初に基底膜上皮側に沈着した抗原と後から基底膜を通過した抗体が基底膜上皮側の局所で反応して局所で免疫複合体を形成するメカニズム（*in situ immune complex formation*）を提唱しました[1]．その後，抗原となる物質の解析が開始されました．

　ヒトの膜性腎症で最初の抗原候補は，秋田大学での私の共同研究者であった涌井秀樹先生により1999年の論文[2]で報告されました．膜性腎症で急性深部静脈血栓症で亡くなった患者さんの腎臓タンパクとそれに反応する抗体を抽出し，最終的に47 kDaの**α-エノラーゼ**（*α-enolase*）というタンパク質であること，一次性，二次性膜性腎症の約70％の患者に存在することを発表しました[2]．2002年に，フランスのRoncoのグループのDebiecが，**neutral endopeptidase**欠損症の母親の新生児がネフローゼ症候群を発症し，抗neutral endopeptidase抗体が原因であることを報告しました[3]．2009年になり，Beckらが，M型**phospholipase A2受容体**に対するIgG4抗体が，一次性膜性腎症患者の70％に存在すること，ただし二次性膜性腎症患者には存在しないことを報告[4]し，注目を集めました．その後も2010年には，Prunottoらは，**aldose reductase**と**SOD2**が抗原であること[5]，2011年にはBruschiらが再度α-エノラーゼを報告[6]し，2014年にはTomasらが**thrombospondin type-1 domain-containing 7A**，が一次性膜性腎症の約10％に存在することを報告[7]しています．2017年にはKimuraらは，再度α-エノラーゼの意義について検討しています[8]．

　以上の抗原候補となっているタンパク質の特徴は，細胞内に存在する酵素あるいはその受容体です．統一的な理論として，Ronco，Debiec，今井はこの細胞内酵素に対する抗体（IgG4）が，最初に上皮細胞内で反応して上皮細胞の機能異常を起こさせ，その結果基底膜の透過性が亢進したところで，基底膜の上皮側に免疫複合体が沈着する仮説を提唱[9]しています．今後の進展が期待されます．

文献

1）Couser WG & Salant DJ：In situ immune complex formation and glomerular injury. Kidney Int, 17：1-13, 1980

2）Wakui H, et al：Circulating antibodies against alpha-enolase in patients with primary membranous nephropathy（MN）. Clin Exp Immunol, 118：445-450, 1999

3）Debiec H, et al：Antenatal membranous glomerulonephritis due to anti-neutral endopeptidase antibodies. N Engl J Med, 346：2053-2060, 2002

4）Beck LH Jr, et al：M-type phospholipase A2 receptor as target antigen in idiopathic membranous nephropathy. N

Engl J Med, 361：11-21, 2009

5）Prunotto M, et al：Autoimmunity in membranous nephropathy targets aldose reductase and SOD2. J Am Soc Nephrol, 21：507-519, 2010

6）Bruschi M, et al：Direct characterization of target podocyte antigens and auto-antibodies in human membranous glomerulonephritis: Alfa-enolase and borderline antigens. J Proteomics, 74：2008-2017, 2011

7）Tomas NM, et al：Thrombospondin type-1 domain-containing 7A in idiopathic membranous nephropathy. N Engl J Med, 371：2277-2287, 2014

8）Kimura Y, et al：Circulating antibodies to α-enolase and phospholipase A2 receptor and composition of glomerular deposits in Japanese patients with primary or secondary membranous nephropathy. Clin Exp Nephrol, 21：117-126, 2017

9）Ronco P, et al：Circulating antipodocyte antibodies in membranous nephropathy: pathophysiologic and clinical relevance. Am J Kidney Dis, 62：16-19, 2013

12 血尿主体の疾患

タンパク尿に続いて血尿が主体の疾患について解説します．

1) IgA腎症

　IgA腎症の約70％は検診時に偶然に尿異常を指摘され受診します．これを**チャンスタンパク尿・血尿**と呼んでいます．約15％は肉眼的血尿を訴え，また，約10％は急性腎炎様の発症を呈します．またネフローゼ症候群で発症する患者も約5％います．

　尿検査では顕微鏡的血尿が主体ですが，進行するとタンパク尿が出現します．逆にタンパク尿が持続していれば，IgA腎症に活動性があると判断しています．約半数で血清中のIgA濃度が315 mg/dL以上に上昇していますが，血清補体（C3, C4, CH50）やASO（anti-streptolysin O）には異常は認められません．

　IgA腎症は，1968年にフランスのBergerによってはじめて報告[1]されました．国際的に認知されたのは，1975年の国際学会とされています．その後の検討で，IgA腎症は腎生検の約30〜40％を占めています．わが国で年間約1万件の腎生検を行っていますので，年間新規発生数は，3,000〜4,000人と推測されています．発見当初は予後良好な疾患とされていましたが，その後，30年の長期観察の結果では，患者の約40％が末期腎不全に至ることがわかり，決して予後がよいとはいえません．現在では，厚生労働省の特定疾患に認定されています．

　腎生検の光学顕微鏡（図15A）では，メサンギウム増殖性糸球体腎炎の像を呈し，特徴的な傍メサンギウム沈着（paramesangial deposits）を伴うことが多いです．びまん性病変のほか

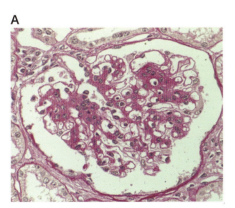 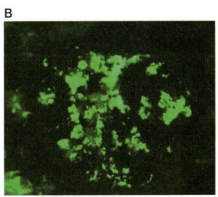

図15　IgA腎症の腎生検
A）PAS（periodic acid-Schiff stain）染色．メサンギウム細胞の増加（細胞板増加）とメサンギウム基質の増生（赤色部分）があります．B）蛍光抗体法（IgA）．メサンギウム領域にIgAが優位に沈着しています

に，巣状分節性糸球体腎炎の像をとることもあります．蛍光抗体法（図15B）では，IgAが他の免疫グロブリン（IgG, IgM）より優位に沈着していることが病名の由来にもなっています．

　治療に関しては，2000年代初め頃にわが国のHottaらは扁桃摘出＋ステロイドパルス療法（扁摘パルス）が有効であることを報告[2]し，扁桃腫大のある患者では，扁摘パルスを実施する施設が多くなってきています．川村らによっても，タンパク尿の減少に対して有用であることが報告[3]されていますが，欧米では扁桃摘出は認知されていません．

　病因に関しては，
①血中では分子量50～100万のIgA分子が増加
②IgA-フィブロネクチン複合体，IgA-α1-マイクログロブリン複合体
③IgA糖鎖異常によるIgAの凝集
④異常糖鎖IgA-IgG免疫複合体
などが報告されています（図16）．

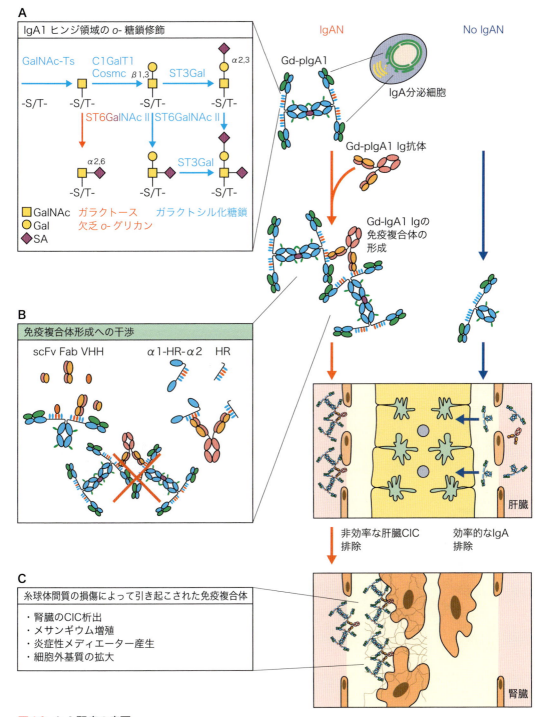

図16 IgA腎症の病因

健常人の二量体IgAは肝臓で処理されます．一方，IgA腎症患者のIgAは糖鎖異常（ガラクトース欠損）があり，糖鎖異常IgAに対する抗体が産生され，免疫複合体が形成されます．このようなIgA複合体は肝臓では処理されずに糸球体メサンギウム領域に沈着します．GalNAc：N-acetylgalactosamine（アセチルガラクトサミン），Gal：galactose（ガラクトース），SA：sialic acid（シアル酸），IgAN：IgA nephropathy（IgA腎症），Gd-pIgA1：galactose-deficient polymeric IgA1（ガラクトース欠損重合IgA1），Gd-IgA1：galactose-deficient IgA1（ガラクトース欠損IgA1），VHH：variable domain of heavy chain of heavy chain antibody，HR：hinge region（ヒンジ領域），CIC：circulating immune complexes（循環性免疫複合体）．文献4より引用

2）膜性増殖性糸球体腎炎（MPGN）

　膜性増殖性糸球体腎炎は腎生検のなかで約 1 ％の頻度であり，稀な腎炎になります．タンパク尿主体の膜性腎症と同様に他の疾患の合併のないものを一次性と呼び，他の疾患がある場合を二次性と呼んでいます．

　MPGN は，光学顕微鏡で

①メサンジウム細胞の増加（図 17A）

②糸球体の分葉化

③膜の二重化

がみられるときに診断が可能です．

　さらに，蛍光抗体法で，**補体 C3 がフリンジ状（縁取り）に基底膜に沈着しています**（図 17B）．膜の二重化とは，メサンジウム細胞が内皮細胞の下側に伸展し，本来の基底膜とメサンギウム細胞の膜の一部が銀染色で染色されることによって二重に見えることを指しています（図 17C）．

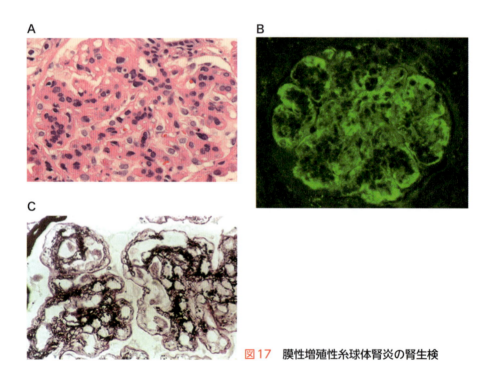

図 17　膜性増殖性糸球体腎炎の腎生検

臨床的には，ネフローゼ症候群で発症することが多く，治療に難渋します．

二次性で有名なものは，**HCV感染症**の関与した**混合性クリオグロブリン血症**などです．また，類似した病変は，免疫グロブリン異常症でも生じます．

さらに，**溶血性尿毒症症候群**でも類似した病変になりますが，メサンギウム細胞の増加はなく，むしろメサンギウム領域の浮腫に関連する網状化が特徴的です（図18）．Crow-Fukase症候群（POEMS症候群）などでみられます．

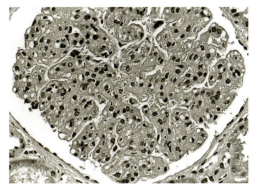

図18　溶血性尿素症症候群でみられるメサンギウム領域の網状化
文献5より転載

● **MPGNと補体**

MPGNでは補体の活性と関連があることが示されてきました．特に**C3 nephritic factor**（**C3NF**）は，古典経路，副経路（classical pathway, alternative pathway）によってC3が活性化されるとC3aとC3bに分解されます（第Ⅰ部8 IgGの役割参照）．C3aは白血球遊走能があり，白血球を呼び寄せます．C3bはB因子と結合し**C3bBb**を形成します．この新しいタンパク質に対して抗体が産生されると**C3bBb-IgG複合体**が形成されます．これが，あらたに補体を活性化することになります．すなわち補体の活性化が延々と続き，組織にダメージを与えるという仮説です．

特に，C3で活性化されたC5b, C6b, C7b, C8b, C9bが五角形の複合体**MAC**（membrane attack complex of complement）を形成して細胞膜を障害することが重要であるとされています．

類似した病態として，O157感染と関係のない溶血性尿毒症性症候群（atypical HUS）では，**C5抗体製薬**を使用してMACの形成をブロックする**エクリズマブ**（ソリリス®）が有効であることが示されています．

3）管内増殖性腎炎の一種，溶連菌感染後糸球体腎炎

溶連菌感染後糸球体腎炎は小児に多い疾患で溶連菌感染10日あるいは2週間後に，尿異常，高血圧，浮腫などによって発見される疾患です．一過性に低補体血症が出現します．診断後に自然軽快することから，腎生検を行わずに経過をみることが多いようです．ただし，成人以降で発症した場合の予後は必ずしもよくなく，尿異常は消失しても徐々に腎機能が低下する場合が40〜50％とされています．

管内増殖性腎炎の病理学的な特徴としては，
① 糸球体の腫大
② 細胞数の増加（富核）
③ 管内の多核白血球増加（図19）

になります．

溶連菌感染症以外に，パルボウイルスB19の感染後にも生じます．

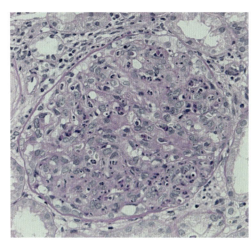

図19　多核白血球が増加した溶連菌感染後糸球体腎炎の腎生検

4）半月体形成性糸球体腎炎（急速進行性腎炎症候群）

半月体形成性糸球体腎炎は腎生検の約8％を占めていて高齢者に多いが，若年者にも存在します．

定義は，糸球体の上皮細胞の増加（2層以上）がみられ，数週の経過で腎機能が低下するものを急速進行性腎炎と呼んでいます．

原因による分類（図20）として

- **抗糸球体基底膜（GBM）抗体型**：蛍光抗体法で，IgGが基底膜に線状に沈着しています．また血中にも抗GBM抗体が存在します．肺出血と半月体形成性糸球体腎炎を合併したものをGoodpasture症候群と呼んでいます．
- **免疫複合体型**：蛍光抗体法で，IgG，IgA，IgMなどの免疫グロブリンがメサンギウム領域に沈着し，激しい腎炎（半月体形成性糸球体腎炎）を起こすことがあります．ループス腎炎，IgA血管炎（Schönlein-Henoch紫斑病性腎炎）などがあります．
- **Pauci-immune型**：糸球体に免疫グロブリンの沈着がない場合をさします．この多くはANCA（anti-neutrophil cytoplasmic antibody：抗好中球細胞質抗体）が関連することがわかりました．またANCAにはMPO-ANCA（myeloperoxidase-ANCA）とPR3-ANCA（proteinase 3-ANCA）があります．前者では顕微鏡的多発血管炎，後者ではWegener肉芽腫症（多発血管炎性肉芽腫症）が有名です．

特に免疫グロブリンの糸球体内沈着がないにもかかわらず，腎炎が発症することに関して長い間，存在が否定されていましたが，ANCAの解明によって国際的にも認知されるようになりました．

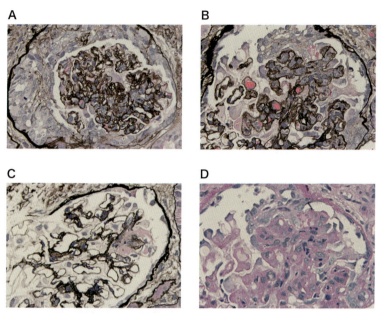

図20 半月体形成性糸球体腎炎の病理像
A) ボウマン嚢に上皮細胞が多数増加し，半月様に糸球体を圧排しています．B) 12時の方向の基底膜が破壊され，その部分に小半月体が形成されています．C) 銀染色で基底膜は黒色に染まりますが，一部分ピンク色に壊死した部分がみられます（分節状壊死）．D) BのPAS染色像です

文献

1) Berger J & Hinglais N：[Intercapillary deposits of IgA-IgG]. J Urol Nephrol (Paris), 74：694-695, 1968
2) Hotta O, et al：Tonsillectomy and steroid pulse therapy significantly impact on clinical remission in patients with IgA nephropathy. Am J Kidney Dis, 38：736-743, 2001
3) Kawamura T, et al：A multicenter randomized controlled trial of tonsillectomy combined with steroid pulse therapy in patients with immunoglobulin A nephropathy. Nephrol Dial Transplant, 29：1546-1553, 2014
4) Mestecky J, et al：IgA nephropathy enigma. Clin Immunol, 172：72-77, 2016
5) Nakamoto Y, et al：A spectrum of clinicopathological features of nephropathy associated with POEMS syndrome. Nephrol Dial Transplant, 14：2370-2378, 1999

13 抗好中球細胞質抗体 （ANCA）とNETsの概念

　半月体形成性糸球体腎炎の原因による分類の1つである．ANCAの産生メカニズムと炎症の惹起についても最新情報があります．

　NETs（neutrophil extracellular traps：好中球細胞外トラップ）（図21）は，感染により活性化された好中球が自分自身のDNAや細胞内タンパク質を含む網目状の構造物を放出する現象をさしています．2004年にBrinkmannらによりはじめて報告[1]されました．外敵である細菌を殺すために自分自身の核や細胞質を網目状に放ち，自らは死亡する防衛反応の1種類です．細胞が死に至るメカニズムは，3つあります．

①細胞の核から崩壊するアポトーシス（apoptosis）

②細胞膜や細胞質から崩壊するネクローシス（壊死：necrosis）

③NETosis

があります．

　NETosisが生じるとこれらの細胞質から放出されたタンパク質あるいは核内物質に対して抗体が形成されると自己抗体性疾患が出現することも想定されています．

　さらに，細胞質内タンパクであるMPO（myeloperoxidase）あるいはPR3（proteinase 3）に対する自己抗体が，MPO–ANCA, PR3–ANCAと呼ばれています．

　ANCAが存在するときに，炎症が生じると，通常細胞質に存在するMPOあるいはPR3が細胞膜表面に移動し，細胞膜表面でANCAと反応が生じて，さらに細胞が障害されます．このようにして炎症が増幅されるという仮説が提唱されています．

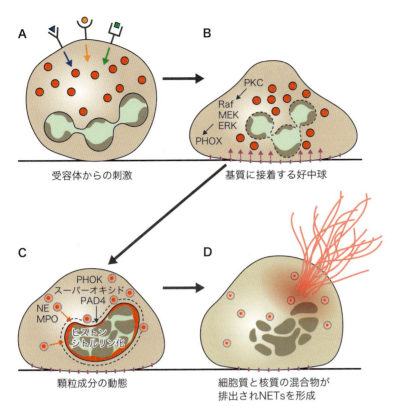

図21　NETsの機序

Y：TLR-4（Toll-like receptor 4），Y：MAC-1 integrin receptor，Y：Fc receptor．PKC：protein kinase C，MEK：MAPK-ERK kinase，ERK：extracellular signal-regulated kinase，PHOX：phagocyte oxidase，PAD4：peptidylarginine deiminase 4，NE：neutrophil elastase，MPO：myeloperoxidase．文献2より引用

文献

1）Brinkmann V, et al：Neutrophil extracellular traps kill bacteria.Science. 303：1532-1535, 2004

2）Brinkmann V & Zychlinsky A：Neutrophil extracellular traps: is immunity the second function of chromatin? J Cell Biol, 198：773-783, 2012

3）Schreiber A, et al：Membrane proteinase 3 expression and ANCA-induced neutrophil activation. Kidney Int, 65：2172-2183, 2004

14 慢性腎臓病（CKD）

　尿異常があると，進行して末期腎不全に至り，透析療法あるいは腎移植などが必要になります．以前は，慢性腎不全と呼ばれていました．**CKD**（**chronic kidney disease：慢性腎臓病**）は，2002年からアメリカで提唱された考え方です．①尿異常が存在するか，腎臓の形態異常が存在すること，あるいは②推算GFR（eGFR）60 mL/分/1.73 m^{2}体表面積（以下単位省略）未満の状態が，3カ月以上持続した場合にCKDと診断します．①と②の両者が同時に存在することもあります．

　最近では，CKDの**重症度分類**が行われています（表2）．腎機能（eGFR）のグレード（grade）とタンパク尿の活動性（activity）で評価します．

　縦軸をグレードとしてeGFR≧90はG1，eGFR 60〜89がG2，eGFR 45〜59がG3a，eGFR 30〜44がG3b，eGFR 15〜29がG4，eGFR＜15がG5と分類します．横軸を活動性として，タンパク尿（g/gCr）＜0.15をA1，タンパク尿（g/gCr）0.15〜0.49をA2，タンパク尿（g/gCr）≧0.5をA3と分類し，グレード（G）と活動性（A）によって，例えば，G4A3などのように表現します．

　わが国では，高齢者が増加していることもあり，eGFR 60未満のグレード3以上のCKD患者数は成人人口の約11％，約1,100万人と膨大な人数が推定されています．腎臓専門医数が，約5,000人ですので，すべての患者を診ることは現実的ではありません．かかりつけ医との協力体制が必要になります．表2では腎臓専門医への紹介基準も示されています．

表2　かかりつけ医から腎臓専門医・専門医療機関への紹介基準

原疾患		タンパク尿区分		A1	A2	A3
糖尿病		尿アルブミン定量（mg/日） 尿アルブミン/Cr比（mg/gCr）		正常	微量アルブミン尿	顕性アルブミン尿
				30未満	30〜299	300以上
高血圧 腎炎 多発性嚢胞腎 その他		尿タンパク定量（g/日） 尿タンパク/Cr比（g/gCr）		正常 （−）	軽度タンパク尿 （±）	高度タンパク尿 （＋〜）
				0.15未満	0.15〜0.49	0.50以上
GFR区分 （mL/分/ 1.73 m²）	G1	正常または高値	≧90		血尿＋なら紹介，タンパク尿のみならば生活指導・診療継続	紹介
	G2	正常または軽度低下	60〜89		血尿＋なら紹介，タンパク尿のみならば生活指導・診療継続	紹介
	G3a	軽度〜中等度低下	45〜59	40歳未満は紹介，40歳以上は生活指導・診療継続	紹介	紹介
	G3b	中等度〜高度低下	30〜44	紹介	紹介	紹介
	G4	高度低下	15〜29	紹介	紹介	紹介
	G5	末期腎不全	＜15	紹介	紹介	紹介

上記以外に，3カ月以内に30％以上の腎機能の悪化を認める場合はすみやかに紹介.
上記基準ならびに地域の状況などを考慮し，かかりつけ医が紹介を判断し，かかりつけ医と腎臓専門医・専門医療機関で逆紹介や併診などの受診形態を検討する.

腎臓専門医・専門医療機関への紹介目的（原疾患を問わない）

1）血尿，タンパク尿，腎機能低下の原因精査
2）進展抑制目的の治療強化（治療抵抗性のタンパク尿（顕性アルブミン尿），腎機能低下，高血圧に対する治療の見直し，二次性高血圧の鑑別など）
3）保存期腎不全の管理，腎代替療法の導入

原疾患に糖尿病がある場合

1）腎臓内科医・専門医療機関の紹介基準に当てはまる場合で，原疾患に糖尿病がある場合にはさらに糖尿病専門医・専門医療機関への紹介を考慮する.
2）それ以外でも以下の場合には糖尿病専門医・専門医療機関への紹介を考慮する.
　①糖尿病治療方針の決定に専門的知識（3カ月以上の治療でもHbA1cの目標値に達しない，薬剤選択，食事運動療法指導など）を要する場合
　②糖尿病合併症（網膜症，神経障害，冠動脈疾患，脳血管疾患，末梢動脈疾患など）発症のハイリスク患者（血糖・血圧・脂質・体重等の難治例）である場合
　③上記糖尿病合併症を発症している場合
　なお，詳細は「糖尿病治療ガイド」を参照のこと

（作成：日本腎臓学会，監修：日本医師会）

文献1より転載

文献

1）「エビデンスに基づくCKD診療ガイドライン2018」（日本腎臓学会/編），東京医学社，2018

15 パラプロテイン腎症とMGRS

　従来から異常な免疫グロブリンあるいはその断片が糸球体に沈着して，尿異常・腎機能異常を呈する疾患群を**パラプロテイン腎症**[1]（paraprotein nephropathy）と呼んでいました．このなかには，**クリオグロブリン血症**も含まれます．一方，尿細管障害をきたす疾患として，多発性骨髄腫に関連した**骨髄腫腎症**があります．骨髄腫腎症は，過剰に産生された免疫グロブリンの断片（多くは軽鎖）が尿細管でuromodulin（Tamm–Horsfall タンパク）と結合して尿細管を閉塞することをさしています．急性腎不全が症状の主体になります．

　一方，**MGUS**（monoclonal gammopathy of undetermined significance）は，①骨髄中の形質細胞が10％未満 かつMタンパク量が3 g/dL未満，②B細胞性腫瘍が否定，かつ臓器障害がないものと定義されています．多くの患者は治療が不要で経過観察されることになります．頻度としては人口の2％とされ，日本全体で240万人に相当します．しかし，この群の1％（2.4万人）が毎年，**多発性骨髄腫**や**AL型全身性アミロイドーシス**に進展することがわかり，多発性骨髄腫やAL型全身性アミロイドーシスの予備群として扱われてきました．

　2012 年にMGUS患者のなかで異常タンパクによって糸球体障害（タンパク尿・血尿）や腎機能障害（尿細管間質障害）をきたす疾患群を**MGRS**（monoclonal gammopathy of renal significance）[2]という概念で総称し，早期の治療介入することが推奨されました．しかし，腎生検で発見される**MIDD**（monoclonal immunoglobulin deposition disease）という用語もほぼ同じ疾患をさしています．現在でも用語の統一はなされておらず，**paraprotein related kidney disease**と呼ぶ場合とMIDDあるいはMGRSを使用する場合があります．さらに，腎臓病理医は，電子顕微鏡所見の細線維の大きさや形で分類しています．この点を整理しておく必要があります．

文献

1 ）Rosner MH, et al：Paraprotein-Related Kidney Disease: Diagnosing and Treating Monoclonal Gammopathy of Renal Significance. Clin J Am Soc Nephrol, 11：2280-2287, 2016
2 ）Leung N, et al：Monoclonal gammopathy of renal significance: when MGUS is no longer undetermined or insignificant. Blood, 120：4292-4295, 2012

16 MIDD と MGRS

MGUS（monoclonal gammopathy of renal significance）の状態で腎障害が生じるものを MGRS ととらえます．このなかには MIDD と AL/AH アミロイドーシスがあります．

1）MIDD

MIDD（monoclonal immunoglobulin deposition disease）は1種類の異常免疫グロブリンの沈着により尿異常あるいは腎不全が引き起こされる疾患です[1]．

また，MIDDは沈着する異常タンパク質の種類によって分類されます．

①LCDD：light chain deposition disease

軽鎖のみの沈着：κ鎖が約80％です．

②HCDD：heavy chain deposition disease

軽鎖の沈着はなく重鎖のみの沈着：これまで世界で20例程度の報告です．

③LHCDD：light and heavy chain deposition disease

軽鎖の偏りがあるかを判断し，ある場合は重鎖のサブクラスを検討します．重鎖サブクラス1種類と軽鎖はκ鎖かλ鎖のどちらか一方が染色されます（例：IgG3-κなど）．

これまでMIDDの特徴として結節性病変が強調されてきましたが，結節性病変は約40％で，60％はメサンギウム増殖性糸球体腎炎などです．正確な診断には軽鎖を標準的に染色することが推奨されています．

その他，特殊な名称として以下があります．

④MIDD with membranous appearance[2]

軽鎖の偏りがあり異常があることがわかります．さらに重鎖のサブクラスを検討して偏りがみられます．光学顕微鏡所見としては，バブリング像やスパイク形成などがあり膜性腎症と診断されます．しかし，この群ではκ鎖あるいはλ鎖に偏りがみられます．通常の膜性腎症ではκ鎖，λ鎖は同程度に染色されます．また，IgGサブクラスでもIgG4が優位ですが，他のサブクラスも陽性になります（例　IgG1-λなど）．

⑤PGNMID：proliferative glomerulonephritis with monoclonal IgG deposits[3]

メサンギウム細胞の増殖が強く，蛍光抗体法で特に軽鎖を検査しなければ，単なるメサンギウム増殖性糸球体腎炎に分類されます．

2) AL/AH アミロイドーシス

　　診断としてはcongo red染色で陽性の場合にアミロイド腎症と診断します．λ鎖由来が約80％です．

文献

1 ）Nasr SH, et al：Renal monoclonal immunoglobulin deposition disease: a report of 64 patients from a single institution. Clin J Am Soc Nephrol, 7：231-239, 2012

2 ）Komatsuda A, et al：Monoclonal immunoglobulin deposition disease associated with membranous features. Nephrol Dial Transplant, 23：3888-3894, 2008

3 ）Nasr SH, et al：Proliferative glomerulonephritis with monoclonal IgG deposits: a distinct entity mimicking immune-complex glomerulonephritis. Kidney Int, 65：85-96, 2004

17 原線維性糸球体腎炎とイムノタクトイド糸球体症

● 原線維性糸球体腎炎〔fibrillary glomerulonephritis（GN）〕とイムノタクトイド糸球体症（immunotactoid glomerulopathy）の違い（図22, 表3）

大きな違いは下記の5つである．
① 線維の成分が原線維（fibrils）と微小管（microtubules）で異なること
② 太さと走行が異なること
③ ポリクローナルとモノクローナルの違い
④ 予後が異なること
⑤ イムノタクトイド糸球体症の頻度は腎生検の0.06％と稀であること
があげられています．

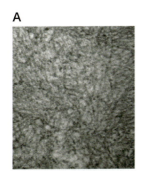 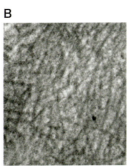 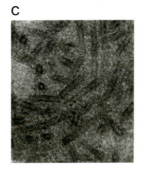

図22 電子顕微鏡でみる組成と構造の違い
A）アミロイド腎症，B）原線維性糸球体腎炎，C）イムノタクトイド糸球体症．文献2より転載

表3 原線維性糸球体腎炎とイムノタクトイド糸球体症の臨床的特徴と分類

	原線維性糸球体腎炎	イムノタクトイド糸球体症
組成	原線維	微小管
原線維もしくは微小管のサイズ	平均直径18〜22 nm（通常の範囲12〜30 nm）	典型例では直径＞30 nm（範囲16〜90 nm）
原線維もしくは微小管の配置	ランダムに配列された原線維	平行に配列された微小管
免疫グロブリン型	通常はポリクローナル（主にIgG4ときにIgG1）たまにモノクローナル（IgG κ）	通常はモノクローナルIgG κもしくはIgG λ
光学顕微法	糸球体間質性の増殖，膜性増殖性GN，半月性GN，硬化性GN，endocapillary exudationを伴うびまん性増殖性GN	非定型膜性GN，びまん性増殖性GN，膜性増殖性GN
リンパ球増殖性疾患との連関	稀	頻発（慢性リンパ性白血病，非Hodgkinリンパ腫）
腎臓の症状	ネフローゼレベルのタンパク尿，血尿，高血圧，急速進行性糸球体腎炎	顕微鏡的血尿と高血圧を伴うネフローゼ症候群
その他の徴候（原線維の沈着物）	肺出血	白血病性リンパ球の微小管封入体
治療	さまざまな免疫抑制薬	リンパ増殖性疾患に関連する治療
人種的偏向	主に白人	主に白人
発症のピーク	40〜50歳代	60歳
予後	2〜4年以内に患者の半分が腎不全に至る	おそらく腎臓の予後は，原線維性糸球体腎炎よりもよい
腎生検の頻度	約1％	0.06%

文献3より引用

文献

1）Schwartz MM, et al：Immunotactoid glomerulopathy. J Am Soc Nephrol, 13：1390-1397, 2002

2）Alpers CE, et al：Fibrillary glomerulonephritis and immunotactoid glomerulopathy. J Am Soc Nephrol, 19：34-37, 2008

3）Javaid MM, et al：Fibrillary glomerulonephritis with small fibrils in a patient with the antiphospholipid antibody syndrome successfully treated with immunosuppressive therapy. BMC Nephrol, 8：7, 2007

第IV部
多発性骨髄腫の
治療薬

第Ⅳ部　多発性骨髄腫の治療薬

1 多発性骨髄腫治療薬の歴史

　抗腫瘍薬開発の歴史は160年近く遡ります．

　1859年にドイツの化学者 Albert Niemann，1860年にイギリスの Frederick Guthrie がマスタードガスを合成し，その毒性を報告したのがはじまりです．マスタードガス（サルファマスタード）は，チオジグリコール〔中心部に硫黄（S）があり，その周囲にグリコールが結合した化学構造〕を塩素化し，両端に塩素が結合した低分子化合物（分子量159）（図1）です．精製されたものは無味無臭の粘液性の液体ですが，不純物が混ざると黄色調を呈し，西洋辛子に似た臭いと色からマスタードという名前が付けられたとされています．マスタードガスは皮膚にびらんを起こすことで報告されましたが，効果は遅効性であり皮膚以外に造血器・消化管に障害を起こします．その後，タンパク質や遺伝子・DNA に結合することがわかってきました．

　1917年7月末に第一次世界大戦の西部戦線で，ドイツ軍がカナダ軍に対してマスタードガスを使用し，その後，第二次世界大戦でも各国で化学兵器として使用しました．マスタードガスにさらされた人の白血球が減少することから抗腫瘍薬として使用することを考え，マスタードガスの中央部分の硫黄（S）を窒素（N）に置換したナイトロジェンマスタード（図2）が開発されました．

　1946年にはアメリカで，1949年には日本（石館守三と吉田富三）で抗腫瘍薬として開発されました．その後，ドイツでシクロホスファミド，アメリカでクロラムブシル，メルファランが開発され，これらの薬剤をアルキル化薬として分類しています．

　アルキル化薬とは，二本鎖 DNA の向き合ったグアニン同士に結合して（鎖間クロスリンク），DNA の転写を阻害することで細胞増殖を停止・細胞死を起こす薬剤です．また，アルキル化薬は，DNA だけではなく RNA とも反応し，リンパ球以外に多数の細胞に影響を及ぼします．

　他にもブレオマイシンやマイトマイシンも DNA に作用します．ブレオマイシンあるいは白金製剤は，細胞内で活性酸素（フリーラジカル）を発生させて DNA をばらばらに切断します．マイトマイシンは，クロスリンクと DNA の切断を起こします．

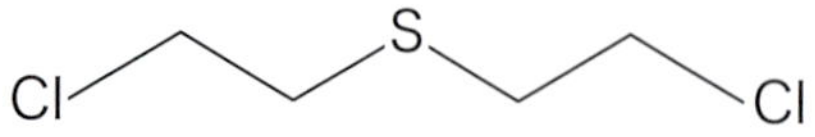

図1　マスタードガス（サルファマスタード）の化学構造

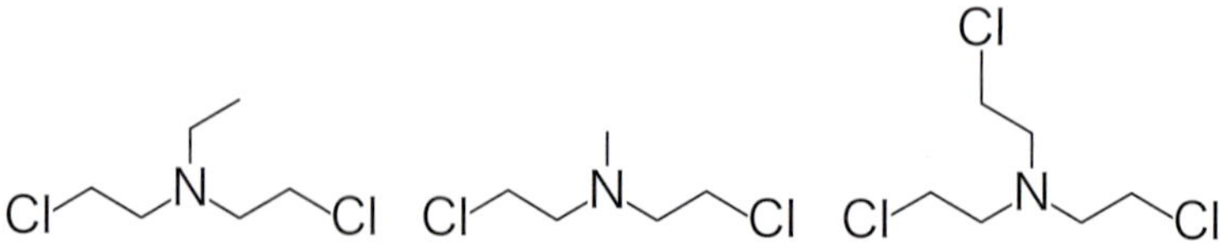

HN-1 の構造式　　　HN-2 の構造式　　　HN-3 の構造式

図2　ナイトロジェンマスタードの化学構造

124　多発性骨髄腫・全身性アミロイドーシスと腎障害の診断と治療

2 メルファラン

　メルファランの化学構造では，ナイトロジェンマスタードの窒素部分にフェニルアラニン誘導体が結合しています．そのため別名L-phenylalanine mustard（L-PAM）とも呼ばれています．開発当初は悪性黒色腫が対象疾患でしたが，効果が証明されず，1958年にファニル・アラニン・マスタードのd-/l-イソマーを多発性骨髄腫に使用し6例中3例で有効であったことを報告[1]し，その後，l-イソマーが有効成分であることがわかり，メルファラン（アルケラン®）が開発されました（図3）．

　1960年代からメルファランは多発性骨髄腫治療のキードラッグとしての地位にあります．メルファラン＋プレドニン療法（MP療法）が長い間，多発性骨髄腫の標準的治療として行われてきました．さらに，造血幹細胞移植でも前処置として中等量（あるいは大量）メルファランが使用されています．

　副作用として，比較的投与直後から粘膜障害（口内炎，胃腸炎，直腸潰瘍）が生じます．その後，白血球減少，それに伴う重症感染症が問題になります．アルキル化薬を長期投与した患者で骨髄異形成症候群（myelodysplastic syndrome：MDS）や急性白血病が生じることが報告されています．これらは，染色体異常を含めたDNAに損傷をきたした結果と考えられます．また，主として腎臓から排泄されることから，腎機能低下患者あるいは腎機能が低下している高齢者では高い血中濃度が持続するおそれがあり，用量を調節する必要があります．末期腎不全患者では使用できません．

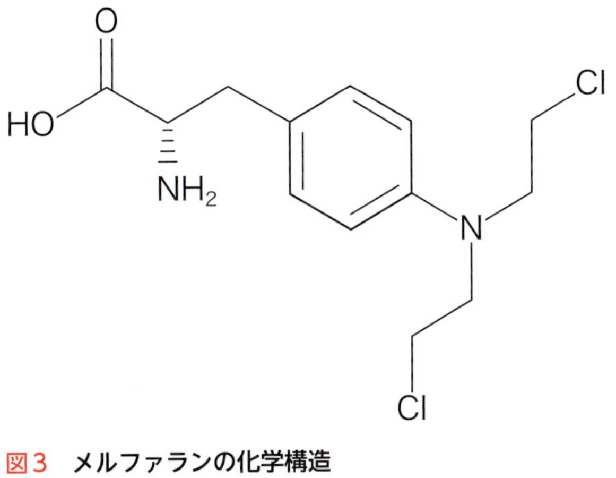

図3　メルファランの化学構造

文献

1 ）Papac R, et al：Preliminary clinical trial of p-di-2-chloroethyl-amino-L-phenylalanine（CB 3025, melphalan）and of di-2-chloroethyl methanesulfonate（CB 1506）. Ann N Y Acad Sci, 68：1126-1127, 1958

3 シクロホスファミドの作用と有害事象

　シクロホスファミドの化学構造を図4に示しますが，代謝された物質が作用を発揮しますので，プロドラッグとしての位置づけになります．4位の炭素が水酸化（OH）され4-ヒドロキシシクロホスファミド（4-hydroxycyclophosphamide：4-OHCP）に変化して細胞内に取り込まれます（図5, 6）．リンを中心とした環状構造が，肝臓のチトクロームP450（CYP2B6）によって開裂され，アルドホスファミド（aldophosphamide）（図6）に変化し，細胞内でホスホラミドマスタード（phosphoramide mustard）に代謝されて鎖間クロスリンク作用を発揮します．

　また，ホスホラミドマスタードが形成される際にアクロレイン（acrolein）が産生され，これが尿中に排泄されると，膀胱粘膜細胞に吸収され細胞障害を起こすとされています．投与直後には出血性膀胱炎を引き起こし，長期的には出血性膀胱炎を起こした患者で膀胱癌の頻度が有意に高くなります．**総投与量が発癌性に関与することから，総量6.0 g（6,000 mg）以内に抑えることが推奨**されています．

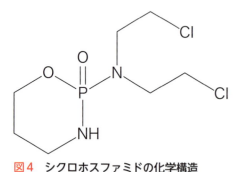

図4　シクロホスファミドの化学構造

```
シクロホスファミド
    ↓
4-ヒドロキシシクロホスファミド ─→ 4-ケトシクロホスファミド
    ↕
アルドホスファミド ─→ カルボキシホスファミド
    ↓              ─→ アクロレイン
ホスホラミドマスタード
```

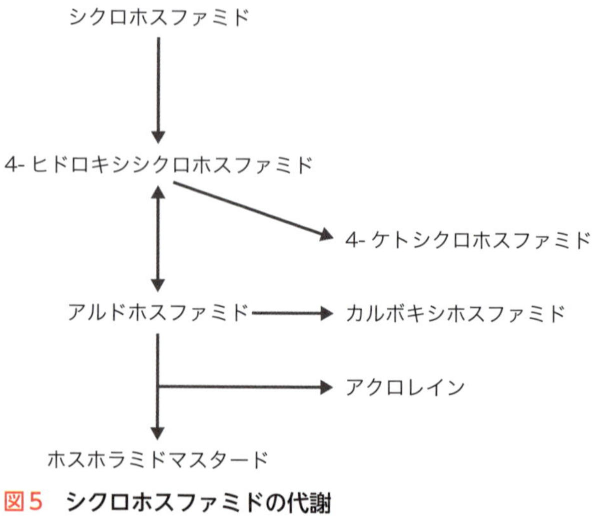

図5　シクロホスファミドの代謝

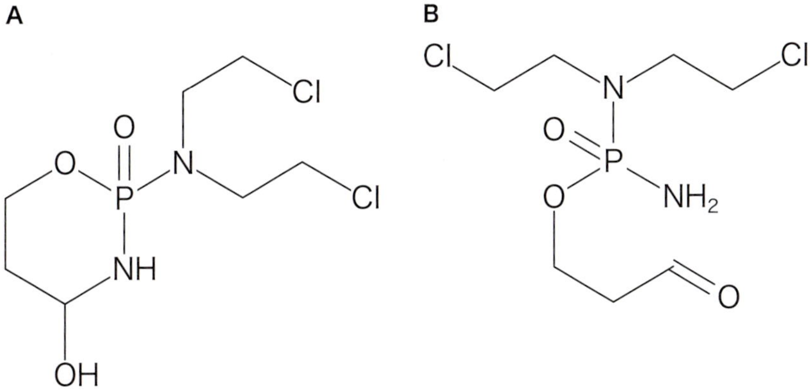

A

B

図6 4-ヒドロキシシクロホスファミド（A）とアルドホスファミド（B）の化学構造

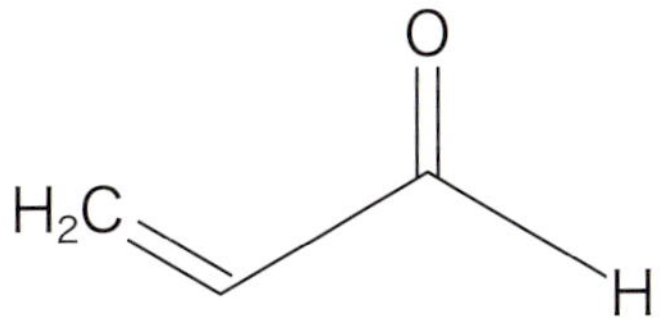

図7 アクロレインの化学構造

　有害物質であるアクロレイン（**図7**）は，アルデヒドの一種で，アクリルアルデヒド（acrylic aldehyde）あるいはプロペンアルデヒド（propenaldehyde）とも呼ばれています．非常に反応性が高い毒性分子（分子量56.1）で，さまざまな生体内の分子とすみやかに反応し細胞にダメージを与えることが知られています．酸化ストレスの主要因と考えられてきたヒドロキシルラジカル（・OH）を代表とする活性酸素（reactive oxygen species：ROS）よりもアクロレインが高い毒性を示すこともわかっています．2013年に，食用油に含まれるリノレン酸が空気中の酸素により酸化されヒドロペルオキシドからアクロレインが発生することが判明しました．また，ガソリンエンジンやディーゼルエンジンあるいはタバコの不完全燃焼でも発生することから発癌との関係も示唆されています．

　さらに，重要な点は，シクロホスファミドはリン化合物であるということです．リンを中心にして考えれば，有機リン化合物であるともいえます．

第IV部　多発性骨髄腫の治療薬　　127

4 シクロホスファミドは，アルキル化薬であり有機リン化合物である

有機リン化合物は，炭素−リン結合を含む有機化合物の総称でOP（organophosphorus compound）と呼ばれています．急性毒性としては，アセチルコリンエステラーゼ（AChE）活性阻害が引き起こすアセチルコリン過剰状態による神経毒性になります．当然血中ChE値は低下します．ムスカリン様症状として食欲不振，悪心，嘔吐，下痢，多汗，流涎，縮瞳，顔面蒼白あるいは気管支分泌量の増加などが出現します．さらに神経伝達物質としてのアセチルコリン過剰で筋線維攣縮，運動障害・呼吸障害が生じ，生命にかかわります．さらに，下肢からはじまり上肢まで進行する運動障害としての遅発神経障害（1〜3週間以降）が生じます．

神経ガスとして知られるタブン，サリン（sarin）（図8）では，急性期の反応が強く，遅発神経障害は少ないとされています．シクロホスファミドのリン周囲の結合状態は，サリンとほぼ同じ構造をしています．

すなわち，シクロホスファミドは"アルキル化薬＋有機リン化合物"と判断されます．

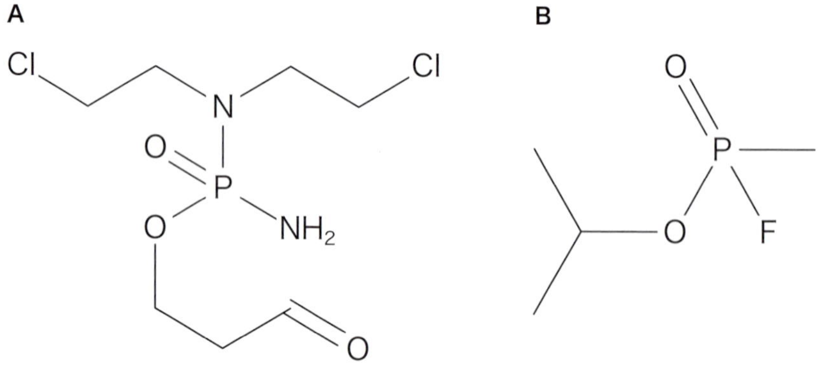

図8 シクロホスファミドの中間体アルドホスファミド（A）とサリン（B）の化学構造

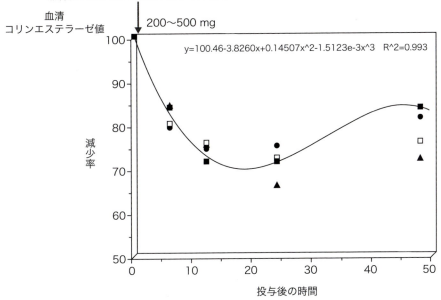

図9 シクロホスファミドを静脈内投与した際の血清ChE値の時間的変化

　悪性リンパ腫の基本治療としてシクロホスファミド・ビンクリスチン（オンコビン®）・プレドニゾロン（COP）療法が行われますが，シクロホスファミドを投与後6時間，12時間，24時間，48時間の血清コリンエステラーゼ（ChE）の変化を観察した結果です（図9）．投与量は200〜500 mgですが，前値からの変化率では，24時間目で約70％まで低下することがわかり，シクロホスファミドの薬効を有機リン化合物としてのコリンエステラーゼ阻害効果で判断することができました（筆者の未発表データ）．

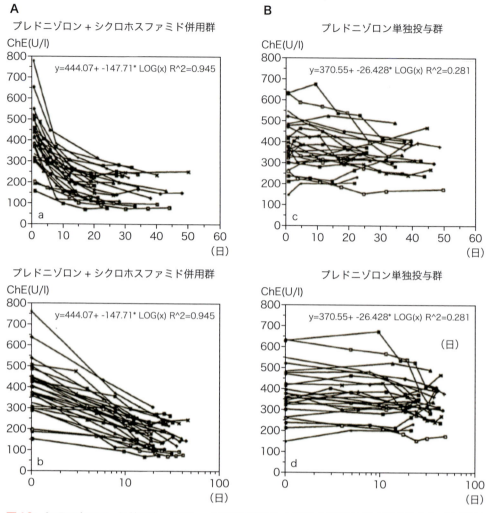

図10 シクロホスファミド(50〜100 mg)を経口投与した際の血清ChE値の経時的変化（日単位）
文献1より引用

　ループス腎炎などの腎疾患患者に対して，プレドニゾロン＋シクロホスファミド併用群（図10A）とプレドニゾロン単独投与群（図10B）の血清ChE値の変化を経時的に追跡した結果です（図10）．プレドニゾロン単独投与群では，ChE値に変化はありませんが，シクロホスファミド併用群では，ChE値は片対数的に低下します．これもシクロホスファミドの有機リン化合物としての直接的な作用を示しています．

　実際に，最終段階での有害事象（白血球減少，感染症，肝障害など）の頻度を評価しますと，血清ChEの基準下限値の65％未満にしないように用量・投与期間を調整することが副作用の防止に有用であることがわかりました．血清ChE値の低下は，シクロホスファミドの直接的な薬効を観察しているので，その後に生じる白血球減少症などを早めに察知することができます．

● シクロホスファミド使用の注意点（基本的に良性疾患ではできるだけ使用しない）

これまで，悪性リンパ腫，多発性骨髄腫，急性白血病などの悪性疾患と造血幹細胞移植前処置として主に使用されてきました．最近，公知申請によって，膠原病〔全身性エリテマトーデス，強皮症，全身性血管炎（大動脈炎症候群，結節性多発動脈炎，顕微鏡的多発血管炎，多発血管炎性肉芽腫症（Wegener 肉芽腫症）など），多発性筋炎・皮膚筋炎，血管炎を伴う難治性リウマチ性疾患〕でも使用が可能となりました．特にシクロホスファミドの点滴静注（エンドキサンのパルス療法）として使用されてきています．しかし，**これらの疾患の発症が，若年者であり，良性疾患であること，遅延性の有害事象〔悪性腫瘍の発生，妊孕性，性腺への影響（次世代への影響）〕を考慮するとできるだけ使用を控える姿勢が重要**です．

疾患の重篤性を判断して使用する際にも，いくつかの注意点を押さえておく必要があります．

①使用する際には，血清ChE値を測定して基準下限値の約65％未満にはしないように薬剤の投与量，投与期間を調整する．

②投与総量はできれば3.0 g（3,000 mg）以内，最大でも6.0 g（6,000 mg）を超えないようにする．

③出血性膀胱炎を起こさないようにする．

　a）投与している間は，飲水・補液によって尿量を多めにし，できるだけ尿を膀胱内に貯留させないようにする．

　b）尿のアルカリ化によってアクロレインの作用が高まるので，アルカリ化はしない．

　c）大量投与時には，メスナ（mesna）を使用してアクロレインの毒性を中和する．

④出血性膀胱炎を起こした患者では，膀胱癌の発生率が上昇するので定期的に尿検査，泌尿器科受診を行う．

⑤悪性腫瘍の発生に関しては，膀胱癌，子宮頸癌，皮膚癌など上皮性腫瘍が多いが，10年〜20年後に発症する場合もあり，注意を要する．

文献

1）Imai H, et al：Inverse relationship between serum cholinesterase activity and the administration of cyclophosphamide: an index of cyclophosphamide therapy. Nephrol Dial Transplant, 9：1240-1249, 1994

5 プレドニゾロンとデキサメタゾン

　水溶性の物質は細胞膜表面に存在する受容体に結合してシグナルが伝達されます（図11A）．一方，ステロイドあるいは甲状腺ホルモンは，細胞膜を通過し細胞質内に存在する受容体に結合し，核膜を通過して核内で遺伝子発現を調節します（図11B）．
　ステロイドが核内に移動するしくみは，まず多種類のheat shock protein（シャペロンタンパク）が作用して二量体の活性型受容体を形成します．それにステロイドが結合すると受容体の立体構造が変化し核内に移行します．そして，活性型受容体はDNAのホルモン応答エレメント（hormoneresponse element：HRE）に結合して特定の遺伝子の転写を活性化します（図12）．

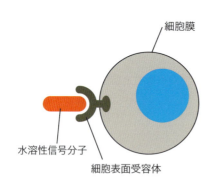

図11　細胞表面受容体と細胞質受容体
文献1より引用

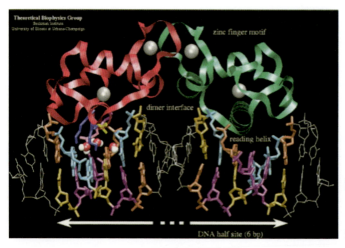

図12　ステロイド結合活性型受容体とホルモン応答エレメント（HRE）との結合
文献1より引用

ステロイド薬の特徴を理解するためにステロイド骨格を図13Aに示します．図13Bはプレドニゾロン，図13Cはデキサメタゾンの化学構造を示しています．プレドニゾロンとデキサメタゾンの相違点は，B環9位がデキサメタゾンではFに置換され，D環16位がメチル化されています．これらの変化によって受容体との結合に違いがでます．ステロイドホルモン（コルチゾール）と合成ステロイド（ステロイド薬）には，生物学的半減期，糖質コルチコイド作用，鉱質コルチコイド作用に差があります（表1）．

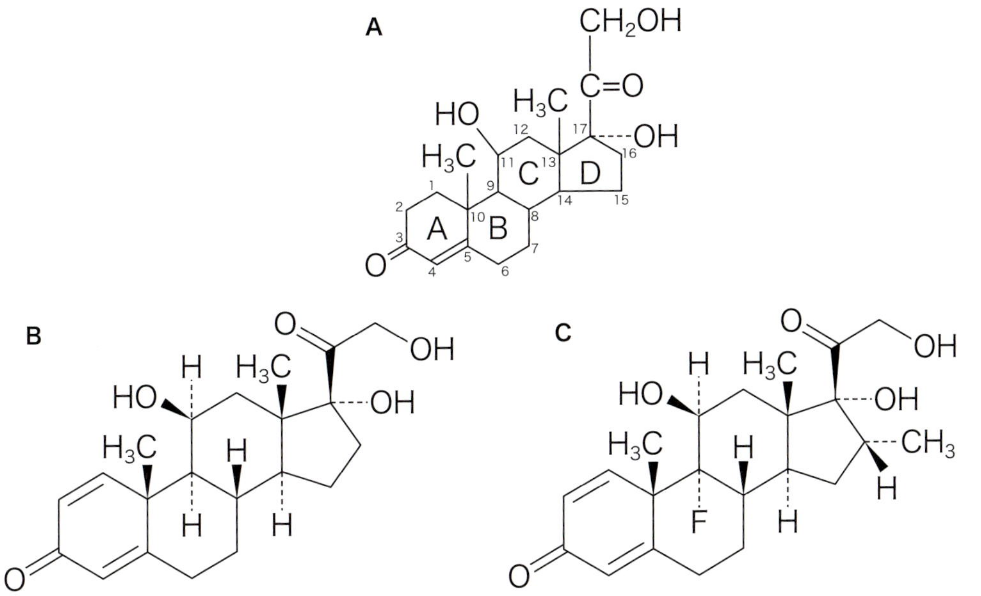

図13　ステロイド骨格（A）とプレドニゾロン（B），デキサメタゾン（C）の化学構造

表1　ステロイド薬の性質と特徴

一般名（商品名）	生物学的半減期（時間）	糖質コルチコイド作用	鉱質コルチコイド作用	特徴
ヒドロコルチゾン（コートリル®）	8〜12	1.0	1.0	・副腎不全の補充療法 ・抗炎症・免疫抑制には不適
プレドニゾロン（プレドニン®）	12〜36	3.5〜4.0	0.8	・抗炎症・免疫抑制に汎用
メチルプレドニゾロン（ソル・メドロール®）	12〜36	5.0	0.5	・抗炎症はヒドロコルチゾンの5倍 ・パルス療法で使用
デキサメタゾン（デカドロン）	35〜54	25〜30	0	・抗炎症・免疫抑制に汎用 ・隔日投与は不適 ・受容体への結合強い

第Ⅳ部　多発性骨髄腫の治療薬

それ以外のステロイドホルモンと合成ホルモン（ステロイド薬）の違いについて説明します．コルチゾールとプレドニゾロンは血中で副腎皮質ステロイド結合グロブリン（corticosteroid binding globulin：CBG）と強く結合して血中を移動するため，コルチゾールとプレドニゾロンは筋肉などに拡散しにくく，ステロイド筋症（筋萎縮）は比較的起こりにくいとされています．一方，デキサメタゾンはアルブミンと弱く結合し移動しますので全身の臓器で作用する可能性があります．一般に血中半減期あるいは生物学的半減期が長いデキサメタゾンでは糖質コルチコイド作用が強力に発現します．

妊婦の場合，プレドニゾロンは胎盤に豊富に存在する11β-ヒドロキシゲナーゼで不活化され，胎児への影響は少ないですが，デキサメタゾンは胎盤移行性がよいため，胎児にも影響が及びます．

文献

1）ホルモンと受容体−細胞間の信号伝達：http://www.tmd.ac.jp/artsci/biol/pdf2/receptor.pdf
2）Theoretical and Computational Biophysics Group：Nuclear Hormone Receptors：https://www.ks.uiuc.edu/Research/pro_DNA/ster_horm_rec/

6 多発性骨髄腫における ステロイド薬

　1960年代からメルファラン＋プレドニゾロン（MP）療法が行われ2000年まで標準的治療として世界中で行われていました．1980年代にビンクリスチン・ドキソルビシン（アドリアマイシン）・デキサメタゾン（VAD）療法も行われましたが，その後直ちに大量メルファランを使用した造血幹細胞移植が提案されました（図14）[1]．しかし，年齢・臓器障害の程度によっては，造血幹細胞移植が施行できない場合も多く，その場合の治療法としてメルファラン＋デキサメタゾン（MDex）療法が示されました．メルファラン（0.22 mg/kg）とデキサメタゾン（40 mg）を経口で1日目，4日目，28日目に投与するプロトコールで良好な反応を得ました[2]．

　その後，造血幹細胞移植術が主流になりかけた2007年に，フランスのグループから，MDex療法の治療成績が，造血幹細胞移植と遜色がないことが示されました（図15）[3]．それ以降，造血幹細胞移植の可能な患者には，造血幹細胞移植を行い，適応のない患者に対しては，MDex療法を行うようになりました（図16）．

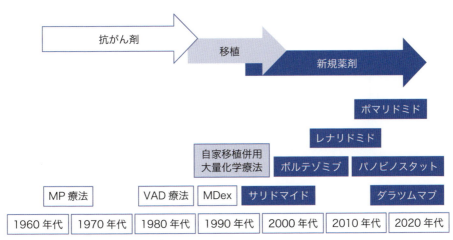

図14　多発性骨髄腫の治療の変遷
MP：メルファラン＋プレドニゾン，VAD：ビンクリスチン＋ドキソルビシン＋デキサメタゾン．MDexとダラツムマブは筆者追加．文献1より引用

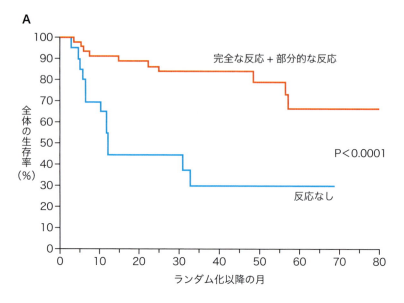
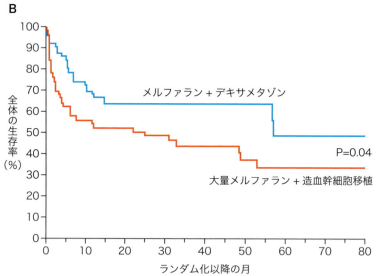

図15 MDex療法と造血幹細胞移植の比較
文献3より引用

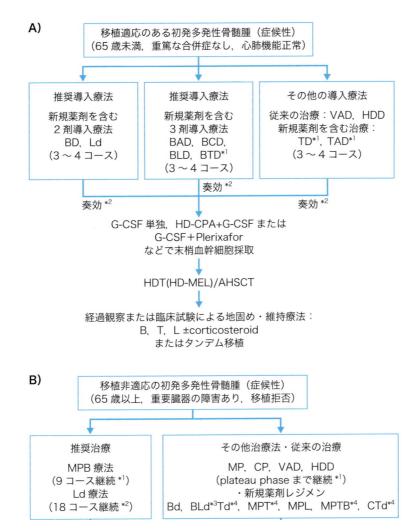

図16 多発性骨髄腫の治療法の選択

A) ＊1国内保険適用外．＊2導入療法にて非奏効の場合は，導入療法の変更，あるいは再発・難治例に対する治療を選択．M（MEL）：melphalan, P：prednisolone, B：bortezomib, T：thalidomide, L：lenalidomide, C（CPA）：cyclophosphamide, V：vincristine, A：doxorubicin, D：dexamethasone, HDD：high-dose dexamethasone, d：low-dose dexamethasone, HDT：high-dose therapy, AHSCT：autologous hematopoietic stem cell transplantation

B) ＊1従来の化学療法はplateau phaseまで継続して終了するが，新規薬剤レジメンでは至適投与期間に関するエビデンスはない．＊2Ld療法を18コースを超えて継続した場合，無増悪生存期間は延長するものの全生存期間を延長するというエビデンスはない．＊3移植非適応患者に対するBLd療法のエビデンスは十分ではない．毒性軽減を目的としてmodified BLd療法の開発がなされているが，ランダム化試験は実施されていない．＊4国内保険適用外．＊5導入療法にて非奏効の場合は，導入療法の変更，あるいは再発・難治例に対する治療を選択．B：間質性肺炎，重篤な末梢神経障害を有する場合は不適，L：血栓症や進行性の腎障害を有する場合は不適，T：血栓症や重篤な末梢神経障害を有する場合は不適．文献4より転載

文献

1) 伊藤薫樹, 高野 幹：多発性骨髄腫に対する標準治療. 日内会誌, 105：1238-1245, 2016

2) Palladini G, et al：Association of melphalan and high-dose dexamethasone is effective and well tolerated in patients with AL (primary) amyloidosis who are ineligible for stem cell transplantation. Blood, 103：2936-2938, 2004

3) Myélome Autogreffe (MAG) and Intergroupe Francophone du Myélome (IFM) Intergroup.：High-dose melphalan versus melphalan plus dexamethasone for AL amyloidosis. N Engl J Med, 357：1083-1093, 2007

4)「造血器腫瘍診療ガイドライン 2018 年版」(日本血液学会 / 編), 金原出版, 2018

7 プロテアソーム阻害薬

多発性骨髄腫の治療薬としてプロテアソーム阻害薬もあげられます.

a) ユビキチン−プロテアソーム系の発見

新生されたタンパク質の約30％がミスフォールディングタンパク質（立体構造の異常）であるとされていますが，まず，hsp90などの分子シャペロンが修復を試みます．修復が不可能であるとユビキチン化を受け，プロテアソームによって分解されます．このタンパク質の処理機構をユビキチン−プロテアソーム系と呼んでいます．2004年にイスラエル工科大学のCiechanovar, Hershko, カリフォルニア大学アーバイン校のRoseの3名がタンパク質の分解についてノーベル化学賞を受賞しました.

ユビキチン（ubiquitin：Ub）は，あらゆる真核細胞に存在する，76アミノ酸残基の小分子タンパク質ですが，「至るところに存在する」という性質からユビキタス（ubiquitous）に由来しています．一方，プロテアソームは，1988年に日本の田中啓二先生が精製し命名しました（図17）．両端に大きなタンパク質群が存在し，中央部分に4つの輪がみられます.

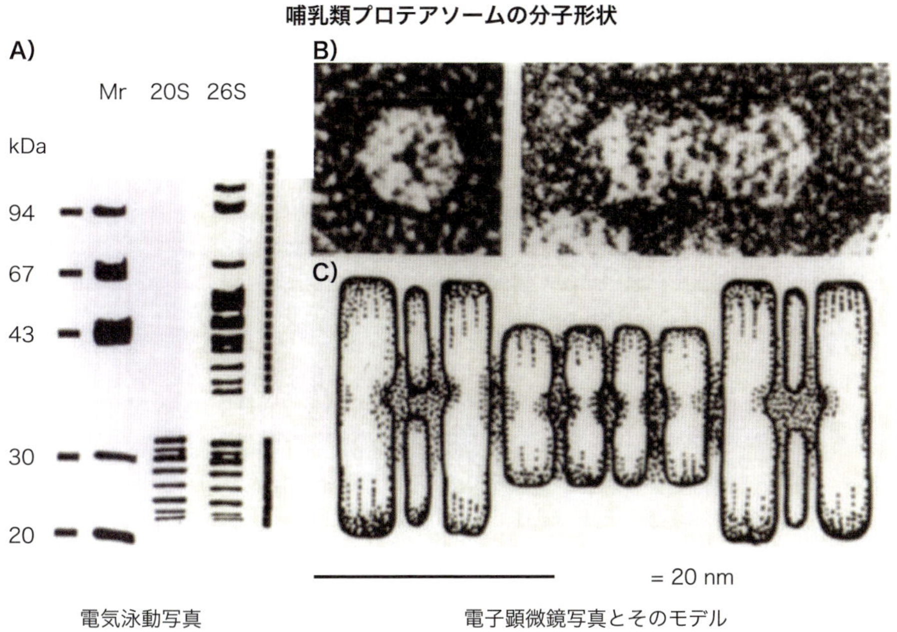

哺乳類プロテアソームの分子形状

電気泳動写真

電子顕微鏡写真とそのモデル
（1991）

= 20 nm

図17　26Sプロテアソームの分子構造
A) 20Sと26Sプロテアソームの電気泳動写真．B) 世界最初の26Sプロテアソームの電子顕微鏡写真．左が上から見た図，右が横から見た図．（1991年に猪飼篤博士が撮影）．C) モデル図．出典：「プロテアソームの発見から生命科学の中枢へ　田中啓二」（季刊「生命誌」vol.81）より転載

最近の研究で，両端に 19S regulatory particle（RP）が存在し，中央部分は 20s core/catalytic particle（CP）で形成されています．19S RPはユビキチン化タンパク質の認識とその脱ユビキチン化の働きがあります．標的タンパク質の加水分解は，20S CPが行っていますが，αリング－βリング－βリング－αリングの複合体で形成されています．α鎖，β鎖は，それぞれ7つのサブユニットでつくられています（図18）．

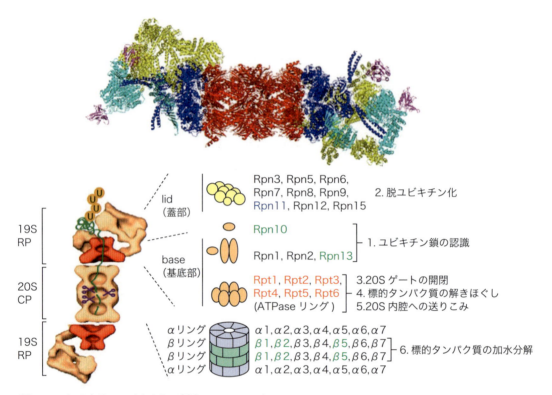

CP : core/catalytic particle(alias 20S proteasome)
RP : regulatory particle(alils PA700)

・～2.5 MDa の ATP 依存性プロテアーゼ複合体
・構成サブユニット数：66個
・多数の相互作用因子（PIPs）が分子集合と機能を制御

図18　26S プロテアソームのサブユニット構造
文献2より転載

b) プロテアソーム阻害薬の開発と作用機序

　ボルテゾミブ（ベルケイド®）は，1995年に武田製薬の子会社のアメリカのミレニアム製薬が開発しました．ホウ素にペプチドが結合した化学構造になっています（図19）．このホウ素部分がプロテアソームと反応して，プロテアソーム機能を阻害します．開発当初は，多種類のがん患者で検討しましたが，唯一多発性骨髄腫で著効例があったことから，多発性骨髄腫を対象とした phase study が行われました．そこで，有効性が証明されたため，2003年にアメリカFDAの承認を得ました．2006年10月には，日本でも承認を得ました．

プロテアソームのβ1とβ2とβ5は，カスパーゼ様，トリプシン様およびキモトリプシン様活性を示し，分解するアミノ酸のC末端のペプチド結合を切断します．ボルテゾミブのホウ素部分はプロテアソームのβ5サブユニット（キモトリプシン様活性中心）の活性中心であるスレオニン残基に結合して，プロテアソームを特異的かつ可逆的に阻害します．注射薬であり，静脈注射または皮下注射で投与されます．

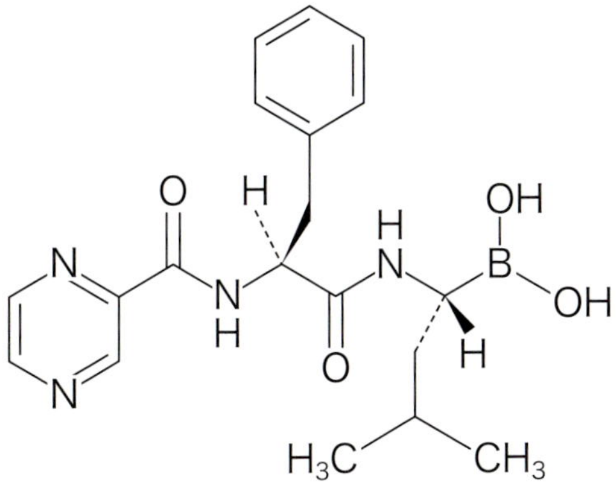

図19　ボルテゾミブの化学構造

c) プロテアソーム阻害薬の抗腫瘍効果の機序

そもそも，ユビキチン―プロテアソーム系は，異常なタンパク質の分解を行うだけではなく，細胞周期や転写因子活性化やアポトーシスや血管形成などの細胞間の情報伝達あるいは癌遺伝子の発現やシグナル伝達を調節するタンパク質の分解にも関与しています．

NF–κBは，その阻害タンパク質であるIκBα（inhibitor of NF–κB）と結合して細胞質内に不活性型として存在しており，IκBαがリン酸化されることでプロテアソームがIκBαを分解しNF–κBが活性化されています．このNF–κBが活性化することで，B細胞の腫瘍である多発性骨髄腫あるいは悪性リンパ腫では，Bcl–2（B – cell leukemia/lymphoma 2 gene）の発現が亢進してアポトーシスが抑制されています．プロテアソームを阻害するとIκBαの分解が抑制され，NF–κBがIκBαと結合したままとなり，Bcl-2の発現は抑制され，アポトーシスが生じます．

さらにNF–κBプロテアソームで分解されるサイクリン依存性キナーゼ阻害タンパク質 p21および p27，癌抑制遺伝子 p53，あるいはミトコンドリアからチトクロムcの放出を促すアポトーシス誘導タンパク質であるBaxやBidにも影響を与えてアポトーシスを誘導しているとされています．さらに，骨髄腫由来の血管内皮細胞などが産生するVEGFおよびIL-6の産生抑制も報告されています．

d) カルフィルゾミブ（カイプロリス®）

カルフィルゾミブ（図20）はエポキソマイシンから誘導されたテトラペプチドエポキシケトンをもち，1999年に報告されました．キモトリプシン様活性を有するβ5サブユニットに不可逆的に結合してプロテアソーム阻害作用を発揮します．静脈注射で投与されますが，再発難治性多発性骨髄腫患者に対してベルケイド＋デキサメタゾン＋カイプロリス併用療法群，またはベルケイド＋デキサメタゾン＋プラセボ併用療法群でPFS（無増悪生存期間）を比較するとカ

第Ⅳ部　多発性骨髄腫の治療薬　　141

イプロリス併用療法群が有意にPFS（無増悪生存期間）を延長しました．この結果を受けて，2011年1月にアメリカFDAはカルフィルゾミブを承認しました．日本では2016年に承認されました．

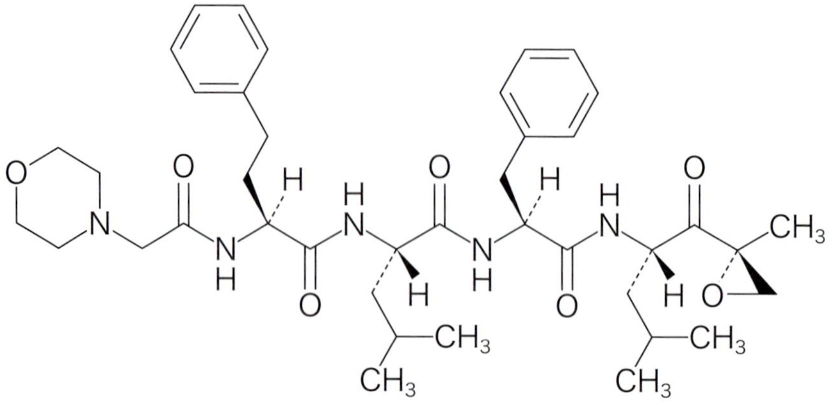

図20　カルフィルゾミブの化学構造

e) イキサゾミブ（ニンラーロ®）

ボルテゾミブに類似した構造ですが，ホウ酸基をクエン酸で環状に包み込んだイキサゾミブクエン酸エステルが製剤になります（図21）．注射薬ではなく経口薬として市販され，週1回の服薬で効果が期待できます．2017年5月に薬価収載と同時に市販されています．

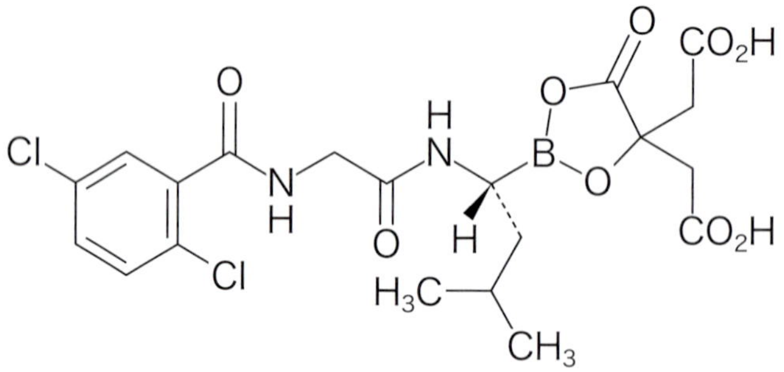

図21　イキサゾミブの化学構造

文献

1）田中啓二：プロテアソームの発見から生命科学の中枢へ．季刊「生命誌」, 81, 2014：http://brh.co.jp/s_library/interview/81/
2）田中啓二，佐伯 泰：プロテアソーム．脳科学辞典：https://bsd.neuroinf.jp/wiki/プロテアソーム, 2014

8 免疫調節薬（IMiDs）

　免疫調節薬（IMiDs）も多発性骨髄腫の治療薬となります．サリドマイドとサリドマイド誘導体はセレブロン（CRBN）というタンパク質に結合して，抗炎症作用，抗血管新生作用，抗腫瘍作用を有していることから免疫調節薬と分類されています（表2）．

表2　各免疫調節薬 (IMiDs) の特徴

	サリドマイド	レナリドミド	ポマリドミド
構造			
免疫調節作用 T 細胞刺激 NK 活性化	+ +	++++ ++++	+++++ +++++
間質への作用 血管新生抑制	++++	++	
抗骨髄腫作用	+	+++	
主な副作用	末梢神経障害	骨髄毒性	

文献 1 より

a) サリドマイド

　サリドマイドは，1957年に睡眠薬として市販され，日本では睡眠薬のイソミン（1958年発売）や神経性胃炎の薬（プロバンM）として妊婦にも使用されました．しかし催奇形が判明し重症の四肢奇形をもつ子どもが何千人も生まれたため，1962年に販売中止となりました．

　1990年代になり，サリドマイドが抗炎症作用，免疫調節作用をもつことが示され，らい性結節性紅斑，HIV感染症，慢性GVHD，自己免疫疾患に有効なことが報告され，1998年7月にアメリカFADは，らい性結節性紅斑での使用を承認しました．1999年に多発性骨髄腫への臨床試験が行われ効果が認められました．

　日本では，2008年9月18日に患者の安全に関する条件の下でサリドマイドの製造販売を再承認されました．

● サリドマイドの作用機序[1]

　2010年，半田らのグループが，サリドマイドがセレブロン（CRBN）というタンパク質と結

合して，ユビキチンリガーゼを阻害することを報告[2]しました．セレブロンは，E3ユビキチンリガーゼ複合体であるCUL4–RBX1–DDB1–CRBN（CRL4CRBN）の一部を構成しています．サリドマイドの作用機序として4種類があげられます．

● **TNF-α産生の抑制**

● **インターフェロン遺伝子の抑制**

　最初にTNF-αの産生を抑制することが報告されましたが，その他，IκBキナーゼ（IκK）の活性化からの細胞内経路も抑制することがわかりました．さらにIL-6産生に関与しているRabex-5は，セレブロンに結合していますが，サリドマイド誘導体はこの結合を阻害しRabex-5を遊離させます．遊離されたRabex-5はインターフェロン遺伝子を阻害し抗炎症効果を発揮します．

● **血管新生の抑制**

　サリドマイドによる血管新生抑制が抗腫瘍効果を発揮することが示されました．血管新生抑制はVEGFなど増殖因子の産生低下によると考えられています．

● **腫瘍環境整備作用**

　骨髄腫細胞と骨髄間質細胞，骨芽細胞，破骨細胞は，多種類のサイトカインを介してお互いにネットワークを形成しています．サリドマイド誘導体は，そのような環境を調整して骨髄腫細胞が増殖することをコントロールしています．

b) レナリドミド

　サリドマイド構造にアミノ基を付加し，O結合を除去した構造になっています．セレブロンに結合して作用することはサリドマイドと同じで，難治性多発性骨髄腫の治療薬として2005年にアメリカ，2010年に日本で承認されました．

　さらに骨髄異形成症候群（MDS）のなかの5q-症候群に対しても有効です．5q-症候群は第5染色体の一方の長腕の一部が欠失し，5q32に存在するカゼインキナーゼCSK1A（セリン/スレオニンキナーゼ）が不全型になっています．レナリドミドがセレブロンと結合すると，CSK1A1をユビキチン化し分解し，その結果5q-細胞のアポトーシスを促進しMDSを改善します．

c) ポマリドミド

　サリドマイド構造にアミノ基を付加した構造になっています．アメリカではFDAが2013年2月に承認し，日本では2015年3月に承認されました．

文献

1）菊池次郎，他：免疫調節薬（IMiDs）の作用機構解明の進展．血液内科，75：456-464，2017

2）Ito T, et al：Identification of a primary target of thalidomide teratogenicity. Science, 327：1345-1350, 2010

9 ヒストン脱アセチル化酵素阻害薬

　DNAが二本鎖の状態であると，解離して転写が開始されます．それを防止するためにヒストンに絡みついています．このヒストンDNAの複合体のヒストンをアセチル化すると，DNAが解離して転写が開始されます．一方，ヒストンがメチル化すると転写が起こりません（図22）．このように遺伝子発現を調節することをエピジェネティクス（epigenetics）と呼んでいます．

　それぞれの反応は，ヒストンアセチル化酵素（HAT），あるいはヒストン脱アセチル化酵素（histone deacetylase：HDAC），ヒストンメチル化酵素（KMT），ヒストン脱メチル化酵素（KDM）によって調節されています．さらにヒストンに絡みつくDNAのメチル化（DNAメチル化酵素：DNMT），脱メチル化（DNA脱メチル化酵素：TET）によっても影響を受けます．

　DNAがヒストンから解離し，転写方向に働くのは，HAT，KDMになります．逆にDNAとヒストンの結合が強くなるのは，HDAC，KMTになります（図23）．そこで，HDAC阻害薬は，ヒストンとDNAの結合を緩くして二本鎖状態のDNAをつくり出します．

A) 転写活性化遺伝子

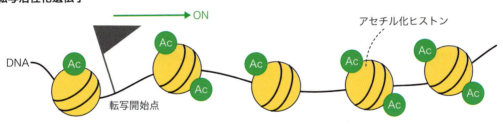

B) 転写不活性化遺伝子

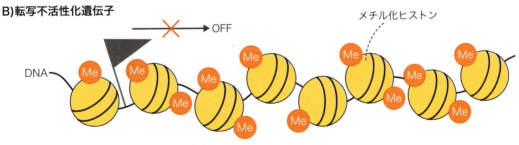

図22　転写の活性化，不活性化とエピジェネティクス
Ac：アセチル基，Me：メチル基

第Ⅳ部　多発性骨髄腫の治療薬　　145

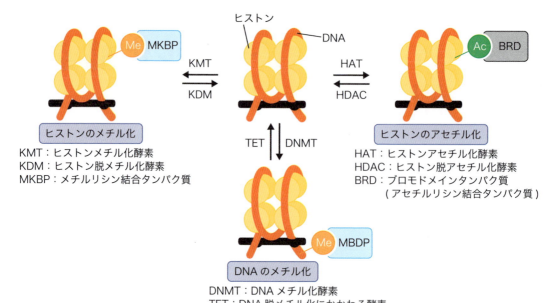

図23 DNAのメチル化とヒストンのアセチル化，メチル化にかかわるエピジェネティクス
文献1より引用

　HDAC阻害剤は，DNAを露出させることでDNAをターゲットとする抗腫瘍薬の作用増強剤として利用できる可能性があります．現在，多種類のがん細胞に対してHDAC阻害薬と抗腫瘍薬の組合わせが検討されています．一方，多発性骨髄腫細胞ではHDAC活性の異常な上昇があり，HDACの活性化が多発性骨髄腫を促進するとされています．

文献
1）鈴木孝禎：エピジェネティクスを標的とした新規抗腫瘍薬剤の開発．京府医大誌，124：839-847，2015

10 HDAC阻害薬 パノビノスタット（ファリーダック®）

　パノビノスタットは2015年2月，アメリカで治療抵抗性多発性骨髄腫に有効性が認められ，FDAに承認されました．2015年7月には，日本でも承認されました（図24）．皮膚T細胞白血病でも有効なことが示されています．

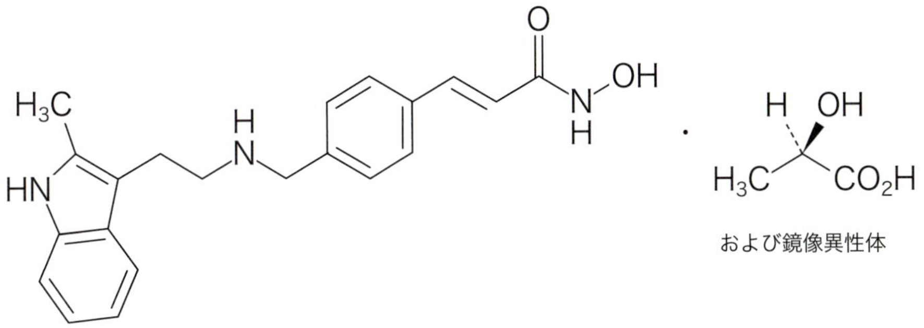

および鏡像異性体

図24　パノビノスタットの化学構造

第Ⅳ部　多発性骨髄腫の治療薬　　147

11 抗CD38抗体〔(ダラツムマブ(ダラザレックス®))〕

　ダラツムマブは，CD38に対するIgG型ヒトモノクローナル抗体薬です．CD38は骨髄腫細胞だけでなく赤血球にも発現しており，ダラツムマブを投与した患者においては，間接抗グロブリン試験（indirect antiglobulin test：IAT）が偽陽性となります．
　CD38発現細胞の直接的な破壊・障害・アポトーシスが主な作用機序ですが，それ以外に腫瘍微小環境の調整，免疫抑制細胞の減少によるヘルパーT細胞の増加などがあります（図25）．

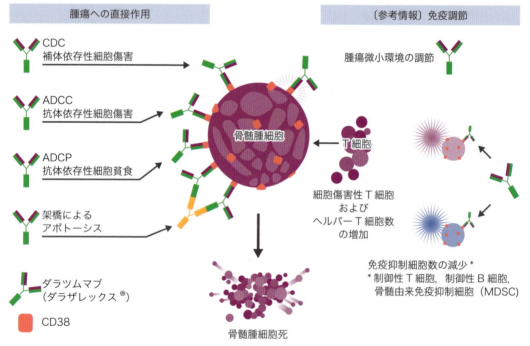

図25　ダラツムマブの作用機序
CDC：complement-dependent cytotoxicity，ADCC：antibody-dependent cell cytotoxicity，ADCP：antibody-dependent cellular phagocytosis，MDSC：myeloid-derived suppressor cell．ダラザレックス® 総合製品情報概要より転載

12 新規薬剤の多発性骨髄腫に対する有効性のメタアナリシス

　これまでの新規薬剤の多発性骨髄腫に対する有効性のメタアナリシスは図26となります．デキサメタゾン（Dex）単独療法をハザード比1.0としたときに，ボルテゾミブ・デキサメタゾン（BorDex）で0.67，レナリドミド・デキサメタゾン（LenDex）で0.35，ダラツムマブ・ボルテゾミブ・デキサメタゾン（DaraBorDex）で0.27，ダラツムマブ・レナリドミド・デキサメタゾン（DaraLenDex）で0.13の治療効果になります．すなわち，簡単にいえば，5倍から10倍の治療効果が期待できることになります．ただし，新規薬剤は単独使用でも年間1千万円程度の費用であること，さらに複数のコンビネーションであり，それ以上の金額となり個人負担では使用がかなり制限されることになります．

　日本では，高額療養費制度があり，高額部分は国が支払うことになります．ガイドラインなどがないため問題が生じることもあります．例えば，多発性骨髄腫の類縁疾患であるAL型全

治療薬	最適な治療薬の割合	ハザード比 v デキサメタゾン (95% CrI), PFS	ハザード比 v デキサメタゾン (95% CrI), PFS
DaraLenDex	99	0.13(0.09 to 0.19)	
CarLenDex	0	0.24(0.18 to 0.32)	
EloLenDex	0	0.25(0.19 to 0.33)	
DaraBorDex	1	0.27(0.18 to 0.38)	
IxaLenDex	0	0.26(0.19 to 0.35)	
CarDex	0	0.36(0.26 to 0.48)	
LenDex	0	0.35(0.29 to 0.43)	
PegDoxBor	0	0.37(0.26 to 0.52)	
PanoBorDex	0	0.43(0.31 to 0.56)	
BorThalDex	0	0.47(0.33 to 0.65)	
PomDex	0	0.48(0.39 to 0.6)	
VorinoBor	0	0.52(0.38 to 0.69)	
BorDex	0	0.67(0.53 to 0.84)	
ThalDex	0	0.76(0.64 to 0.9)	
Dex	0	1	
OblDex	0	1.08(0.79 to 1.45)	

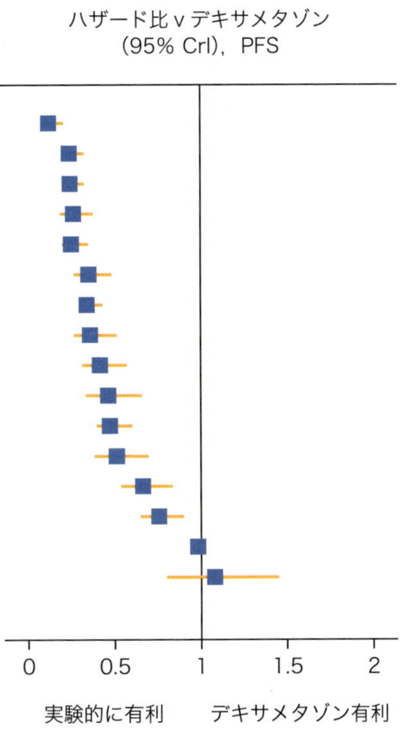

実験的に有利　　デキサメタゾン有利

図26　再発・難治性骨髄腫患者に対する新規薬剤治療効果のメタアナリシス
文献1より引用

身性アミロイドーシスあるいは単クローン性腎障害などでも有効であることが予想できますが,
保険診療としてどのように行うかのガイドラインが必要になります.

文献

1) van Beurden-Tan CHY, et al：Systematic Literature Review and Network Meta-Analysis of Treatment Outcomes in Relapsed and/or Refractory Multiple Myeloma. J Clin Oncol, 35：1312-1319, 2017

第V部
ケーススタディ

第 V 部　ケーススタディ

症例

1

IV型尿細管性アシドーシスを合併した軽鎖沈着腎症

症例1　54歳の男性

主訴：顕微鏡的血尿，赤沈亢進の精査

家族歴：特になし

既往歴：30歳頃から，ときどき不整脈を自覚していた．40歳，急性肝炎．1年前から高血圧を指摘されたが放置していた．

現病歴：3カ月前，飲酒後に前胸部圧迫感があり，近医を受診し心房細動と診断された．その際の検査で，顕微鏡的血尿と赤沈亢進を指摘された．経過観察していたが，精査のため入院となった．

入院時身体所見：血圧 110/70 mmHg，脈拍 82回/分．絶対不整脈．その他，異常を認めない．

表　入院時検査所見

赤沈（mm/時）		132
検尿	タンパク	（－）
	糖	（－）
	潜血反応	3（＋）
尿沈渣	赤血球	20〜30/HPF
	白血球	1〜2/HPF
	赤血球円柱	2〜3/LPF
	顆粒円柱	2〜3/LPF
検便	虫卵	（－）
	潜血	（－）
血液検査	赤血球	353万/μL
	Ht	33 %
	Hb	10.2 g/dL
	白血球	10,200/μL
	血小板	47.2万/μL

血液生化学検査		
	AST	39 IU/L
	AST	27 IU/L
	ALT	24 IU/L
	LDH	83 IU/L
	Al-p	61 IU/L
	T-Chol	132 mg/dL
	TP	7.2 g/dL
	Alb	3.8 g/dL
	BUN	15 mg/dL
	Cr	1.20 mg/dL
	eGFR	50.6 mL/分/1.73 m^2
	尿酸	6.7 mg/dL
	Na	140 mEq/L
	K	5.0 mEq/L
	Cl	101 mEq/L
	Ca	8.6 mg/dL
	iP	5.0 mg/dL

血清検査		
	CRP	5（＋）
	RF	（－）
	ANA	（－）
	IgG	856 mg/dL
	IgA	62 mg/dL
	IgM	584 mg/dL

問題点のリストアップ

① 心房細動
② 赤沈亢進
③ 顕微鏡的血尿（潜血反応陽性）
④ 貧血（Hb 10.2 g/dL）
⑤ 腎機能低下（eGFR 50.6 mL/分/1.73 m^2）CKD G3a
⑥ CRP上昇
⑦ IgM増加

グループ化

① 腎障害（顕微鏡的血尿, 腎機能低下）CKD G3a A1
② 心障害（心房細動）
③ 造血障害（貧血）
④ 血清タンパク異常（赤沈亢進, CRP上昇, IgM増加）

特異性の高い順に並べ替え

① 血清タンパク異常（赤沈亢進, CRP上昇, IgM増加）
② 腎障害（顕微鏡的血尿, 腎機能低下）CKD G3a A1
③ 造血障害（貧血）
④ 心障害（心房細動）

1 赤血球沈降速度検査（赤沈）

　赤血球沈降速度検査（赤沈）は抗凝固剤入りの試験管で採血した血液を20 cm程度のガラス管に立てておき，1時間後に赤血球が沈んだ後の上清みのmm数を計測します．基準値は10 mm程度になります．

●**手技：ウエスターグレン（Westergren）法**

①抗凝固剤（3.28％クエン酸ナトリウム）0.4 mL入り真空採血管（赤沈専用）で正確に2 mLの線まで採血し，すばやく転倒混和する．

②Westergren管（赤沈棒）に，管の下側の穴から管の上部の0 mmの目盛りまで血液を注入する．管には上部（0 mm）から下部（200 mm）まで1 mmごとに目盛りがある．

③すばやく赤沈台に赤沈棒を垂直に立て，タイマーを1時間にセットする．

④1時間後に血液成分が沈んでできた上清量を測定し，mm単位で表示する．必要により，30分値，2時間値も測定する．

　赤血球沈降速度は，赤血球の数と形態，あるいはγグロブリン，フィブリノーゲン，アルブミンなどの血漿中のタンパク質成分の影響を受けます．すなわち，これらに異常があるかどうかの大まかな検査になります．いろいろな疾患で異常をきたしますので特異度は高くありませんが，異常の有無を察知する感度は高いので頻用されます．ただし手間のかかることから最近では，行わない施設も増えています．

　原理は，赤血球とアルブミンは負に帯電しており，電気的反発力により凝集塊の形成が妨げられています．赤血球数が増加すると，赤血球同士が反発しあうことで赤沈は遅延します．炎症により正電荷をもつγグロブリンが増加し，赤血球の電荷が打ち消され，赤血球の凝集が促進され赤沈が亢進します．すなわち，赤沈値が亢進する場合は，①貧血，②アルブミンの減少，③フィブリノーゲンの増加，④免疫グロブリンの増加，が考えられます．

　逆に，赤沈値が遅延する場合は，①赤血球増加，②フィブリノーゲンの減少，③免疫グロブリンの減少，を推測することができます．特に関節リウマチでは，活動性の評価に使用されてきました．

〈症例のつづき〉

　この患者では，軽度貧血はありますが，低アルブミン血症はありません．CRPが高値です．

2 CRP（C reactive protein）

　CRP（C reactive protein：C反応性タンパク質）は，肺炎球菌（*Streptococcus pneumoniae*）の菌体に含まれるC多糖体と反応するタンパク質として発見されその後，CRPの構造や機能が明らかにされました．サブユニットの分子量は2.2万で，血中では五量体（ペンタマー）を形成しているので約11万の大きさになっています．五量体はIgMの形と類似しており，さらにアミノ酸配列でも免疫グロブリンと類似しています．特に重要な点は，**CRPが結合する物質が，リン脂質の1種のPC（phosphorylcholine：ホスホリルコリン）であること**です．すなわち，肺炎球菌以外のいろいろな細菌の菌体成分に存在するPCとも結合します．PCはヒトの細胞膜の構成成分でもあります．また，CRPが血液中の脂質に存在するPCとも結合し，脂質のなかに溶け込んで全身を駆け巡ります．

　さらに，PCと細胞膜面で結合した五量体のCRPに**C1q**が結合して補体の活性化が生じると，細菌の細胞膜を傷害します（図1）．このような点でIgGの免疫系が発達する以前の，かなり原始的な防衛反応と考えられています．**ヤツメウナギ**などの原始的な動物にも存在しています．さらに，構造的に五量体である**SAP（serum amyloid P** component）ともきわめて類似しています．両者は，**急性反応性タンパク質**として知られています．以前は，凝集反応で判定していましたので，半定量でしたが，最近では，定量法（mg/dL）に変わっています．

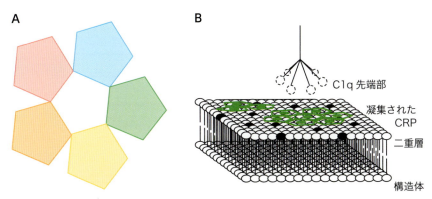

図1　CRPの構造と補体（C1q）を介した細胞膜の傷害
A）五量体を形成するCRP．B）細胞膜の傷害．Bは文献1より引用

細菌，ウイルス，化学物質によって細胞内にある**インフラマソーム**（**炎症惹起物質**）が活性化されると，**カスパーゼ1**〔別名IL-1β converting enzyme (ICE)〕が活性化され，IL-1βが細胞外に分泌されます．炎症惹起物質である**IL-1β**は肝細胞に作用して急性反応性タンパク質を合成，分泌させます．その結果，CRP，SAA（serum amyloid A），SAPなどが増加します（第Ⅱ部 14 炎症性サイトカインとインフラマソーム参照）．

文献

1）Thompson D, et al：The physiological structure of human C-reactive protein and its complex with phosphocholine. Structure, 7：169-177, 1999

3 IgM

リンパ球は，大型のやや未分化なリンパ球（IgMを細胞表面に有する）→中型のリンパ球（IgDを細胞表面に有する）→形質細胞（IgG, IgA, IgEを分泌）の順に分化します．IgMは形質細胞からではなく，やや未分化なリンパ球から分泌されます．IgMを有しているリンパ球の細胞内では同時にJ鎖も合成されています．すなわち，単量体ではIgGと同じ分子量のIgMが五量体（ペンタマー）を形成し，細胞外に分泌されます．IgMの分子量は，16万×5＝80万程度の巨大な分子になっています（表1）．IgM分泌細胞は表面マーカーとして**CD20, CD19**を有しています．**抗CD20抗体**である**リツキシマブ**を投与しますと，CD20系の細胞が死滅しますので，免疫グロブリンの産生は大きく抑制されます．しかし，形質細胞の腫瘍である多発性骨髄腫などではあまり影響を受けません．一方，抗CD38抗体であるダラツムマブは形質細胞を死滅させますので，多発性骨髄腫の薬剤として注目を集めています．

このように巨大な分子が，さらに抗原と結合するとより大きな免疫複合体を形成します．そのため凝集反応が容易に起こります．さらにC1qとも結合し補体の活性化が起こります．IgM分子は特に電解質の状態（低電解質溶液：5％ブドウ糖など）やpHの状態によって沈殿を形成しやすいことが知られています．

この性質を利用した検査として**Sia test**（**シア・テスト**）があります[1]．IgMの精製の際には，この性質を利用して沈殿させています．逆に，異常なIgMが増加している状態で，電解質のない5％ブドウ糖液を投与すると凝集体が形成される可能性もあります．

表1　免疫グロブリンの特徴

免疫グロブリン	分子量	血液中濃度	作用
IgM	五量体＝80～100万	100 mg/100 mL前後	凝集反応
IgG	一量体＝16万	1,500 mg/100 mL前後	補体活性化
IgA	一量体＝17万，二量体＝34万	200 mg/100 mL前後	分泌液に多く存在
IgD	一量体＝16万	10 mg/100 mL前後	B細胞細胞膜
IgE	一量体＝16万	250 国際単位未満	アレルギー反応

文献

1) Keystone E & Pruzanski W：Immunochemical and physical studies of the Sia test. Am J Med Sci, 271：151-157, 1976

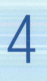

4 IgMが異常高値を示す3つの疾患

　IgMが異常高値を示す疾患は次のとおりです．
a）原発性胆汁性肝硬変：IgM値 400 ± 200 mg/dL
b）原発性マクログロブリン血症（Waldenström macroglobulinemia：WM）：IgM値 1,000 ± 400 mg/dL〔IgM MGUS, smouldering（くすぶり型）〕
c）慢性蕁麻疹（蕁麻疹様血管炎）を呈するSchnitzler症候群：IgM-κ型のMタンパクを有する

a）原発性胆汁性肝硬変（primary billiary chirosis：PBC）

　中年以降の女性に多く，胆汁うっ滞に伴う瘙痒感，抗ミトコンドリア抗体（**anti-mitochondrial antibodies：AMA**）が陽性になります．慢性甲状腺炎，Sjögren症候群などの自己免疫性疾患や膠原病を合併することが多く，自己免疫学的機序が考えられています．病理学的には，胆汁うっ滞に伴い肝実質細胞の破壊と線維化を生じ，最終的には肝硬変から肝不全を呈することもありますが，多くは症状も全くみられない無症候性PBCであり，予後もよいとされています．

　PBC患者の約60％でIgMの上昇がみられます．ポリクローナルな増加で，免疫電気泳動ではMタンパクはありません．これまでの報告では **400 ± 200 mg/dL** が多いようですが，**CD40L**（CD40 ligand）プロモーター遺伝子のメチル化率の低い患者でIgMが高値であるということが報告されています（図2）．

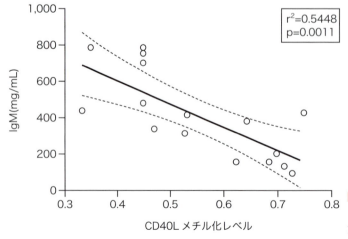

図2 PBC患者におけるCD40Lメチル化率とIgM値の相関
文献1より引用

b) 原発性マクログロブリン血症（Waldenström macroglobulinemia：WM） IgM値 1,000 ± 400 mg/dL

　1944年にWaldenströmが，鼻出血，リンパ節腫脹，貧血，血小板減少症，赤沈亢進，過粘稠症候群をはじめて報告[2]しました．高分子タンパク質の増加を指摘していましたが，IgMについては言及していませんでした．その後，異常タンパク質はモノクローナル（monoclonal）IgM（IgM Mタンパク血症）であることが判明しました．

　WMの年間発症数は，100万人あたり3人とされています（10万人あたり0.3人）．血液腫瘍の1%ときわめて稀な疾患になります．

　免疫学的な特徴として，細胞表面マーカーとしてIgM，CD19，CD20，CD79aが陽性ですが，CD5，CD10，CD23は陰性です．約90%の患者で**MYD88遺伝子 L265P**変異があります．

　診断としては，2016年の基準[3]がありますが，日常診療では以下の検査を行います．血中のIgM濃度は，1,000 mg/dLを超える場合が多いですが，500 mg/dL台のこともあり，IgM Mタンパク血症と診断します．

● WMの診断基準

①血清免疫電気泳動でIgMのMタンパク（多くはκ鎖）が存在する
②免疫固定法で確認する
③尿中Bence Jonesタンパクの確認（40〜80%で陽性）
④血清β_2-マイクログロブリン測定（予後予測に重要）
⑤骨髄生検（骨髄浸潤の確認）
⑥cytogenic studies（オプション）
⑦腹部・骨盤部CT（リンパ節腫脹，肝脾腫，骨融解像のチェック）
⑧血液（血清）粘度（過粘稠症候群の症状がある場合，IgMが5,000 mg/dL以上の場合）

　IgM MGUS（IgM monoclonal ganmmopathy of undetermined significance）からくすぶり型に進行して，最終的にWMになると考えられています．

① IgM MGUS

　IgM MGUSはIgM Mタンパク量が3,000 mg/dL（3.0 g/dL）未満で，骨髄浸潤と臨床症状もないものを指しています．**IgM Mタンパク量の中央値は1,200 mg/dL**です．患者の15%では300 mg/dL以下です．Mタンパクの70%がκ鎖で30%がλ鎖です．5年で10%，10年で18%，15年で24%の患者が非Hodgkinリンパ腫，WM，ALアミロイドーシス，慢性リンパ性白血病に進行します．MGUS自体は，上記の疾患の予備群とされています．血液疾患への進行のリスクより死亡のリスクが高いものとして，心血管性疾患，脳血管性疾患が5年で31%，10年で52%，15年で65%とされています．これらは，過粘稠などによる血流障害が原因と考えられています．

② くすぶり型（smouldering）SWM

　患者の年齢の中央値は，63歳（40歳未満が2%）です．66%は男性で肝脾腫がみられたのが20%，無症候性のリンパ節腫脹が10%ありました．全例でHb 10 g/dL未満の貧血があり，

27％でリンパ球の骨髄浸潤（50％以上の）がみられます．**IgM M タンパク量は，中央値 3,300 mg/dL**（1,500〜5,200 mg/dL）です．71％の患者が，進行して WM になり治療を必要とします．進行の因子として，骨髄への浸潤の程度（10％以上）と IgM M タンパク量（3,000 mg/dL 以上）があげられています．WM の患者の約20％がくすぶり型からの進行とされています．

現実には，IgM MGUS の患者を外来診療していてどの時点から治療を開始するのか，悩むことが多いと思います．

c) 慢性蕁麻疹（蕁麻疹様血管炎）を呈する Schnitzler 症候群

1974年に Schnitzler らにより提唱された疾患です[5]．慢性の非掻痒性蕁麻疹を認め，IgM-κ 型の M タンパクを有することが診断基準に入っています[6]（**表2**）．IgM MGUS に相当しています．通常は予後良好な疾患と考えられていますが，15〜20％の患者は，リンパ増殖性疾患（悪性リンパ腫，多発性骨髄腫，WM）に進展します[7]．

表2　Schnitzler 症候群の診断基準

診断基準
Major 項目
①（慢性）蕁麻疹様紅斑
②単クローン性 IgM 血症（IgM-κ）
Minor 項目
①間歇的発熱
②関節痛または関節炎
③リンパ節腫脹
④肝腫大または脾腫
⑤赤沈亢進または白血球増多
⑥骨異常

Major 2項目と Minor 2項目以上の組合わせを満たした場合，ほかの原因を除外したうえで診断できる．

文献

1）Lleo A, et al：Immunoglobulin M levels inversely correlate with CD40 ligand promoter methylation in patients with primary biliary cirrhosis. Hepatology, 55：153-160, 2012

2）Waldenström J：Incipient myelomatosis or 'essential' hyperglobulinemia with fibrinogenopenia – a new syndrome?：Acta Med Scand, 117：217-246, 1944

3）Kapoor P, et al：Diagnosis and Management of Waldenström Macroglobulinemia: Mayo Stratification of Macroglobulinemia and Risk-Adapted Therapy（mSMART）Guidelines 2016. JAMA Oncol, 3：1257-1265, 2017

4）Vijay A & Gertz MA：Waldenström macroglobulinemia. Blood, 109：5096-5103, 2007

5）Lipsker D, et al：The Schnitzler syndrome. Four new cases and review of the literature. Medicine（Baltimore）, 80：37-44, 2001

6）Simon A, et al：Schnitzler's syndrome: diagnosis, treatment, and follow-up. Allergy, 68：562-568, 2013

7）Gusdorf L, et al：Schnitzler syndrome: validation and applicability of diagnostic criteria in real-life patients. Allergy, 72：177-182, 2017

この患者での追加検査

- 血清免疫電気泳動：IgM-κ → M タンパク血症
- 尿免疫電気泳動：κ型 Bence Jones タンパク陽性
- 骨髄穿刺検査：有核細胞数 40.7 万

   巨核球数 63

   M/E 比 3.2

   リンパ球 33.2 ％

   形質細胞 4.0 ％

   （当時は，血球の表面マーカーの検査はできませんでした）

WM と診断しましたが，化学療法は行わず，経過観察することにしました.

8 カ月後，Ccr 42.6 mL/分と低下し，血中 β マイクログロブリン値は 4.1 mg/L（基準値：0.6～2.1）と高値でしたが，比較的安定していました.

18 カ月後，尿タンパク 3 ＋，BUN 28 mg/dL, Cr 2.3 mg/dL（初回入院時 1.2 mg/dL）となり，再度，精査のため入院となりました.

表　再入院時の検査結果

血沈（mm/時）		132
検尿	タンパク	3（＋）
	糖	（－）
	潜血反応	3（＋）
尿沈渣	赤血球	20～30/HPF
	白血球	1～2/HPF
	赤血球円柱	2～3/LPF
	顆粒円柱	2～3/LPF
検便	虫卵	（－）
	潜血	（－）

血液生化学検査	BUN	28 mg/dL
	Cr	2.30 mg/dL
	eGFR	24.6 mL/分/1.73 m²
	Na	143 mEq/L
	K	6.1 mEq/L
	Cl	114 mEq/L
	Ca	8.5 mg/dL
	iP	4.8 mg/dL

血清検査	CRP	5（＋）
	RF	（－）
	ANA	（－）
	IgG	856 mg/dL
	IgA	62 mg/dL
	IgM	1,327 mg/dL

検査結果では，Cr 2.3 mg/dL と腎機能低下の他に，高カリウム血症，IgM の著明な増加があります.

電解質異常から，Na-Cl ＝〔アニオンギャップ（anion gap）＋ HCO_3〕＝ 143 － 114 ＝ 29. アニオンギャップを基準値 12 とすると，HCO_3 は 29 － 12 ＝ 17 と予測できます. HCO_3 の基準値は 24 であることから，24 － 17 ＝ 7 低下していることになります. すなわち，**アニオンギャップ正常の代謝性アシドーシス**が存在することになります. しかも**血清カリウム値が上昇**していることを考えますと，**Ⅳ型（低レニン低アルドステロン血症）尿細管性アシドーシス**が最も可能性が高くなります. Cr 2.3 と腎不全を考慮してもカリウム値は高値です.

実際に動脈血ガス分析を施行しますと，pH 7.331，PaO_2 83.5 Torr，$PaCO_2$ 38.9 Torr，HCO_3 20.1 mEq/L になっています.

そこで，安静臥位でレニン活性を測定すると 0.1 ng/mL/時（基準値：0.5～2.0），血漿アルド

ステロン値は 10 pg/mL（安定臥位基準値：10.9～62.4）と両者とも低値でした.

フロセミド 20 mg 静注と 2 時間立位の負荷後もレニン活性 0.2 ng/mL/時，血漿アルドステロン値 24.0 pg/mL（立位基準値：52.1～175.1）とほとんど上昇しないことから，低レニン低アルドステロン症が存在することが確認できました.

ここまでで腎臓に関して 3 つの問題点があがってきました.

腎臓に関する問題点

① 尿異常　タンパク尿 3＋，血尿 3＋

② 腎機能低下

③ Ⅳ型尿細管性アシドーシス（低レニン低アルドステロン症）

5 低レニン低アルドステロン症

　レニン（renin）は，輸入細動脈と輸出細動脈と遠位尿細管に挟まれた部分の傍糸球体装置（juxtaglomerular apparatus：JGA）から分泌されます．腎血流量が低下するシグナル（糸球体虚血），尿細管へのNa，Clの流出量が増加するシグナル（塩分喪失）によって分泌されます（図3）．

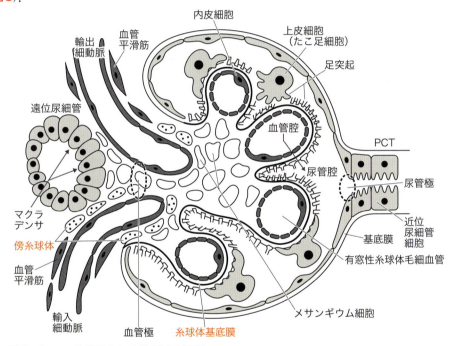

図3　レニンが分泌される傍糸球体装置

　低レニン低アルドステロン症は糖尿病腎症や慢性腎不全初期に多いことが報告されています．糖尿病腎症での低レニン低アルドステロン症のメカニズムとして
① 輸入輸出細動脈硬化→傍糸球体装置（JGA）の障害：輸入細動脈あるいは輸出細動脈の硝子化あるいは同動脈への沈着物によってJGAが障害
② 傍糸球体装置の機能異常
③ 自律神経障害→プロレニンからレニンへの活性化の障害
などが考えられています．

文献

1) Sousa AG, et al：Hyporeninemic hypoaldosteronism and diabetes mellitus: Pathophysiology assumptions, clinical aspects and implications for management. World J Diabetes, 7：101-111, 2016

6 レニンとプロレニン

　レニンは，傍糸球体装置の細胞内に酵素前駆体である**プロレニン**（prorenin）と一緒に活性型レニン顆粒として貯蔵されたものがそれぞれ，血圧低下，塩分喪失，βアドレナージック刺激（交感神経刺激）によって分泌されます．血漿中のプロレニン濃度は，レニン濃度（＜1 pmol/L）の10倍多いです．

　プロレニンは43個のアミノ酸からなり，均一な2つのユニットでできていますが，レニン活性は2つのユニットの谷間に存在し，プロレニンのN末端がレニン活性部分を覆い尽くしているので，通常ではレニン活性は発現していません（図4A）．いくつかのメカニズムで活性化されますが，1つ目は，不可逆的反応であるタンパク分解，2つ目は，タンパク分解が関与しない低温やpHによる立体的構造の変化によるもので可逆的です．また，プロレニンは，腎臓以外の副腎，卵巣，精巣，胎盤，網膜などからも分泌され，腎臓を摘出してもプロレニン濃度は半分くらい存在しています．

　レニンやプロレニンに結合する（プロ）**レニン受容体**〔(P) RR〕は，脳，心臓，腎臓など全身の重要臓器に広く分布していますが，プロレニンを活性化して局所組織でアンジオテンシンⅡ産生に関与しています（図4B）．

　低レニン低アルドステロン症の患者をみた場合は，レニン活性と血漿レニン濃度との解離があるのか（分泌量が低下しているのか，レニン分泌はあるが活性がないのか？）あるいはプロレニンからレニンへの変換が障害されているのか検討する必要があります（今回の症例では，かなり昔の症例で全く検討されていません）．

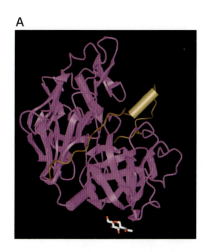

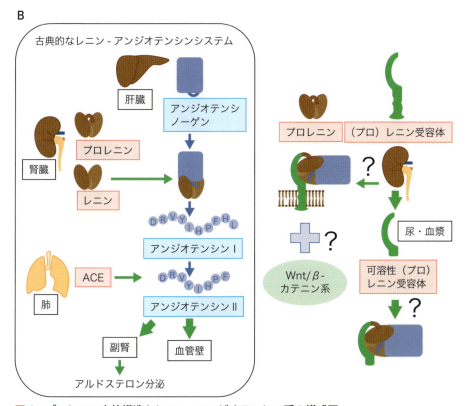

図4 プロレニン立体構造とレニン−アンジオテンシン系の模式図
A）プロレニンの構造．レニン活性部分は2つのユニットの谷間にあり，N末端が活性部分を覆ってます．B）古典的なレニン−アンジオテンシン−アルドステロン系と局所でのレニン−（プロレニン）受容体の作用．Bは文献1を参考に作成

文献

1）山下晋司，他：（プロ）レニン受容体の生化学的側面 新しい機能への展望．化学と生物，52：588-593，2014
2）市原淳弘：医学と医療の最前線（プロ）レニン受容体と腎疾患．日内会誌，101：2310-2315，2012

〈症例のつづき〉

タンパク尿が存在することから，糸球体病変が示唆され腎生検を施行しました．
糸球体では，びまん性のメサンギウム基質の拡大（図5A）と小結節病変（図5B），尿細管間質には小型単核球の浸潤，線維化を認めた（図5C）．尿細管基底膜は肥厚（図5D）していた．
蛍光抗体法では，糸球体結節，尿細管基底膜，細動脈壁にκ鎖の沈着を認めました（図6）．IgG, IgA, IgM, λ鎖は陰性でした．congo red染色は陰性でした．

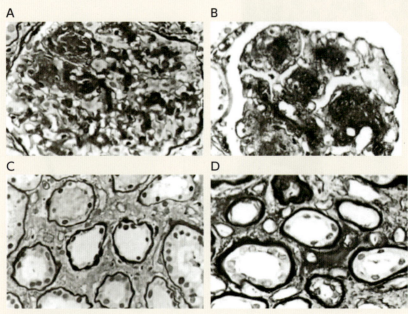

図5 症例の腎生検
文献1より転載

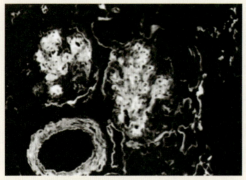

図6 症例の蛍光抗体法
文献1より転載

病理組織学的な診断

- κ鎖の沈着による結節性病変 → 軽鎖沈着腎症（light chin nephropathy）

文献

1) Nakamoto Y, et al：IgM monoclonal gammopathy accompanied by nodular glomerulosclerosis, urine-concentrating defect, and hyporeninemic hypoaldosteronism. Am J Nephrol, 5：53-58, 1985

7 糸球体に結節性病変を生じる4疾患

　糸球体に結節性病変を生じる疾患には下の4つがあります.

①糖尿病性腎症（diabetic nephropathy）

　顕性タンパク尿の時期から生じます. 血糖コントロールの不良によって生じ, 厳格な血糖コントロールによって7年以降に消退するとされています.

②アミロイド腎症（amyloid nephropathy）

　λ鎖が約80％を占めています. congo red染色が陽性です.

③軽鎖沈着腎症（light chain deposition disease：LCDD, あるいはlight chain nephropathy）および重鎖沈着症（heavy chain deposition disease：HCDD）

　κ鎖が約80％で, congo red染色は陰性です. HCDDでも結節が生じます. LCDDでは化学療法によって, 異常軽鎖が消失して7年後に糸球体の結節病変が消失した報告があります.

④特発性結節性糸球体硬化症（idiopathic nodular glomerulosclerosis：ING）（第Ⅴ部 症例5 4原因不明の結節性病変（ING）参照）

　①〜③の疾患が存在しない場合が該当します. しかし, 今後はレーザー抽出後に, 質量分析（LC–MS/MS）によって, 結節部分で増加しているタンパク質を同定する必要があります. INGに相当すると考えられていた疾患で軽鎖沈着腎症であることが判明することもあります. INGでは高血圧や喫煙が関与すると考えられています.

腎生検で糸球体に結節性病変が存在した場合の確認事項

① 血糖値, ヘモグロビンA1c値

② congo red染色

③ 蛍光抗体法で軽鎖, 重鎖サブクラスの観察

④ 免疫電気泳動, 免疫固定法, 遊離軽鎖（free light chain：FLC）

⑤ 高血圧, 喫煙歴

8 軽鎖による腎臓の障害

モノマーの軽鎖の分子量は約2.2万ですので，糸球体を容易に通過します．λ鎖は，ダイマーになりやすいので約4.4万になります．糸球体をやや通過しにくいので，血中濃度は，κ鎖よりλ鎖がやや高くなります．糸球体を通過した軽鎖の多くは，近位尿細管の**キュビリン／メガリン**（cubilin/megalin）と結合して尿細管細胞内に吸収されます．近位尿細管細胞で代謝され，その際に炎症性の**ケモカイン・サイトカイン**が分泌され，間質に細胞浸潤，線維化が生じます（図7）．

一方，近位尿細管で吸収されなかった軽鎖は，遠位尿細管でuromodulin（**Tamm-Horsfallタンパク質**）の結合部分と合致すると強く結合し凝集して円柱を形成します．その結果，尿細管閉塞をきたし，間質線維化が加速します．これが**骨髄腫腎**（myeloma kidney あるいは cast nephropathy）と呼ばれる状態です．

両者とも，尿細管障害，間質性腎炎をきたします．特に**近位尿細管障害**が生じると，**Fanconi症候群**（アニオンギャップ正常の代謝性アシドーシス，低リン血症，低尿酸血症，アミノ酸尿）を呈します．

軽鎖は，通常では糸球体を通過します．しかし，糸球体に親和性があるとメサンジウム領域，基底膜内に沈着します．これを特に**軽鎖沈着腎症**（light chain nephropathy）と呼んでいます．

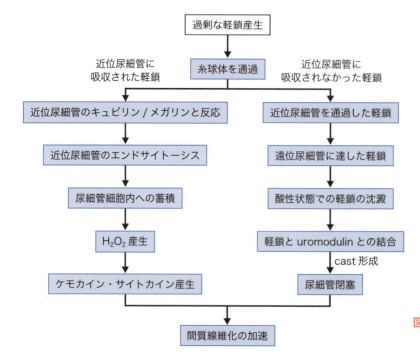

図7 過剰な軽鎖の代謝と間質線維化の機序メカニズム

9 軽鎖沈着腎症

　1976年にRandallらが，plasma cell dyscrasiaの患者でκ鎖の全身性沈着により，末期腎不全，多臓器不全をきたした2症例を報告しました[1]．全身性軽鎖沈着症ですが，そのなかで糸球体に結節性にκ鎖の沈着を認めました．

　その後，1980年にGalloらも同様の症例を報告しています[2]．こちらの症例では糸球体に**結節性病変**が存在しています．これを狭義の**light chain nephropathy**と呼んでいます．特に，別名で**Randall型**とも呼んでいます．

　疾患名としてsystemic light chain deposition disease（LCDD）と呼ぶこともあります．この場合は，全身の臓器に軽鎖（特にκ鎖）が沈着することをさしています．障害される臓器として腎臓もありますが，肝臓，脾臓，リンパ節，心臓が主となります．

　腎臓のみが障害され，しかも糸球体に軽鎖の結節性病変が存在する場合をlight chain nephropathyとして扱っています．ただし，最近，結節性病変以外にもメサンギウム増殖性腎炎，膜性腎症，膜性増殖性腎炎の病理像をとることもあります．このような場合に，蛍光抗体法で重鎖（IgG，IgA，IgM）のみで，軽鎖（κ，λ鎖）を検査していないと誤診することになります．腎生検を施行している多くの施設では，軽鎖をルーティンに染色していないために，発見率が低いことが予想されます．

文献

1）Randall RE, et al：Manifestations of systemic light chain deposition. Am J Med, 60：293-299, 1976
2）Gallo GR, et al：Nodular glomerulopathy associated with nonamyloidotic kappa light chain deposits and excess immunoglobulin light chain synthesis. Am J Pathol, 99：621-644, 1980

10 WMの最新の治療

2016年発表のガイドライン[1]からWMの最新治療について紹介します.

1. **抗CD20抗体**（anti-CD20 antibody）：リツキシマブ（level 3 grade B）
    1）適応患者：軽度から中等度の貧血，症候性のクリオグロブリン血症，ステロイド抵抗性溶血性貧血のある患者
        ①4週サイクルの単回投与：ORR（overall response rate）25〜40％
        ②4週サイクルを2回投与後，8週後に再投与 ORR 65％
    2）リツキシマブの単剤投与を避けるべき状況（level 3 grade A）
        症候性の過粘稠症候群.また注意点としては効果が出るまでに約7カ月要するので，過小評価しないようにする.
2. **血漿交換**：過粘稠症候群に対して急激に高分子IgMを除去するために有効（level 3 grade B）
3. **ベンダムスチン/リツキシマブ**（bendamustine/rituximab：BR）：4〜6サイクル（level 2 grade B）
4. **デキサメタゾン-リツキシマブ-シクロフォスファミド**（dexamethasone-rituximab-cyclophosphamide：DRC）（level 3 garde B）

文献

1）Kapoor P, et al：Diagnosis and Management of Waldenström Macroglobulinemia: Mayo Stratification of Macro-globulinemia and Risk-Adapted Therapy（mSMART）Guidelines 2016. JAMA Oncol, 3：1257-1265, 2017

その後の経過

当時は，リツキシマブは存在しませんでしたので，プレドニゾロン（プレドニン®）40 mg/日，シクロホスファミド（エンドキサン®）100 mg/日で開始し，その後，プレドニゾロン 20 mg/隔日に減量し，IgM Mタンパク量の減少がみられ，IgM値1,327 mg/dLから406 mg/dLまで低下しました.これによって血清クレアチニン値も2.3 mg/dLから1.9 mg/dLまで低下しています.

症例のまとめ

本症例の特徴をまとめます.

① IgM-κのWM原発性マクログロブリン血症

② 尿中Bence Jonesタンパク（κ鎖）→ 尿細管へのκ鎖の沈着, 間質性腎炎

③ タンパク尿, 血尿 → 糸球体結節性病変

④ IV型尿細管性アシドーシス → 低レニン低アルドステロン症

英文にまとめています[1]が, 1980年のGalloらの論文と同様の症例です.

異常免疫グロブリン沈着の腎症としては, 通常は, Fanconi症候群（II型）あるいは遠位型（I型）の報告が多いのですが, IV型尿細管性アシドーシスすなわち低レニン低アルドステロン血症の合併という点ではじめての報告です. その後, アミロイドーシスでも同様のIV型を呈するという報告も出されています.

Randall型light chain nephropathyとしてわが国から最初の英語論文になります.

文献

1) Nakamoto Y, et al：IgM monoclonal gammopathy accompanied by nodular glomerulosclerosis, urine-concentrating defect, and hyporeninemic hypoaldosteronism. Am J Nephrol, 5：53-58, 1985

第Ⅴ部　ケーススタディ

症例

2

単クローン性クリオグロブリン血症（IgM-λ）を合併した血管免疫芽球性Ｔ細胞性リンパ腫

症例2　70歳の男性

主訴：腎機能障害

家族歴：特になし

既往歴：1カ月前に，左半身の脱力，言語障害あり，神経内科入院となり，右中大脳動脈の狭窄と診断され，降圧薬と抗凝固薬が開始された．

現病歴：神経内科入院23日目に急性腎障害（Cr 1.2 mg/dLから3.0 mg/dLまで上昇）があり，腎臓内科にコンサルトがあった．

紹介時の身体所見：血圧140/70 mmHg，脈拍70回/分・整．頸部と鼠径リンパ節腫脹（15 mm大），両下腿のpitting edema 3＋．

表　入院時検査所見

検尿	タンパク	3（+）
	糖	（−）
	潜血反応	1（+）
沈渣	赤血球	25〜30/HPF
	白血球	1〜2/HPF
	硝子円柱	2〜3/HPF
	脂肪円柱	2〜3/HPF
血液検査	赤血球	448万/μL
	Ht	40.6 %
	Hb	13.5 g/dL
	白血球	9,500/μL
	血小板	27.2万/μL

血液生化学検査	AST	20 IU/L
	ALT	18 IU/L
	LDH	347 IU/L
	Al-p	193 IU/L
	T-Chol	200 mg/dL
	TP	6.1 g/dL
	Alb	3.4 g/dL
	BUN	53.0 mg/dL
	Cr	2.8 mg/dL
	eGFR	18.6 mL/分/1.73 m²
	尿酸	7.8 mg/dL
	Na	142 mEq/L
	K	4.4 mEq/L
	Cl	105 mEq/L
	Ca	10.1 mg/dL
	iP	4.0 mg/dL

血清検査	CRP	1.28 mg/dL
	RF	（−）
	ANA	（−）
	IgG	726 mg/dL
	IgA	202 mg/dL
	IgM	1,048 mg/dL
	C3	51.7 mg/dL
	C4	2.0 mg/dL
	CH50	10 U/L
	sIL-2R	5,680 U/mL

問題点のリストアップ

① 脳梗塞（右中大脳動脈狭窄）
② 急性腎障害（Cr 上昇）
③ タンパク尿，血尿，浮腫
④ 全身性リンパ節腫脹
⑤ IgM 増加
⑥ 補体の低下
⑦ sIL-2R 5,680 U/mL

グループ化

① 急性腎障害，タンパク尿，血尿，浮腫，Cr 上昇
② 全身性リンパ節腫脹，sIL-2R 上昇
③ 血清タンパク異常（IgM 著増，補体低下）
④ 脳梗塞（右中大脳動脈狭窄）

特異性の高い順に並べ替え

① 全身性リンパ節腫脹，sIL-2R 上昇，血清タンパク異常（IgM 著増，補体低下）
② 急性腎障害，タンパク尿，血尿（補体低下），Cr 上昇
③ 脳梗塞（右中大脳動脈狭窄）

1 IL-2 と IL-2R

IL-2R（IL-2 receptor）に対するモノクローナル抗体は，京都大学元教授 内山 卓先生が留学中に作製して，その後大きく研究が進みました．そのモノクローナル抗体が認識するものは，分子量 55 kDa の糖タンパク質で，**IL-2R α（CD25）**であることが判明しました．さらに，クローニング技術によって IL-2R α（CD25）の構造が解析されました．

251 個のアミノ酸のうち，N 末端から 219 アミノ酸は細胞外に存在し，2 箇所の N-結合型グリコシル化（N-linked glycosylation）と複数の O-N-結合型グリコシル化（O-N-linked glycosylation）部位を有しています．32 個のアミノ酸のうち 19 個のアミノ酸が細胞膜貫通部分で，残りの 13 個のアミノ酸が細胞内に存在しています．細胞外の部分が大きく，IL-2 分子と直接結合する性質があります．IL-2R α は，IL-2 への高親和性受容体であり，低親和性として IL-2R β（CD122）が発見されました．

IL-2 は，活性化 T 細胞（activated T cell）から分泌されるサイトカインで，T 細胞増殖因子作用（T cell growth factor activity）があり免疫刺激活性（immune stimulatory activities）があります．生理的条件で活性化 T 細胞と制御性 T 細胞〔regulatory T cell（Treg）〕の細胞表面に存在する IL-2R α（CD25），IL-2R β（CD122），γc（CD132）からなる IL-2 R と結合します．通常の単核球の表面には，IL-2R は発現していません（図1）．

高濃度の IL-2 の状態では，NK 細胞（natural killer cell）や CD8 メモリー T 細胞（T memory cell）の表面にある IL-2Rβ（CD122），γc（CD132）と結合します．IL-2 と結合した IL-2Rα（CD25）は，IL-2Rβ（CD122），γc（CD132）と結合しシグナルを伝達します．IL-2Rβ（CD122），γc（CD132）は JAK1/JAK3/STAT5, PI3K, MAPK を介して細胞内にシグナルを伝えます．

174 多発性骨髄腫・全身性アミロイドーシスと腎障害の診断と治療

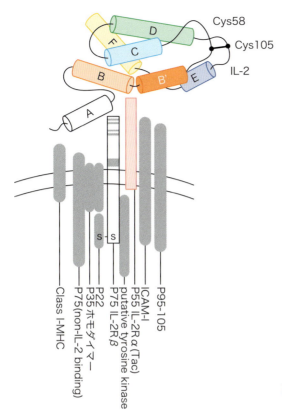

図1 細胞表面に存在するIL-2R
文献1より引用

文献

1) Waldmann TA：The interleukin-2 receptor. J Biol Chem, 266：2681-2684, 1991

2 可溶性インターロイキン−２受容体 (sIL-2R)

IL-2R α（CD25）が細胞外に遊離したものを可溶性インターロイキン−2受容体（sIL-2R）として測定しています．

T細胞性リンパ腫はB細胞性と比べsIL-2Rが高値（表1）とされています[1]．しかし，自己免疫疾患，非血液腫瘍，感染症，不明熱，リンパ節腫大の症例でもsIL-2Rが3,000 U/mL以上を示す症例が8％を占めています．5,000 U/mL以上の症例も2％程度存在します．

sIL-2Rの悪性リンパ腫に対する感度，特異度とも低く，カットオフ値を決定できないことになります．高い場合にT細胞性リンパ腫の可能性がありますが，確定診断は臨床症状，病理所見によります．

sIL-2RはIL-2との結合性を保持していますので，生体の免疫調節にも関与していると推定されています．造血器悪性腫瘍，レトロウイルス感染症，リウマチ・膠原病など，免疫系のさまざまな病的状態で上昇しており，病勢を反映する指標として使用されることもあります．

表1　T細胞性リンパ腫とB細胞性リンパ腫のsIL-2Rの比較

T細胞性リンパ腫	中央値4,415 U/mL（274～59,400 U/mL）	P＜0.002
B細胞性リンパ腫	中央値1,220 U/mL（197～52,300 U/mL）	
成人T細胞性白血病／リンパ腫	中央値12,400 U/mL（607～84,200 U/mL）	

文献

1）Tsujioka T, et al：The impact of serum soluble interleukin-2 receptor levels on the diagnosis of malignant lymphoma. Kawasaki Medical Journal, 37：19-27, 2011

3 血清補体：C3，C4，CH50

次に血清補体の低下についてみていきます（第Ⅰ部8 IgGの役割参照）．

● 発見された順番（図2）
①古典経路（classical pathway）
②副経路（alternate pathway）
③レクチン経路（lectin pathway）

● 生物学的発生の順番（図2）
①副経路（alternate pathway）
②レクチン経路（lectin pathway）
③古典経路（classical pathway）

になります．

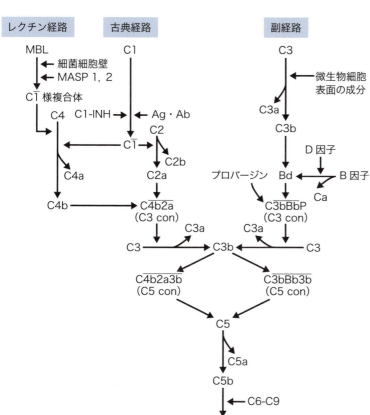

図2　補体の活性化経路
図中の ── は複合体を示す．MBL：mannan-binding lectin（マンナン結合レクチン），MASP：mannose-binding protein-associated serine protease（マンノース結合タンパク質関連セリンプロテアーゼ）．文献1より引用

C3，C4は抗原量を測定しています．抗体の結合した感作ヒツジ赤血球と患者血清を混和すると患者血清中のC1qが結合し古典経路を介して補体の活性化が生じます．その結果，膜攻撃型補体複合体（membrane attack complex：MAC）を形成して，溶血を起こします．**CH50は50％溶血の起こるレベルを表示します．**CH50が低下していることは，生体内での免疫反応が起こり補体が消費された状態や補体タンパク欠損症を示唆しています．C3，C4，CH50の変化から考えられる原因を表2にまとめました．

パターン1：C3，C4は基準値内でCH50（補体価）のみ低下

cold activationの可能性が高くなっています．採血後に検体温度が下がるのが誘因となり試験管内で活性化が起き，C3，C4タンパク濃度は低下しないが，CH50が低値となります．本当のCH50低下とcold activationの鑑別には，EDTA（ethylenediaminetetraacetic acid）血漿による測定が有用です．cold activationは，C型肝炎患者で起こりやすいことがわかっています．

パターン2：C3，C4の低下とCH50が低下

古典経路の活性化が生じています．IgG型の免疫複合体が増加している可能性が高く，全身性エリテマトーデス，ループス腎炎，クリオグロブリン血症などで起こります．

パターン3：C4正常，C3とCH50が低下

副経路の活性化が生じています．MPGN（mesangial proliferative glomerulonephritis：膜性増殖性糸球体腎炎）では血清中にC3 nephritic factor（C3NeF：C3変換酵素＝C3bBbに対する自己抗体）が存在し，副経路を強力かつ持続的に活性化する自己抗体です．MPGN以外では稀な疾患ですが，部分的リポジストロフィー（partial lipodystrophy）でも起こります．

表2　C3，C4，CH50の変化から考えられる原因

パターン	C3	C4	CH50	活性化している経路	原因	値の変化が起こりうる疾患
1	基準値内	基準値内	低下		cold activation（低温による補体の活性化）	C型肝炎
2	低下	低下	低下	古典経路	C1q免疫複合体上昇	全身性エリテマトーデス，ループス腎炎，クリオグロブリン血症
3	低下	基準値内	低下	副経路	C3 nephritic factor	MPGN，部分的リポジストロフィー（partial lipodystrophy）

文献

1）MSDマニュアル プロフェッショナル版 補体系：https://www.msdmanuals.com/ja-jp/プロフェッショナル/12-免疫学；アレルギー疾患/免疫系の生物学/補体系#v992759_ja

4 クリオグロブリン血症とクリオフィブリノーゲン血症

　採血した血液を37℃の状態で凝固させ，その後遠心分離した血清を4℃で48～96時間放置します．その血清に沈殿あるいはゲル化した物質が存在する場合を，**クリオグロブリン陽性**と判断します．このとき，**採血から凝固までを37℃に維持すること**が重要になります．一方，抗凝固剤を使用して，37℃のまま遠心分離した血漿を，同様に4℃の冷蔵庫で48～96時間放置します．そこで沈殿物が存在する場合は，ほとんどが**クリオフィブリノーゲン**になります．両者が共存する場合もありますので，血清と血漿を同時に検査を行います．

　クリオグロブリンが存在する場合，ヘマトクリット管で容積当たりのクリオグロブリン量を測定します．これをクリオクリット（%）と呼んでいます．次に，4℃の状態で遠心分離し，得られた沈殿物を生理食塩液100 μL程度で溶解して，外注検査に提出します．外注検査室では，その溶液を再度精製し，免疫電気泳動を行います．免疫グロブリンが主体の沈降反応がでますので，それによってタイプを決定します．タイプは3つの分類があります．

●分類

I型：モノクローナル免疫グロブリンのみで形成．Bリンパ球系腫瘍〔マクログロブリン血症（IgM型）〕あるいは多発性骨髄腫（IgG，IgA，IgD型）によることが多いです．

II型：モノクローナル免疫グロブリンとポリクローナル免疫グロブリンの複合体で形成．C型肝炎ウイルス（HCV）感染症，EBウイルス感染症，Sjögren症候群のことが多いです．

III型：2種以上のポリクローナル免疫グロブリンで形成．ループス腎炎などの自己免疫疾患，Schönlein-Henoch紫斑病（IgA血管炎），感染症などが考えられます．

　また，持続性低補体血症があるときには，クリオグロブリン血症を検討する必要があります．クリオグロブリン血症の臨床症状は**表3**にまとめました．

表3　クリオグロブリン血症の臨床症状

①寒冷時にクリオグロブリンが末梢血管内で凝固し，末梢血管を閉塞する症状
・皮膚では紫斑，結節，潰瘍が寒冷により増悪し，約70%で関節炎がみられる ・糸球体血管内にクリオグロブリンからなる微小塞栓がしばしば観察される ・40～50%で浮腫，高血圧を合併
②クリオグロブリンが補体を活性化し炎症に関連した症状
・約50%で腎障害を合併し，腎内細小動脈の血管炎と糸球体病変として膜性増殖性糸球体腎炎が生じる

5 レクチン

　補体の活性経路としてレクチン経路が報告されています．**レクチン（lectin）は糖鎖に結合活性を示すタンパク質の総称**をさしています．しかし，**糖鎖を抗原として反応する免疫グロブリンは「糖鎖抗体」**と呼び，レクチンとは区別しています．多くのレクチンは糖鎖と結合して多量体を形成し凝集能を有しています．

- R型レクチン：細菌などの**リシンB鎖**に反応
- C型レクチン：カルシウム要求性（カルシウムの存在下で反応）
- ガレクチン：**ガラクトース**に特異性を示す
- L型レクチン：**動物細胞内輸送**にかかわる
- P型レクチン：リソソーム酵素の細胞内輸送の**マンノース-6-リン酸**に結合する
- アネキシン：**グリコサミノグリカン**をはじめとする酸性糖鎖に反応する
- I型レクチン：免疫グロブリンスーパーファミリー

などのファミリーがあります．

　従来は，DNA→アミノ酸→タンパク質の研究が行われて，生体の仕組みや薬剤の開発が行われてきました．しかし，タンパク質に結合する糖鎖とレクチンによってさらに複雑なシステムが構築されていることがしだいに明らかになってきています．生物にとってより原始的な反応・機序であると考えられています．

〈症例のつづき〉

検査成績で

IgM 1,048 mg/dL,

C3 51.7 mg/dL, C4 2.0 mg/dL, CH50 10 U/L,

sIL-2R 5,680 U/mL

があります．上記の結果から，注目すべきことは次の3点です．

a）IgM値は，原発性マクログロブリン血症（WM）のレベル（1,000±400 mg/dL）まで上昇し，B細胞系の異常が強く示唆されます．

b）C3，C4，CH50がすべて低下したパターンですので，血中の免疫複合体，あるいはクリオグロブリンが存在している可能性があります．

c）sIL-2Rが高値であり悪性リンパ腫も否定できません．

以上の3点に注目すると，

①Mタンパクの存在を確認するため血清，尿の免疫電気泳動あるいは免疫固定法

②クリオグロブリン血症の有無チェック

③リンパ節腫脹があるので，リンパ節生検

④タンパク尿と腎機能低下があるので，腎生検

が必須となります．また，腎機能低下があり，タンパク尿・血尿が存在していますので，糸球体病変が強く疑われます．急速に腎機能が低下していることから半月体形成性腎炎も否定できません．できるだけ早めに腎生検が必要になります．

追加検査の結果

①と②についてはクリオグロブリン陽性であり，沈殿物の免疫電気泳動でIgM-λのMタンパクが検出されました．IgG，IgAは極微量しか存在しないことから，クリオグロブリン血症Ⅰ型：モノクローナルIgM-λと診断しました．

③のリンパ節生検では，細胞表面マーカーのCD3，CD4，CD20，CD45Rが陽性でした．同時に施行した染色体検査では，20細胞中18個で，

[47, XY, -2, der (2) add (2) (p13) ins (2;？) (q31;？), ＋der (3) t (3;14) (p13;q11), -14, ＋18, ＋mar1]の異常が存在し，この異常は，血管免疫芽球性T細胞性リンパ腫に合致していました．

④の腎生検結果では，AZAN（アザン）染色で糸球体内の血管（係蹄内）に赤い物質が存在し，閉塞しています（図3A ➡）．
免疫グロブリンの集合体と考えられます．血管内とメサンジウム領域には細胞が増加しており，糸球体は分葉化傾向を示しています．
銀染色でも同様の所見ですが，血管内に泡沫細胞（foam cell）が存在し，メサンジウム領域にもみられます．一部に膜の二重化もみられます（図3B ➡）．

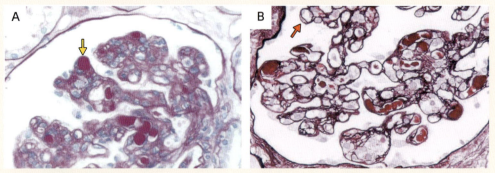

図3　本症例の腎生検
文献1より転載

蛍光抗体法では，μ鎖とλ鎖が強く光っています．IgM-λが血管内に多数存在していることがわかります（図4）．
電子顕微鏡検査では，内皮下からメサンジウム領域に高電子密度沈着物（electron dense deposits：EDD）が存在しています（図5 ➡）．また，血管内には泡沫細胞が存在しています（図5 ➡）．

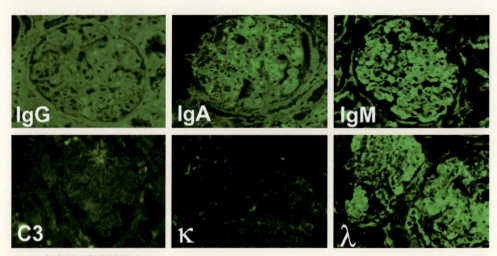

図4　本症例の蛍光抗体法
文献1より転載

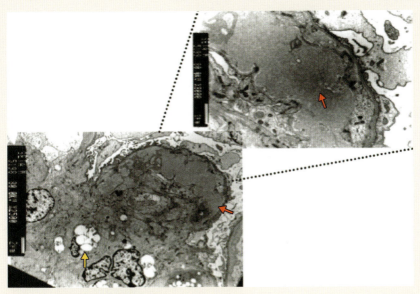

図5 本症例の電子顕微鏡検査
文献1より転載

> **追加検査で明らかになった事項**
> ① 血管免疫芽球性T細胞性リンパ腫
> ② 単クローン性クリオグロブリン血症（IgM-λ）
> ③ 糸球体内IgM-λ塞栓症，内皮下沈着

その後の経過

BUN 87.2 mg/dL，Cr 5.6 mg/dL，IgM 2,080 mg/dLと急速に増悪していることから，腎生検後直ちに，メチルプレドニゾロン（ソル・メドロール®）500 mg/日3日間のパルス療法を行いました．

その後，血管免疫芽球性T細胞性リンパ腫に対して，cyclophosphamide（シクロホスファミド），hydroxyldaunorubicin（ヒドロキシダウノルビシン），oncovin®（vincristine）〔オンコビン®（ビンクリスチン）〕，prednisolone（プレドニゾロン）のCHOP療法を行いました．3カ月後には，Cr 1.7 mg/dL，C3 85.6 mg/dL，C4 9.2 mg/dL，IgM 256 mg/dL，クリオグロブリン陰性となり，尿タンパクも陰性となりました．

症例のまとめ

悪性リンパ腫の発症頻度は，年間10万人あたり7〜8人です．ほとんどは非Hodgkinリンパ腫ですが，これの約1〜2％が血管免疫芽球性T細胞性リンパ腫になります．人口100万人あたり70人の非Hodgkinリンパ腫のうち，1人程度の血管免疫芽球性T細胞性リンパ腫が発症する頻度になります．非常に稀な疾患ですが，そのなかでもIgM-λのクリオグロブリン血症と糸球体内にIgM-λの塞栓が生じ尿異常と腎不全をきたしていたきわめて稀な症例になりま

す．しかも治療が奏効した点でもユニークな論文です．

文献

1）Miura N, et al：Acute renal failure due to IgM-lambda glomerular thrombi and MPGN-like lesions in a patient with angioimmunoblastic T-Cell lymphoma. Am J Kidney Dis, 48：e3-e9, 2006

6 補足：悪性リンパ腫と血管免疫芽球性T細胞性リンパ腫

　わが国での**悪性リンパ腫**の発症は，年間10万人あたり7〜8人です．腫瘍細胞の形態や性状から**Hodgkinリンパ腫**と**非Hodgkinリンパ腫**に大別します．わが国では約90％が非Hodgkinリンパ腫であり，Hodgkinリンパ腫の発生頻度は10万人あたり1人前後になります．

　非Hodgkinリンパ腫のおよそ80〜85％は成熟B細胞由来のB細胞リンパ腫，残り15〜20％は成熟T/NK細胞由来のT/NK細胞リンパ腫に分類されます．T/NK細胞リンパ腫の15〜20％を占めているのが**血管免疫芽球性T細胞性リンパ腫**です．この疾患は，高齢者に多く，全身のリンパ節の腫脹と自己免疫異常を伴う予後不良の一群です（図6）．

　血管免疫芽球性T細胞性リンパ腫は，1974年に，Frizzeraらが，はじめて「angioimmuno-blastic lymphadenopathy with dysproteinemia（AILD）」として報告しました．その後，成熟T細胞性リンパ腫として認識され，血管免疫芽球性T細胞性リンパ腫という名称に変更されています．全身性リンパ節腫脹（90％），肝脾腫（50〜70％），皮膚病変（50％），高γグロ

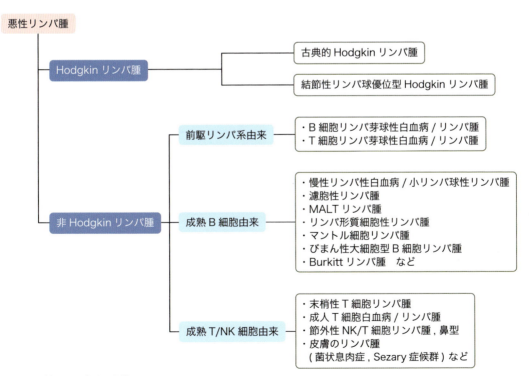

図6　悪性リンパ腫の分類
文献1を参考に作成

ブリン血症（50％），発熱（70％），胸水（37％），自己免疫疾患（20％）の臨床症状があります．

細胞表面マーカーとしては，PD1，CXCL13，immune costimulatory molecules（CD40L），IL-21が陽性であり，follicular helper T 細胞の性質を有しています[2]．

2014年に血管免疫芽球性T細胞性リンパ腫の遺伝子異常について画期的な論文がわが国から報告されました[3]．血管免疫芽球性T細胞リンパ腫の71％，分類不能型の末梢性T細胞リンパ腫の17％において，RHOA遺伝子に変異が認められました．さらに，RHOA遺伝子に変異が検出された68例のうち66例では，17番目のGly（グリシン）がVal（バリン）に置換するという全く同じ変異（Gly17Val）でした．

RHOA遺伝子からつくられるRhoファミリーGタンパク質は，低分子量Gタンパク質の一種で，主に細胞骨格の制御に関与しています．代表的なRhoファミリー分子として，RhoA，Rac1，Cdc42の3つがあります．RhoAはGDPがGTPに変換されると下流のエフェクタータンパク質が活性化されます．その後，RhoAそれ自体のGTPase活性によりGTPはGDPに変換され不活性化型に戻ります．このようにしてRhoAは分子スイッチとして機能しています．17番目のGlyがValに置換した変異RhoAはGTPとの結合能を失い分子スイッチとしての機能をはたせないだけでなく，野生型のRhoAの機能を阻害します（図7）．

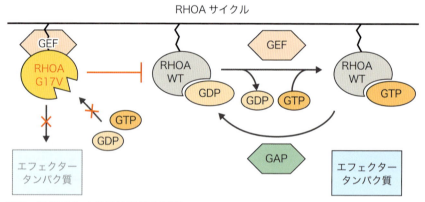

図7　RHOAによる細胞骨格の制御
GEF：guanine nucleotide exchange factor（グアニンヌクレオチド交換因子），GDP：guanosine diphosphate（グアノシン二リン酸），GTP：guanosine triphosphate（グアノシン三リン酸），GAP：GTPase-activating protein（GTPase活性化タンパク質）．文献3より引用

文献

1) 「造血器腫瘍診療ガイドライン 2018年版」（日本血液学会／編），金原出版，2018
2) Rodriguez-Justo M, et al：Angioimmunoblastic T-cell lymphoma with hyperplastic germinal centres: a neoplasia with origin in the outer zone of the germinal centre? Clinicopathological and immunohistochemical study of 10 cases with follicular T-cell markers. Mod Pathol, 22：753-761, 2009
3) Sakata-Yanagimoto M, et al：Disease-specific mutations in mature lymphoid neoplasms: recent advances. Cancer Sci, 105：623-629, 2014

第Ⅴ部　ケーススタディ

症例

3

腎不全，意識障害を呈した全身性軽鎖沈着症

症例3　60歳の男性

主訴：意識障害

家族歴：父47歳で海運事故で死亡，母69歳で食道癌で死亡.

既往歴：特になし

現病歴：6月頃より食欲不振，口渇，腰痛あり，2カ月間で8kgの体重減少あり.

　　　　8月に近医入院. 右肺野の陰影を指摘され，BUN 43 mg/dL，Cr 4.6 mg/dLであった.

　　　　9月になり，意識障害，羽ばたき振戦が出現し，緊急転院となった.

入院時身体所見：意識は傾眠傾向，血圧150/60 mmHg，脈拍80回/分・整. 貧血あり，黄疸なし，表在リンパ節は触知しない. 肝臓2横指触知. 上肢下肢ともに著明な筋萎縮. 神経学的に異常はなし.

表　入院時検査所見

赤沈（mm/時）		30
検尿	タンパク	1（+）
	糖	（−）
	潜血反応	（−）
沈渣	赤血球	0〜1/HPF
	扁平上皮	0〜4/HPF
	移行上皮	0〜4/HPF
検便	虫卵	（−）
	潜血	（−）
血液検査	赤血球	240万/μL
	Ht	22.8%
	Hb	7.4 g/dL
	白血球	8,900/μL
	血小板	19.3万/μL

血液生化学検査		
	AST	39 IU/L
	ALT	38 IU/L
	LDH	239 IU/L
	Al-p	1,800 IU/L
	γ-GTP	811 IU/L
	TP	5.8 g/dL
	Alb	3.0 g/dL
	BUN	102 mg/dL
	Cr	7.9 mg/dL
	eGFR	6.2 mL/分/1.73 m^2
	尿酸	4.6 mg/dL
	Na	136 mEq/L
	K	4.9 mEq/L
	Cl	104 mEq/L
	Ca	10.8 mg/dL
	iP	9.5 mg/dL

血清検査		
	CRP	3.1 mg/dL
	RF	（−）
	ANA	（−）
	IgG	1,070 mg/dL
	IgA	310 mg/dL
	IgM	87 mg/dL

問題点のリストアップ

① 意識障害，羽ばたき振戦
② タンパク尿
③ 貧血
④ 肝臓 2 横指触知
⑤ Al-p：上昇
⑥ γ-GTP：上昇
⑦ 腎不全
⑧ 高カルシウム血症
⑨ CRP：上昇

グループ化

① 意識障害，羽ばたき振戦
② 腎不全，タンパク尿
③ 高カルシウム血症，Al-p：上昇，CRP：上昇
④ 肝臓 2 横指触知，Al-p：上昇，γ-GTP：上昇
⑤ 貧血

特異性の高い順に並べ替え

① 意識障害，羽ばたき振戦
② 高カルシウム血症，Al-p：上昇，CRP：上昇
③ 腎不全，タンパク尿
④ 貧血
⑤ 肝臓 2 横指触知，Al-p：上昇，γ-GTP：上昇

1 羽ばたき振戦

　患者が両手をまっすぐ伸ばしたときに，手関節や手中指関節が急激に下方に垂れ下がり，同時に元の位置に戻そうと上方に動く運動が起こることをさしています．手が速く揺れ，羽ばたいているようにみえるので，「**羽ばたき振戦（asterixis）**」と呼ばれています．医学的には，姿勢固定ができない不随意運動（involuntary movement）を意味しています．わかりやすくいえば，手が位置を保てずに自然に垂れ下がり「ピクッ，ピクッ」と戻るような動きに相当しています．決して両手が，上方に積極的に飛ぶように動くことではありません．

　羽ばたき振戦がみられるのは肝性昏睡が有名ですが，尿毒症などの代謝疾患による脳症の初期，脳血管障害，CO_2 ナルコーシス，心不全，低カリウム血症，低マグネシウム血症，中毒（ブロマイド，塩化アンモニウム）でも認められます．

2 意識障害

　鑑別すべき主要疾患を AIUEOTIPS（アイウエオチップス）（**表1**）として覚えておくことが大事です.

表1　意識障害の鑑別疾患の覚え方（AIUEOTIPS：アイウエオチップス）

A	Alcoholism, Acidosis	急性アルコール中毒, 代謝性アシドーシス
I	Insulin	インスリン（低血糖, 糖尿病性ケトアシドーシス）
U	Uremia	尿毒症
E	Endocrine, Encephalopathy	内分泌疾患, 脳症
O	Oxygen, Opiate	低酸素血症, 麻薬
T	Trauma, Temperature, Tumor	外傷, 体温異常, 脳腫瘍
I	Infection	感染症（髄膜炎・脳炎）
P	Psychiatric, Porphyria, Pharmacology	精神疾患, ポルフィリア, 薬剤性
S	Syncope, Stroke, SAH, Seizure, Shock	失神, 脳卒中, くも膜下出血, 痙攣, ショック

〈症例のつづき〉

　この患者の意識障害の原因を AIUEOTIPS で考えてみますと, U 尿毒症になります. ただし, それ以外の要因も加わっている可能性もあります.

〈症例のつづき〉

血清Ca値は，アルブミン補正を行う必要があり，補正Ca値＝実測Ca値＋（4.0－アルブミン値）で求められます．この患者では，補正Ca値＝10.8＋（4.0－3.0）＝11.8 mg/dLになります．血清補正Ca値が11 mg/dL以上になった場合を高カルシウム血症と呼んでいます．12 mg/dL以下を軽症とし，14 mg/dL以上を重症としています．

臨床症状としては，焦燥感などの不定愁訴から，意識障害あるいは錯乱，幻覚なども生じます．口渇，多飲，多尿から腎不全まで起こります．また，血圧上昇，心電図変化（QT短縮）もみられます．

高カルシウム血症での意識のレベルには，個人差があります．11.5 mg/dL程度で錯乱状態になる人から13.0 mg/dL台でも大丈夫な人もいます．この患者の意識状態にどの程度，高カルシウム血症が関与していたのかは不明ですが，AIUEOTIPSのE Endocrine，内分泌疾患も合併していた可能性があります．

通常，高カルシウム血症になると細動脈の収縮によってGFRは低下します．さらに糸球体を通過したCaは，尿細管内で結晶化すると閉塞性腎障害を生じます．そのようなメカニズムで高カルシウム血症では急性腎不全になりやすい状態になっています．

一方，徐々に進行する慢性腎不全では腎機能の廃絶によってビタミンDの活性化障害が起こりますので，腸管からのCaの吸収量が低下します．さらに，腎不全ではリンの排泄量が低下しますので高リン血症になります．その結果，血清Ca値はさらに低下することになります．慢性腎不全による末期腎不全では高リン血症，低カルシウム血症になります．この患者では，高リン血症があり，高カルシウム血症がありますので，腎不全の原因として，慢性腎不全による末期腎不全とは病態が異なっています．高カルシウム血症の原因を検索する必要があります．

高カルシウム血症へのアプローチ

①薬剤歴の確認（ビタミンD製剤，サイアザイド利尿薬など）
②低カルシウム尿症性高カルシウム血症の診断：FE Ca＜1％
③PTH上昇：原発性副甲状腺機能亢進症
④PTHrP上昇：悪性腫瘍に合併する高カルシウム血症
⑤1,25-ビタミンD_3の上昇：慢性肉芽腫症（サルコイドーシス），結核，悪性リンパ腫
以上が検査にて注目すべき項目になります．

3 アルカリホスファターゼ

アルカリホスファターゼ（alkaline phosphatase：ALP）はエネルギー代謝の際に使用されるリン酸化合物を分解する分解酵素でpH 10近辺のアルカリ性の状態であるときに最も活発に機能します．酸性で作動するものを**酸性ホスファターゼ**（acid phosphatase：ACP）と呼んでいます．ALPが上昇しているときには，電気泳動でアイソザイムを検討します．「高分子型」「肝型」「骨型」「胎盤型」「小腸型」「免疫グロブリン結合型」があります（表2）．

ALPは全身の細胞に分布していますが，その大部分は細胞膜上に局在し，一部が血清中に放出され，わずかに存在しています．血清中のALPのほとんどは肝臓型または骨型のALPです．肝障害により胆汁うっ滞が生じると，胆汁中に存在するALPが血液中に漏れ出し，数値が上がります．

骨型ALP（ALP 3，bone-specific alkaline phosphatase：BAP）は骨由来のALPです．骨型ALPは，骨芽細胞でつくられ一部は血液中に遊出します．血中濃度の測定により骨形成活性のマーカーになります．血中骨型ALP濃度は，尿を用いるⅠ型コラーゲン架橋Nテロペプチド（NTx）やデオキシピリジノリンなどの骨吸収マーカーとは異なり安定した結果が得られます．骨型ALP値の上昇は，臨床上初期の骨疾患合併症（**甲状腺機能低下または亢進症，糖尿病，多発性骨髄腫**（multiple myeloma：MM），**末端肥大症，腎不全，原発性骨肉腫，骨転移癌など**）また，**前立腺癌や乳癌**などの骨転移の補助診断にも有用性が報告されています．

表2　アイソザイムの分類表

アイソザイム分類	型・タイプ
ALP1	高分子型
ALP2	肝型
ALP3	骨型
ALP4	胎盤型
ALP5	小腸型
ALP6	免疫グロブリン結合型

〈症例のつづき〉

この患者では，肝型ALPあるいは骨型ALPの可能性があり，上記の**太字部分**の疾患を鑑別する必要がありますが，特に**多発性骨髄腫，腎不全，癌の転移**などを考慮する必要があります．

4 ALPの基本構造

　ALPは，**GPI**（glycosylphosphatidylinositol：グリコシルホスファチジルイノシトール）**アンカー構造**と結合して細胞膜に浮いている形になります．糖鎖の多い部分とタンパク質の多い部分に分かれています（図1）．通常，二量体を形成して，①加水分解活性発現，②Caイオン結合領域（石灰化への作用），③二量体形成部分，④コラーゲン結合部分を有しています．

　ホスホリパーゼC（phosphoinositide phospholipase C：PLC）が作用すると，脂質部分が切断され，血中に遊離したALPが出現します．

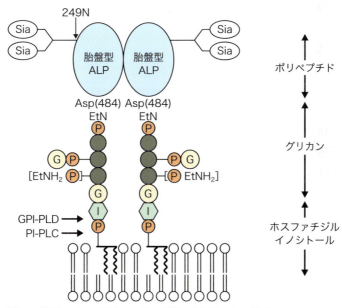

図1　盤型ALPのGPIアンカー構造（文献1より改変）
細胞膜側から上に向かってリン脂質（ホスファチジルイノシトール），タンパク質（グリカン），糖鎖（ポリペプチド）の構造となっている．
EtN：ethanolamine（エタノールアミン），G：N-アセチルグルコサミン，P EtNH$_2$：phosphoethanolamine（ホスホエタノールアミン），PLD：phospholipase D（ホスホリパーゼD），PI：phosphatidylinositol（ホスファチジルイノシトール），PI-PLC：ホスファチジルイノシトール特異的ホスホリパーゼ．文献2より引用

文献

1）Fukushima K, et al：A beta-N-acetylglucosaminyl phosphate diester residue is attached to the glycosylphosphatidylinositol anchor of human placental alkaline phosphatase: a target of the channel-forming toxin aerolysin. J Biol Chem, 278：36296-36303, 2003
2）石田陽子，他：アルカリホスファターゼの構造と機能．臨床化学，33：36-44，2004

5 グリコシルホスファチジルイノシトールと GPI アンカー型タンパク質

　グリコシルホスファチジルイノシトール（GPI）はオリゴ糖鎖とイノシトールリン脂質からなる糖脂質であり細胞膜の外側に浮いた形で存在しています（図2）．一方，タンパク質のなかには，C 末端の疎水性部分を錨（アンカー）として細胞膜の GPI と結合するものがあり，それらを **GPI アンカー型タンパク質** と呼んでいます．一部の古細菌から原虫，真菌，植物，動物に至る真核生物に広く存在しています．

　1970年代にホスホリパーゼ C（PLC）によって，アルカリホスファターゼが遊離することが報告[1])され，さらに細菌由来のホスファチジルイノシトール（PI）特異的ホスホリパーゼ C（PI-PLC）によって動物細胞から遊離するタンパク質が報告されました．現在までに，哺乳動物では 100 種類以上の GPI アンカー型タンパク質が明らかになっています．

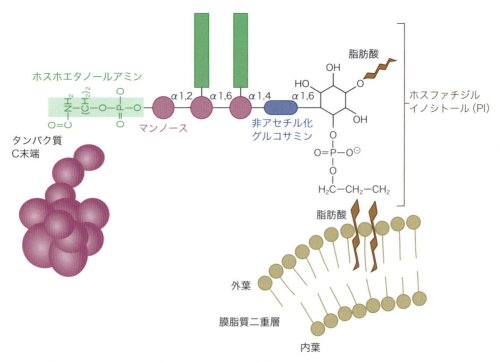

図2　グリコシルホスファチジルイノシトールの構造
Nadia Skauli ［CC BY-SA 4.0（https://creativecommons.org/licenses/by-sa/4.0）］：https://commons.wikimedia.org/wiki/File:Glycophosphatidylinositol_anchor.tif

文献

1) Ikezawa H, et al：Studies on phosphatidylinositol phosphodiesterase（phospholipase C type）of Bacillus cereus. I. purification, properties and phosphatase-releasing activity. Biochim Biophys Acta, 450：154-164, 1976

6　GPIアンカー型タンパク質と分泌機能

　GPIアンカー型タンパク質は，ゴルジ小体で糖鎖が結合し立体構造が形成されたpHが5.5程度まで低下すると膜の一部が出芽し分泌顆粒を形成して細胞外に分泌されます（図3）．このタイプのタンパク質は分泌細胞に多く，特に膵臓からの酵素タンパク質や腎臓ではヘンレループの上行脚の細胞から分泌されるuromodulin（Tamm-Horsfallタンパク）が有名です．その他，プリオンタンパク質もGPIアンカー型タンパク質です．

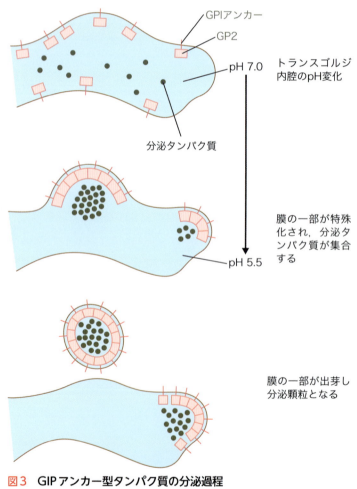

図3　GIPアンカー型タンパク質の分泌過程
文献1より引用

文献

1）福岡伸一：分泌蛋白質の細胞内ソーティングにかかわるGPIアンカー型蛋白質ファミリー．蛋白質核酸酵素，37：795-809，1992

7 uromodulin（Tamm–Horsfallタンパク）とcast nephropathy（骨髄腫腎）

Tamm–Horsfallタンパクは，1950年に尿タンパクの構成成分として報告[1]されましたが，その後uromodulin遺伝子と同一であることが判明し，現在**uromodulin**と呼ばれています．染色体16p12.3–16p13.11にあるuromodulin遺伝子は，640個のアミノ酸からなる前駆タンパクをコードし，尿細管のヘンレループの上行脚の細胞からuromodulinが分泌されます．uromodulinの基本構造は，EGF（epidermal growth factor：上皮細胞成長因子）様ドメインが3個存在し，さらにD8C（8個のシステインが存在する部分），zona pellucida domain（ZP–NとZP–C）部分があります．614番目のアミノ酸残基部分（GPI）がアンカーになっています．分泌されたuromodulinは尿細管内で重合します（図4）．

1992年にcast nephropathy（骨髄腫腎）の本態は，uromodulinと軽鎖（free light chain）が結合することがわかりました．さらに，uromodulin D8C部分の**CAHWSGHC**のアミノ酸配列が軽鎖の高度可変領域（hypervariable region）である third complementarity determining region CD3の**LSADSSGSYLYVF**の配列あるいは**QSYDNTLSGSYVF**の配列と結合することが判明しました．cast nephropathy（骨髄腫腎）は，このような尿細管閉塞によって生じます．軽鎖に上記のアミノ酸配列がないとcast nephropathyにはならないとされています．

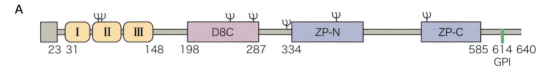

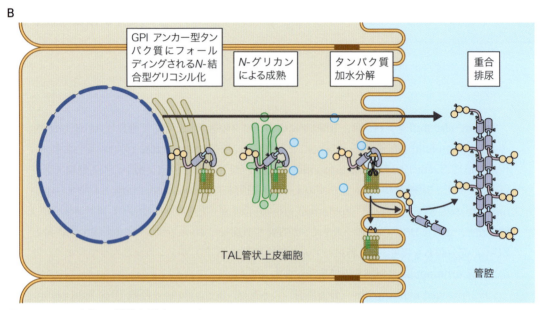

図4 uromodulinの構造と重合のしくみ
A) uromodulinの遺伝子配列．EGF-like domainが3個，D8C，ZP-N；ZP-Cの構造部分からなります．B) uromodulinの分泌機構と尿細管内での重合．TAL：thick ascending limb．文献3より引用

文献

1) Tamm I & Horsfall FL Jr：Characterization and separation of an inhibitor of viral hemagglutination present in urine. Proc Soc Exp Biol Med, 74：106-108, 1950
2) Tamm I, et al：Ultracentrifugation studies of a urinary mucoprotein which reacts with various viruses. J Biol Chem, 212：125-133, 1955
3) Rampoldi L, et al：The rediscovery of uromodulin (Tamm-Horsfall protein): from tubulointerstitial nephropathy to chronic kidney disease. Kidney Int, 80：338-347, 2011
4) Ying WZ, et al：Mechanism and prevention of acute kidney injury from cast nephropathy in a rodent model. J Clin Invest, 122：1777-1785, 2012

8 多発性骨髄腫と腎障害

　急性腎不全〔急性腎障害：acute kidney injury（AKI）〕の原因検索として腎生検を行い，遠位尿細管あるいは集合管で円柱による閉塞所見が得られると骨髄腫腎（myeloma kidney あるいは cast nephropathy あるいは myeloma cast nephropathy）を疑います．特に，中心部が赤味を帯び，周辺部が青色の層状の構造が特徴とされています（図5）．uromodulin と軽鎖の凝集体になります．アルブミン尿をチェックする試験紙法で陰性で，尿タンパク定量で陽性となる場合は，増加した尿中軽鎖の可能性があります．また，血中遊離軽鎖（FLC）が，500 mg/L以上では，骨髄腫腎の可能性が高くなります．

　一方，すでに多発性骨髄腫の診断がなされており，同時に腎不全を呈する場合は，腎生検を行わずに治療を優先することもあります．この場合は，骨髄腫腎なのか間質性腎炎なのかアミロイド腎症なのか厳密に区別することはできません．実際に多発性骨髄腫の約50％で腎機能低下がみられ，20％は腎不全を呈します．

　190例の腎生検の解析で，パラプロテイン（軽鎖）関連が全体の73％は占めています．そのなかで，cast nephropathy（骨髄腫腎）が33％，MIDD（monoclonal immunoglobulin deposition disease）が22％，アミロイド腎症が23％でした[1]．

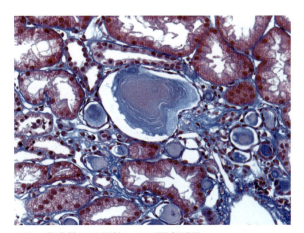

図5　集合管での円柱による閉塞所見

文献
1）Nasr SH, et al：Clinicopathologic correlations in multiple myeloma: a case series of 190 patients with kidney biopsies. Am J Kidney Dis, 59：786-794, 2012

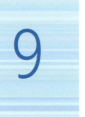

9 γ-GT あるいはγ-GTP

ここからは値の高かったγ-GTPについてみていきましょう．

γ-グルタミルトランスフェラーゼ〔γ-GT（図6）〕あるいはγ-グルタミルトランスペプチターゼ（γ-GTP）は**グルタチオン**（γ-Glu-Cys-Gly）をはじめとするγ-グルタミル化合物やγ-グルタミルペプチドを加水分解し，γ-グルタミル基を他のペプチドやアミノ酸に転移する酵素です．この酵素はバクテリアから高等動植物まで広く分布しヒドロラーゼスーパーファミリータンパク質に属しています．この酵素は大小2つのサブユニット（L-サブユニット6.8 kDaとS-サブユニット 2.2 kDa）からなるヘテロダイマーでL-サブユニットに**GPIアンカー部分**，S-サブユニットに酵素活性が存在し，膜を介したアミノ酸の移動に関与しています．

ヒトでは腎臓で最も活性が高く，さらに膵臓，肝臓，脾臓，小腸，精巣，前立腺など広く全身に分布しています．肝臓では，肝細胞のミクロソーム分画で産生され，細胆管，毛細胆管などの細胞膜が存在し，閉塞性黄疸，肝癌，アルコール性肝障害など肝・胆道系の疾患で誘導され，血中に逸脱し流出します．

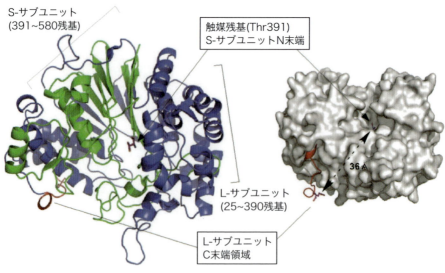

図6　γ-GTの構造
文献1より転載

文献

1）福山恵一，和田 啓：γ-グルタミルトランスペプチダーゼの立体構造と特異的反応．日本結晶学会誌 55, 340-344, 2013

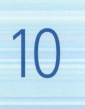

10 グルタチオン代謝とGGT

　グルタチオン（GSH）はγ–Glu（グルタミン酸）–Cys（システイン）–Gly（グリシン）のトリペプチドで，細胞内濃度は0.5〜10 mMですが，血中濃度は5〜25 μmと約1/400になっています．微生物から高等動植物まで広く分布する天然の**抗酸化物質**です．GSHは活性酸素種や求電子的化合物と反応し，自身は酸化型グルタチオン（GSSG）やグルタチオン包合体（GS–X）になります．GSSGは，GR（glutathione reductase）によりGSHへ還元され再利用されます．GSH誘導体（GSH, GSSGおよびGS–X）は，MRP1およびMRP2（multidrug resistant protein–1および2）によって細胞外へと能動輸送（排出）されます（図7）．

　細胞外に排出されたGSHは，γ–GT（GGT）によってGluとCys–Glyに加水分解された後，DP（dipeptidase）で加水分解を受けGlu, Cys, Glyにまで分解されそれぞれアミノ酸トランスポーターを介して細胞に取り込まれます．再びATPを使ってGSHへと再合成されます（図7）．腎臓をはじめとする上皮組織に高発現するGGTによって代謝回転速度はきわめて速く，血中GSHの半減期は数分とされています．

　一方，**ホスホリパーゼC**によってGPIアンカーから遊離した**GGT**は，疎水性部分を介してリポタンパクの**LDL（low-density lipoprotein）**と容易に結合し，そこで酸化還元反応を起こしてLDL脂質の過酸化を起こします．血管内皮細胞では**脂質過酸化物**の沈着のストレスを受け，GGTが反応して発現し，それが悪循環を引き起こします．血中GGTレベル高値は，心筋梗塞や心不全などの心血管疾患と非常に強い正の相関があり，独立した危険因子になっています．

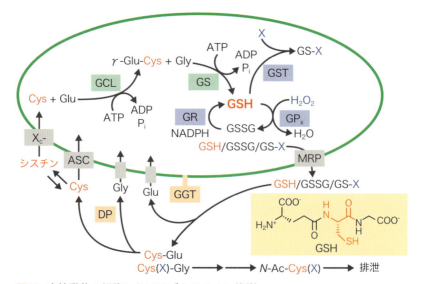

図7 高等動物の細胞におけるグルタチオン代謝

GSH：glutathione, GSSG：glutathione disulfide, GS-X：glutathione-S-conjugates, G-CL：glutamate-cysteine ligase, GS：glutathione synthetase, GPx：glutathione peroxidase, GST：glutathione S-transferase, GR：glutathione reductase, MRP：multi-drug resistant protein, GGT：γ-glutamyl transpeptidase, DP：dipeptidase, ASC：Na＋-dependent neutral amino acid transporter(alanine-serine-cysteine trans-porter), xc-：glutamate cystine antiporter system xc-. 文献1より引用

文献

1）渡辺文太，平竹 潤：グルタチオン代謝とチオールケミストリー 病態との関係，創薬標的としての価値．化学と生物，53：354-361，2015

〈症例のつづき〉

入院時の検査所見をもう一度確認してみましょう.

BUN 102 mg/dL, Cr 7.9 mg/dL, eGFR 6.2 mL/分/1.73 m^2, 尿酸 4.6 mg/dL,
Na 136 mEq/L, K 4.9 mEq/L, Cl 104 mEq/L, Ca 10.8 mg/dL, 補正 Ca 値 11.8 mg/dL,
iP 9.5 mg/dL
タンパク尿 1（＋）, 糖（－）, 潜血反応（－）

BUN 102 mg/dL, Cr 7.9 mg/dL, eGFR 6.2 mL/分/1.73 m^2 から腎不全があります. この状態が, 慢性腎不全の末期なのか急性腎不全であるのか鑑別をする必要があります. 通常, 慢性腎不全の末期であれば, 腎臓がすでに萎縮しています. 腹部エコー検査あるいは腹部 CT 検査で確認する必要があります.

通常, 腎臓の大きさは 2.5 椎体の長径で, およそ 12 cm あります. 10 cm 未満であれば萎縮していると判断します. ただし, 糖尿病性腎症でネフローゼ症候群を呈しながら慢性腎不全に至った場合は, 腎臓の大きさが保たれています. この患者では糖尿病はなく, 腎のサイズは 12 cm でした. 一応, 1〜2 カ月以内に生じた急性腎不全と思われます.

急性腎不全の原因は, ①腎前性急性腎不全, ②腎性急性腎不全, ③腎後性急性腎不全の 3 つに大別されます. 画像検査で腎盂や尿管の拡張があれば, ③の腎後性急性腎不全になります. 次に, 尿中 Na 濃度が高ければ, 尿細管がダメージを受けて Na の再吸収ができないパターンになります. これを②腎性急性腎不全と呼んでいます. 主に尿細管・間質障害が主体になります. 一方, 尿中 Na 濃度が低い場合は, 尿細管が正常に機能し糸球体から流れてきた Na を十分再吸収している所見になります. この場合を①腎前性急性腎不全と呼んでいます.

この患者では, ①か②を区別することはできませんでした.

タンパク尿 1（＋）ですが, 尿タンパク定量では 3.0 g/日でした. 定性法と定量法でやや食い違いがありますので, アルブミン以外のタンパクが尿中に出現している可能性もあります. 尿中 Bence Jones タンパクをチェックする必要があります.

検査の結果では, 尿中 Bence Jones タンパク（κ）が陽性で, 血中にも存在していました.

赤血球 240 万/μL, Ht 22.8％, Hb 7.4 g/dL, 白血球 8,900/μL, 血小板 19.3 万/μL であり, 貧血が認められます. これだけでは腎性貧血なのか, 造血異常なのか, はっきりしません. しかし, 血中, 尿中 Bence Jones タンパク（κ）が陽性なので, 骨髄穿刺検査が必要になります.

骨髄穿刺検査：
　有核細胞数 測定できず.
　巨核球数 62.5/μL, G/E 比 3.42
　形質細胞（骨髄腫細胞）　57.6％

以上より, Bence Jones タンパク（κ）型の多発性骨髄腫と診断しました.
Bence Jones タンパク（κ）型の多発性骨髄腫：症候性

骨髄腫関連臓器障害

多発性骨髄腫の診断では臓器障害の有無が必要となります.

myeloma–related organ or tissue impairment（end organ damage）（CRABO 症候）

- 高カルシウム血症：本症例ではあり

  血清 Ca＞11 mg/dL または基準値より 1 mg/dL を超える上昇
- 腎不全：あり

  血清クレアチニン値＞2 mg/dL
- 貧血：あり

  Hb 値が基準値より 2 g/dL 以上低下または 10 g/dL 未満
- 骨病変：なし

  溶骨病変または圧迫骨折を伴う骨粗鬆症（MRI，CT）
- その他：なし

  過粘稠度症候群，アミロイドーシス，年 2 回を超える細菌感染

2011 年の第 13 回国際骨髄腫作業部会による多発性骨髄腫の診断基準の改訂

- 臓器障害を骨髄腫診断事象（myeloma-defining event：MDE）と称すること
- 「年 2 回を超える細菌感染」は MDE から除外されたこと
- アミロイドーシスや軽鎖沈着単独では MDE としないこと
- 腎不全の定義には血清クレアチニン値ではなく推算糸球体濾過率（estimated glomerular filtration rate：eGFR）を用いること

  ①他に原因のない年 35 ％以上の eGFR の低下

  ②他に原因がなく eGFR 50 mL/分/1.73 m² 未満

  ③腎生検による light chain nephropathy の診断

〈その後の経過〉

入院 2 日目から血液透析を開始．少量メルファラン＋プレドニン（MP）療法を開始し，一時的に ALP 1,800 U/L から 877 U/L まで低下しましたが，第 14 病日から無尿となり MP 療法は中止し，第 62 病日の血液透析後に不整脈となり死亡しました．病理解剖検査を行いました（図 8）.

全身（腎臓，肝臓，心臓，血管）への κ 鎖の沈着，congo red 染色陰性

①腎臓：左右とも 350 g と腫大（図 8A，B）

κ 鎖が糸球体に結節性に沈着，尿細管は萎縮傾向，尿細管内腔に κ 鎖の円柱多数存在，間質は高度の線維化があり，κ 鎖の沈着が著明

②肝臓：1,750 g と硬く腫大

κ 鎖が洞様毛細血管周囲に著明に沈着，肝細胞の萎縮（図 8C，D）

③心臓：490 g と増加

κ 鎖が細い血管周囲と心筋細胞間に著明に沈着（図 8E，F）

④脾臓：240 g と腫大

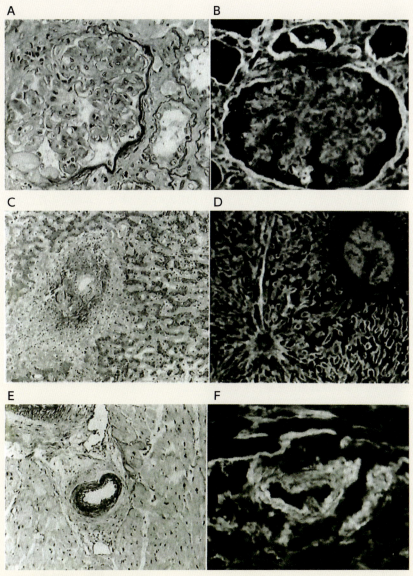

図8 本症例の病理解剖検査
文献1より転載

文献

1) 李 宗泰, 他：腎不全で発症したBence-Jones (κ) 型多発性骨髄腫による全身性軽鎖沈着病 (light chain deposition disease) の1剖検例. 腎と透析, 29：1059-1063, 1990

11 多発性骨髄腫

　多発性骨髄腫はわが国では人口10万人あたり約3人の発症率で，本邦での死亡者数は年間4,000人前後です．全悪性腫瘍の約1％，全造血器腫瘍の約10％を占め，発症率，死亡率ともに年々増加傾向にあります．MGUS→くすぶり型骨髄腫（smoldering multiple myeloma：SMM）→多発性骨髄腫（MM）と段階的に進行し，それぞれで染色体異常（遺伝子異常）が付加されます（図9）．

　これまでは，メルファラン（アルケラン®）＋プレドニンのMP療法が主体でしたが，新規薬剤が多数開発され，治療成績が飛躍的に改善されています．

　多発性骨髄腫で急性腎障害を防止する方法は，
　　①できるだけすみやかに血中遊離軽鎖を減少させること
　　②脱水，高カルシウム血症を補正すること
　　③薬剤性腎障害を発症させないこと
　　④感染症を適切に治療すること
があげられます．

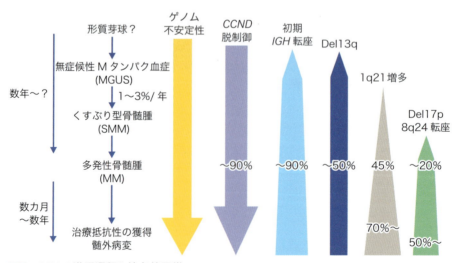

図9　MMの進展過程と染色体異常
　MGUSではMMと同様にサイクリンD遺伝子（CDDN）の脱制御がみられ，14q32上の免疫グロブリン重鎖遺伝子（IGH）との相互転座や13番染色体欠失などの染色体異常の頻度も経過で増加してくる．染色体異常が付加されることにより，免疫監視機構からエスケープし，治療抵抗性MMへ進展する．図中の数字は染色体異常の頻度を示す．文献1より引用

末期腎不全で化学療法を行わない場合の予後は，約10カ月です．発症21日まで血中遊離軽鎖（free light chain：FLC）が60％減少した場合の生存率は80％になることから，FLCを低下させる治療が有効です．

　腎障害は多くの場合，骨髄腫に対する治療が奏効すれば改善するため，骨髄腫に対し積極的に抗腫瘍療法を行うことが大切で，ボルテゾミブ（BOR，ベルケイド®）などの新規薬剤を併用すればデキサメタゾン（DEX）単独よりも早く高率に腎機能が改善します[2]．

　骨髄腫腎に対しては血漿交換，血液濾過透析などで一時的に遊離軽鎖を低下させることは有効ですが，根本治療は多発性骨髄腫に対する化学療法が必要となります．

文献

1）花村一朗，他：多発性骨髄腫の分子病態．International Journal of Myeloma，3：35–46，2013

2）Kastritis E, et al：Reversibility of renal failure in newly diagnosed multiple myeloma patients treated with high dose dexamethasone-containing regimens and the impact of novel agents. Haematologica, 92：546-549, 2007

3）安部正博：多発性骨髄腫の病態解明と治療法の進歩．日内会誌，104：305-313，2015

症例のまとめ

今回の症例は，1980年代後半に経験した症例でした．約30年経過した現在では，診断から治療法まで大きく変化してきています．

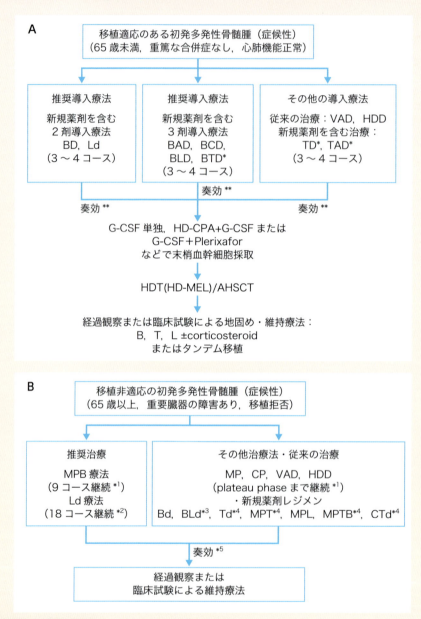

図10 多発性骨髄腫の治療法の選択

A) ＊国内保険適用外，＊＊導入療法にて非奏効の場合は，導入療法の変更，あるいは再発・難治例に対する治療を選択．M（MEL）：melphalan，P：prednisolone，B：bortezomib，T：thalidomide，L：lenalidomide，C（CPA）：cyclophosphamide，V：vincristine，A：doxorubicin，D：dexamethasone，HDD：high-dose dexamethasone，d：low-dose dexamethasone，HDT：high-dose therapy，AHSCT：autologous hematopoietic stem cell transplantation

B) ＊1従来の化学療法はplateau phaseまで継続して終了するが，新規薬剤レジメンでは至適投与期間に関するエビデンスはない．＊2Ld療法を18コースを超えて継続した場合，無増悪生存期間は延長するものの全生存期間を延長するというエビデンスはない．＊3移植非適応患者に対するBLd療法のエビデンスは十分ではない．毒性軽減を目的としてmodified BLd療法の開発がなされているが，ランダム化試験は実施されていない．＊4国内保険適用外．＊5導入療法にて非奏効の場合は，導入療法の変更，あるいは再発・難治例に対する治療を選択．B：間質性肺炎，重篤な末梢神経障害を有する場合は不適，L：血栓症や進行性の腎障害を有する場合は不適，T：血栓症や重篤な末梢神経障害を有する場合は不適．文献2より転載

表3　多発性骨髄腫の治療法と治療薬

治療法	
末梢血造血幹細胞移植	
治療薬	
プロテアソーム阻害薬	ボルテゾミブ（ベルケイド®），カルフィルゾミブ（カイプロリス®），イキサゾミブ（ニンラーロ®）
免疫調節薬	サリドマイド（サレド®），レナリドミド（レブラミド®），ポマリドミド（ポマリスト®）
ヒストン脱アセチル化酵素阻害薬	パノビノスタット（ファリーダック®）
抗体薬	エロツズマブ（エムプリシティ®：抗SLAMF7抗体），ダラツムマブ（ダラザレックス®：抗CD38抗体）

　診断に関しては，免疫電気泳動法から免疫固定法，FLCが主体になってきています．病態に関しては，uromodulinと軽鎖の関連，さらに治療法に関しては，細胞移植が進歩し，また治療薬（表3）が市販され，これらの組合わせによって治療成績も大幅に改善しています．

文献

1）安部正博：多発性骨髄腫の病態解明と治療法の進歩．日内会誌，104：305-313，2015
2）「造血器腫瘍診療ガイドライン2018年版」（日本血液学会／編），金原出版，2018
3）柴山浩彦：多発性骨髄腫に対する新規治療薬．日内会誌，105：1255-1260，2016

第Ⅴ部　ケーススタディ

症例 4
治療により結節性病変が消失した軽鎖沈着腎症

症例4　64歳の男性

主訴：前胸部不快感，全身浮腫

家族歴：特になし

既往歴：30歳頃から，ときどき不整脈を自覚していた．40歳，急性肝炎．
　1年前から高血圧を指摘されたが放置．

現病歴：3カ月前に突然の呼吸困難があり，近医に入院して心不全として利尿薬を投与されていた．しだいに，前胸部不快感と全身の浮腫が進行したため，転入院となった．

入院時身体所見：血圧 170/100 mmHg，脈拍 76回/分・整．眼瞼結膜 貧血様．両下腿の浮腫 2＋．心尖部に Levine 2/6 の収縮期雑音．肝臓は季肋部から 5 cm 触知．

表　入院時検査所見

赤沈（mm/時）		98
検尿	タンパク	5.0 g/日
	糖	（−）
	潜血反応	3（＋）
沈渣	赤血球	25～50/HPF
検便	虫卵	（−）
	潜血	（−）
血液検査	赤血球	232万/μL
	Ht	22.3 %
	Hb	7.6 g/dL
	白血球	8,200/μL
	血小板	22万/μL

血液生化学検査	AST	24 IU/L
	ALT	22 IU/L
	LDH	273 IU/L
	Al-p	64 IU/L
	T-Chol	192 mg/dL
	TP	5.3 g/dL
	Alb	2.8 g/dL
	BUN	28 mg/dL
	Cr	2.0 mg/dL
	eGFR	27.5 mL/分/1.73 m^2
	Na	147 mEq/L
	K	3.5 mEq/L
	Cl	107 mEq/L
	Ca	9.5 mg/dL
	iP	4.0 mg/dL

血清検査	RF	（−）
	ANA	（−）
	IgG	577 mg/dL
	IgA	100 mg/dL
	IgM	25 mg/dL

問題点のリストアップ

① 前胸部不快感
② 肝腫大
③ 赤沈亢進
④ 浮腫,タンパク尿 5.0 g/日,潜血反応陽性 → ネフローゼ症候群
⑤ 心尖部に Levine 2/6 の収縮期雑音
⑥ 貧血
⑦ 腎機能低下(eGFR 27.5 mL/分/1.73 m^2) CKD G4

グループ化

① 心障害(前胸部不快感),心尖部に Levine 2/6 の収縮期雑音
② 貧血
③ 浮腫,腎障害(ネフローゼ症候群,腎機能低下 CKD G4 A3)
④ 肝腫大

特異性の高い順

① 貧血
② 浮腫,腎障害(ネフローゼ症候群,腎機能低下 CKD G4 A3)
③ 心障害(前胸部不快感),心尖部に Levine 2/6 の収縮期雑音
④ 肝腫大

1 腎機能と貧血の関係

　本項で特徴的な貧血と腎機能の関係について解説します．
　造血ホルモンである**エリスロポエチン**（erythropoietin：EPO）は，腎臓から分泌されています．尿細管周囲の細胞が産生していることは以前から報告がありましたが，その細胞の性状について，最近ようやく解明されました．EPO産生細胞（図1）は胎児期の神経堤にあるミエリンタンパク質ゼロ（myelin protein zero：P0）陽性の細胞由来であり，腎障害時に線維芽細胞となってEPO産生能を失って腎臓の線維化に関係しています．この細胞が線維化しますとEPO産生能が低下し，腎性貧血になりさらに全身の組織障害を加速させることになります．

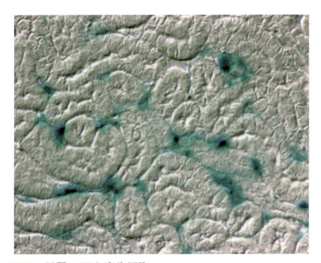

図1　間質のEPO産生細胞
尿細管周囲の間質の胎児期の神経堤由来の細胞（写真内の青色）が，EPOを産生している（京都大学・柳田素子先生の御厚意による）．文献1より転載

文献
1）南学正臣：腎性貧血．日内会誌，101：1318-1324，2012

2 EPO産生のメカニズム

　EPO産生細胞では転写因子である低酸素誘導因子HIF（hypoxia-inducible factor）-2αが発現しています．通常の酸素状態ですと，PHD（prolyl hydroxylase）が，HIF-2αを水酸化します．この水酸化HIF-2αは **von Hippel Lindau タンパク質（pVHL）** に認識されてすみやかに分解されます．すなわち酸素濃度が充分ある状況では，EPOの産生は刺激されません．
　一方，酸素供給が低下しますと酸素濃度依存性にPHDの活性が低下します．その結果，HIF-2αが細胞内に蓄積し，EPO遺伝子の転写因子を活性化しEPOの産生を促すことになります（図2）．
　このようにEPO産生のメカニズムも明らかになり，EPO刺激薬も開発されてきています．

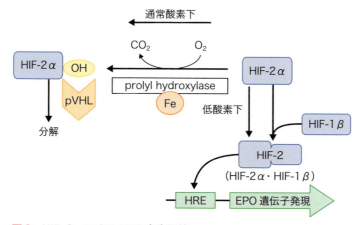

図2　HIF-2αによるEPO産生調節
HIF-2αはHIF-1βとヘテロ二量体を形成してDNA上のHREに結合します．その結果，EPO遺伝子が活性化されます．文献1を参考に作成

文献
1）南学正臣：腎性貧血．日内会誌，101：1318-1324，2012

3 腎性貧血の原因

図3は，横軸に腎機能（Ccr）と縦軸にヘマトクリット，ヘモグロビン，EPO濃度の関係を示したものです．Ccrが40 mL/分前後まで低下しても，ヘマトクリット，ヘモグロビンには変化はみられません．このときに，EPO濃度はわずかに上昇しています．

Ccrの低下がさらに進行して20 mL/分前後になると，ヘマトクリット35％程度，ヘモグロビン11 g/dL程度の貧血が生じます．一般的に透析療法が必要となるCcr 10 mL/分未満で，ヘモグロビン8 g/dL程度になります．

末期腎不全では，これまでEPO産生細胞が死滅し不可逆性であると考えられてきました．しかし，最近，透析患者にHIF-2αの活性化薬（**EPO刺激薬**）を投与すると，血中EPO濃度が上昇し，腎性貧血が改善することがわかりました．すなわち，何らかの機序によって，EPOの遺伝子が抑制されていることを示しています．そこで，HIF-2αの働きを阻害している物質として**尿毒症物質**が検討されました．

A エリスロポエチンとヘマトクリット

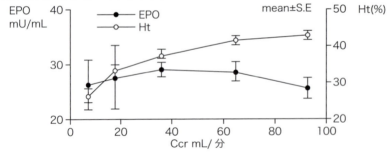

B エリスロポエチンとヘモグロビン

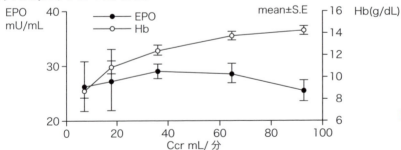

図3 腎機能障害と血清エリスロポエチン
文献1より引用

文献

1) 原　茂子：腎性貧血．日内会誌，88：1029-1034，1999

4 尿毒症物質：インドキシル硫酸

　最近，尿毒素物質の代表である**インドキシル硫酸**がHIFの活性化を抑制し，EPO産生阻害を引き起こすことが明らかにされました（図4）．

　EPO刺激薬であるCoCl$_2$（塩化コバルト）を投与しておくと血中EPO濃度が上昇します．この状態でインドキシル硫酸の濃度を上昇させると，EPOの産生が抑制されました．すなわち，腎性貧血の本態は，腎機能低下によって蓄積したインドキシル硫酸（尿毒症物質）であることがわかりました．

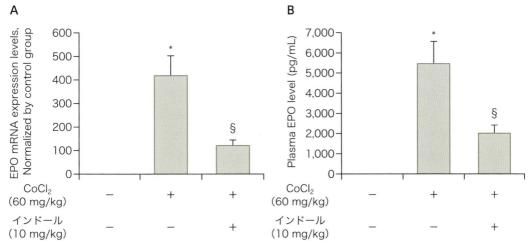

図4　尿毒素によるEPO産生抑制
ラットにEPO刺激薬であるCoCl$_2$を投与すると，腎臓でのEPO産生（A）および血中のEPO濃度（B）が上昇する．しかし，同時にインドールを投与して血中のインドキシル硫酸の濃度を上昇させておくと，EPOの産生増加が抑制される．図は文献1，図解説は文献2より引用

文献
1) Chiang CK, et al：Indoxyl sulfate, a representative uremic toxin, suppresses erythropoietin production in a HIF-dependent manner. Lab Invest, 91：1564-1571, 2011
2) 南学正臣：腎性貧血. 日内会誌, 101：1318-1324, 2012

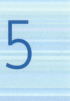 インドキシル硫酸の代謝

　摂取されたタンパク質は，腸管でアミノ酸まで分解されます．アミノ酸のなかでも特に，**トリプトファンは腸内細菌によってインドール**に変化し，**チロシンはp-クレゾール**に変化します．両者とも尿毒症物質とされています．p-クレゾールは，p-クレジル硫酸に変換され，腎臓の尿細管細胞に存在する**有機酸アニオントランスポーター**（organic anion transporter：OAT）によって尿細管細胞内に取り込まれ，その後尿中に排泄されます．一方，トリプトファンからのインドールは腸管から吸収され門脈を経由して肝臓に到達します．肝細胞内で**チトクロムP450**〔**CYP2A6**：（テガフール，ニコチンの代謝に関連），**CYP2E1**：（ハロタン，エンフルラン，アセトアミノフェン，アセトン，エタノール，トルエン，ベンゼンの代謝に関連）〕によって**インドキシル**に変換されます．さらに，硫酸基転移酵素（sulphate transferase 1A1：SULT1A1）によって，**インドキシル硫酸**になります．通常，このインドキシル硫酸はp-クレジル硫酸と同様にOATによって尿細管内に取り込まれ，その後尿中に分泌されます（**図5**）．

　インドールのもととなるトリプトファンは，必須アミノ酸ですので，食事から摂取する必要があります．セロトニン，メラトニンの材料になります．1日摂取量は，体重1 kgあたり2 mgとされています．体重50 kgの人は，約100 mgが必要量になります．魚（鰹，鮪）には100 gあたり300 mg程度，肉類には100 gあたり250 mg程度が含まれています．過剰摂取と腸管内の細菌叢によっては，インドールの産生量が高値となる可能性もあり，食事療法が必要になる場合もあります．

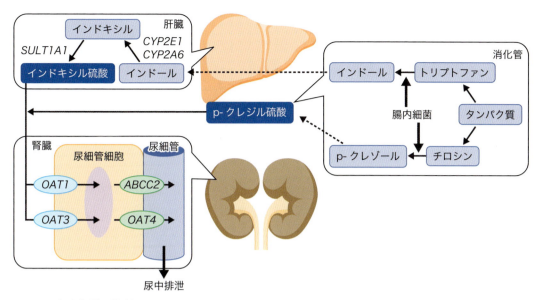

図5 尿毒症物質の代謝
文献1より引用

文献
1）インドキシル硫酸産生阻害薬〜腎保護作用を有する尿毒症治療薬の開発：https://shingi.jst.go.jp/past_abst/abst/p/13/1368/astep_14.pdf

〈症例のつづき〉

この患者の貧血に関して，血清クレアチニン値が2.0 mg/dL，eGFR 約30 mL/分/1.73 m^{2}であり，尿毒症物質が大量に蓄積していることは考えがたい状況です．その状況でHb 7.6 g/dLと貧血が存在します．簡単な目安として，透析を必要とする末期腎不全の血清クレアチニン値が，7.0～8.0 mg/dLでHbが7.0～8.0 g/dLレベルのことが多いようです．この患者では，腎機能低下の程度が軽いのに，貧血が進行しています．このような解離をみた際には，血液疾患（異常）を考慮する必要があります．

浮腫があり，尿タンパク5.0 g/日，潜血反応3（+），Alb 2.8 g/dLであり，ネフローゼ症候群に合致します．すなわち糸球体障害が強く考えられます．さらに，潜血反応3（+）であることから基底膜病変とメサンジウム病変が混在している可能性もあります．腎機能低下がありますので，糸球体病変と同時に間質病変も生じている可能性もあります．
原因不明の貧血，ネフローゼ症候群，腎障害を起こす病態として免疫グロブリン異常症（多発性骨髄腫，MGUS，AL型アミロイドーシス）を精査する必要があります．

追加検査の結果

血中・尿中免疫電気泳動では，κ鎖が陽性でした．骨髄穿刺検査では，異形性のある形質細胞が43.2％を占めていたため，多発性骨髄腫の基準に合致します．また，CRAB症状（第Ⅰ部 16 多発性骨髄腫とMGUS参照）としては，Renal（R）とAnemia（A）が合致します．Calcium（C）異常はありませんでしたが，頭部X線検査で，骨融解像がありBone（B）も合致しました．

心障害（前胸部不快感），心尖部にLevine 2/6の収縮期雑音に関しては，心エコー検査を行いました．左室のびまん性の肥大と僧帽弁閉鎖不全があり，ejection fraction（EF）は，0.54でした．

腎生検では，多くの糸球体のメサンジウム領域に結節性病変がみられました（図6 →）．さらに，間質の浮腫，尿細管基底膜の肥厚がありました．蛍光抗体法では，結節病変に一致してκ鎖が沈着していました．さらにボウマン嚢の基底膜，尿細管の基底膜にもκ鎖が沈着していました．congo red染色は陰性であり，アミロイドは否定されました．
診断としては，
①多発性骨髄腫
②軽鎖沈着腎症（light chain nephropathy）κ鎖
の2つがあげられます．

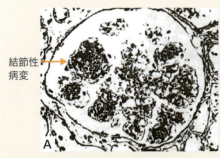
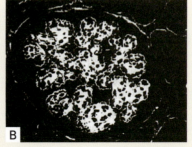

結節性病変

図6　本症例の腎生検
A) 光学顕微鏡による観察．→は結節性病変を示す．B) 蛍光抗体法による観察．文献1より転載

その後の治療

治療としては,
- メルファラン（アルケラン®）4 mg/日　4日間，シクロホスファミド（エンドキサン®）100 mg/日　4日間
- ビンクリスチン（オンコビン®）1 mg/日　1日，プレドニゾロン 40 mg/日　4日間

のMEVP療法を開始し，当初は月1回，3年後から2カ月に1回を継続しました．
3カ月後から尿タンパク量が減少し，9カ月後にはネフローゼ症候群は寛解状態になりました．70カ月（5年8カ月後）に尿タンパク 0.1 g/日，Alb 3.7 g/dL，血清クレアチニン 1.0 mg/dL，尿中・血中免疫電気泳動 正常，骨髄穿刺検査は形質細胞 9.0％の状態で，患者の同意を得て再度腎生検を行いました（図7）．
軽度のメサンジウム細胞の増加はありますが，結節性病変は完全に消失していました．蛍光抗体法でもκ鎖の沈着もありませんでした（図8）．すなわち，結節性病変が可逆性であることが証明されました．血液学的な寛解状態によって腎病変も寛解状態になることがわかりました．

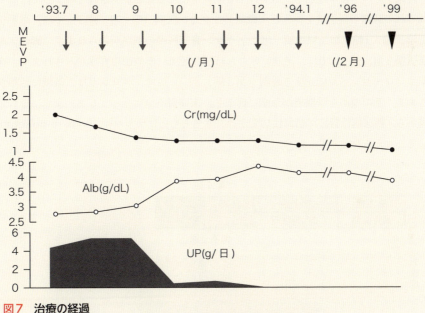

図7　治療の経過
➡ は月1回，▶ は2カ月に1回行ったMEVP療法を示す．文献1より転載

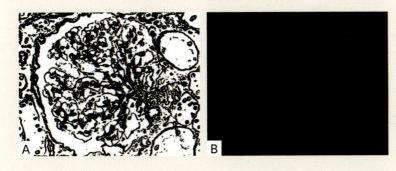

図8　治療後の腎生検
A）光学顕微鏡による観察．B）蛍光抗体法による観察．結節性病変は消失し，κ鎖の沈着もみられませんでした．文献1より転載

文献

1) Komatsuda A, et al: Disappearance of nodular mesangial lesions in a patient with light chain nephropathy after long-term chemotherapy. Am J Kidney Dis, 35: E9, 2000

6 結節性病変は，糖尿病性腎症でも軽鎖沈着腎症でも可逆性である

　糸球体に結節性病変を生じる疾患として①糖尿病性腎症，②アミロイド腎症，③軽鎖沈着腎症，重鎖沈着腎症，④特発性結節性糸球体硬化症があります．

　1998年に，画期的なデータが発表されました（図9）[1]．それまでは，糖尿病のコントロールが不良の期間がおよそ7年程度で，微量アルブミン尿の時期から顕性アルブミン症となり，しだいに尿タンパク量が増加し，ネフローゼ症候群になることが示されていました．

　それぞれの時期で腎生検を行うと，微量アルブミン尿期（第1期，図9）では，尿細管基底膜の肥厚，輸入/輸出細動脈の硝子化，ボウマン嚢基底膜の肥厚がみられます．顕性アルブミン尿期（第2期，図9）では，メサンギウム基質の増加，小結節の形成がみられます．タンパク尿がネフローゼレベルに達する時期（第3期，図9）には，メサンギウム領域に結節が多数存在します．その頃から腎機能が急激に低下し，末期腎不全に至ってしまいます．これらの臨床経過から，糖尿病性腎症で結節性病変が存在するともとに戻らない（point of no return）ものとしてとらえられてきました．

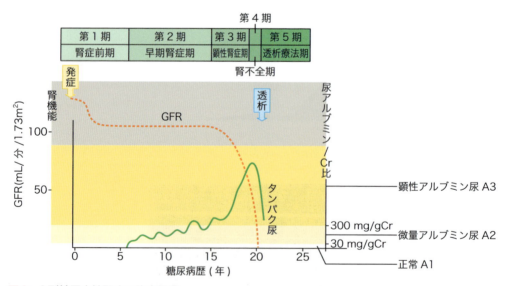

図9　2型糖尿病性腎症の臨床経過
文献1より引用

1998年にFiorettoらによって，膵臓移植後に血糖値を5年以上にわたり厳格にコントロールすると，約10年で結節性病変は消失し，メサンギウム基質の増加も軽快することが示されました[2]．

文献

1）「糖尿病性腎症－発症・進展機序と治療」（槇野博史／編著），p122，診断と治療社，1999

2）Fioretto P, et al. Reversal of lesions of diabetic nephropathy after pancreas transplantation. N Engl J Med, 339：69-75, 1998

〈症例のつづき〉

今回の症例も多発性骨髄腫の治療を3年にわたり行い，血中の異常軽鎖を消失させ約6年経過すると，軽鎖沈着による結節性病変は消失することを示しています．化学療法を行う意義が明らかになりました．

症例のまとめ

1998年に糖尿病性腎症の結節性病変が消失しうることが報告されましたが，2000年に軽鎖沈着腎症でも適切な治療により結節性病変か消失することを世界に先駆けてわれわれが報告[1]しました．

文献

1）Komatsuda A, et al：Disappearance of nodular mesangial lesions in a patient with light chain nephropathy after long-term chemotherapy. Am J Kidney Dis, 35：E9, 2000

第Ⅴ部　ケーススタディ

症例

5 治療により安定している結節性病変を呈した軽鎖沈着症

症例5　42歳の男性

主訴：浮腫

家族歴：特になし

既往歴：30歳頃から，ときどき不整脈を自覚していた．40歳，急性肝炎．1年前から高血圧を指摘されたが放置．

現病歴：6カ月前に両下腿の浮腫に気づき，前病院を受診し，タンパク尿 3.94 g/gCr，アルブミン 2.8 g/dL，Cr 2.36 mg/dL を指摘．腎生検を施行し糸球体結節性病変があり，腎機能低下が進行してきたため紹介入院となった．

入院時身体所見：血圧 128/68 mmHg，脈拍 68回/分・整．SpO$_2$ 98%，両下腿の浮腫 2＋．

表　入院時検査所見

赤沈（mm/時）		98
検尿	タンパク	5.0 g/日
	糖	（－）
	潜血反応	3（＋）
尿沈渣	赤血球	25～50/HPF
血液検査	赤血球	415万/μL
	Ht	40.9%
	Hb	13.3 g/dL
	白血球	7,900/μL
	血小板	22万/μL

	AST	15 IU/L
	ALT	15 IU/L
	LDH	235 IU/L
	Al-p	64 IU/L
	T-Chol	196 mg/dL
	TP	5.3 g/dL
	Alb	3.6 g/dL
血液生化学検査	BUN	29 mg/dL
	Cr	4.43 mg/dL
	eGFR	13.0 mL/分/1.73 m²
	Na	146 mEq/L
	K	4.3 mEq/L
	Cl	108 mEq/L
	Ca	9.5 mg/dL
	iP	4.0 mg/dL

	CRP	0.1 mg/dL
	RF	（－）
	ANA	（－）
	IgG	437 mg/dL
血清検査	IgA	43 mg/dL
	IgM	99 mg/dL
	C3	77.8 mg/dL
	C4	19.2 mg/dL
	CH50	35.5 U/mL
免疫電気泳動,血清,尿　陰性	遊離軽鎖（free light chain）	
	κ鎖	147.0 mg/L
	λ鎖	15.0 mg/L
	NT-pro BNP	771 pg/mL（<125）

問題点のリストアップ

① 前胸部不快感
② 赤沈亢進
③ タンパク尿 5.0 g/日，潜血反応陽性　→　ネフローゼ症候群 糸球体結節性病変
④ 腎機能低下（eGFR 13.0 mL/分/1.73 m²）CKD 5
⑤ IgG，IgA 低下
⑥ 遊離軽鎖（free light chain）κ鎖上昇
⑦ NT-proBNP 上昇

グループ化

① 心障害（前胸部不快感，NT-proBNP 上昇）
② 腎障害（ネフローゼ症候群 糸球体結節性病変，腎機能低下 CKD 5）
③ 免疫グロブリン異常（IgG 低下，IgA 低下，遊離軽鎖 κ鎖上昇）

特異性の高い順

① 腎障害（ネフローゼ症候群 糸球体結節性病変，腎機能低下 CKD 5）
② 免疫グロブリン異常（IgG 低下，IgA 低下，遊離軽鎖 κ鎖上昇）
③ 心障害（前胸部不快感，NT-proBNP 上昇）

1 CKD重症度分類

　CKDは，2002年からアメリカから提唱された考え方です．その定義として，①尿異常が存在するか，腎臓の形態異常が存在すること，あるいは②推算GFR（eGFR）60 mL/分/1.73 m^{2}体表面積（以下単位省略）未満の状態が，3カ月以上持続した場合にCKDと診断します．これにあてはまれば，「あなたは，**慢性腎臓病**です」と説明することができます．最近では，**CKDの重症度分類**（表1）が行われ，グレード（縦軸）としてeGFR≧90はG1，eGFR 60〜89がG2，eGFR 45〜59がG3a，eGFR 30〜44がG3b，eGFR 15〜29がG4，eGFR＜15がG5と腎機能（eGFR）によって評価します．さらに活動性（activity，横軸）として，タンパク尿（g/gCr）＜0.15をA1，タンパク尿（g/gCr）0.15〜0.49をA2，タンパク尿（g/gCr）≧0.50をA3と分類し，グレード（G）と活動性（A）によって，例えば，G4A3などのように個々の患者の重症度を判定します．Gの進行した群では，腎不全になりやすく，またAの大きい群も進行しやすいことが示され，危険度の高いものは赤（■）でマークされています．

　わが国では，高齢者が増加していることから，eGFR60未満のグレード3以上のCKD患者数は成人人口の約11％，約1,100万人と膨大な人数が推定されています．

表1 かかりつけ医から腎臓専門医・専門医療機関への紹介基準

原疾患	尿タンパク区分			A1	A2	A3
糖尿病	尿アルブミン定量（mg/日）尿アルブミン/Cr比（mg/gCr）			正常	微量アルブミン尿	顕性アルブミン尿
				30未満	30〜299	300以上
高血圧腎炎多発性嚢胞腎その他	尿タンパク定量（g/日）尿タンパク/Cr比（g/gCr）			正常（−）	軽度タンパク尿（±）	高度タンパク尿（＋〜）
				0.15未満	0.15〜0.49	0.50以上
GFR区分（mL/分/1.73 m²）	G1	正常または高値	≧90		血尿＋なら紹介，タンパク尿のみならば生活指導・診療継続	紹介
	G2	正常または軽度低下	60〜89		血尿＋なら紹介，タンパク尿のみならば生活指導・診療継続	紹介
	G3a	軽度〜中等度低下	45〜59	40歳未満は紹介，40歳以上は生活指導・診療継続	紹介	紹介
	G3b	中等度〜高度低下	30〜44	紹介	紹介	紹介
	G4	高度低下	15〜29	紹介	紹介	紹介
	G5	末期腎不全	＜15	紹介	紹介	紹介

上記以外に，3カ月以内に30%以上の腎機能の悪化を認める場合は速やかに紹介．
上記基準ならびに地域の状況などを考慮し，かかりつけ医が紹介を判断し，かかりつけ医と腎臓専門医・専門医療機関で逆紹介や併診などの受診形態を検討する．

> **腎臓専門医・専門医療機関への紹介目的（原疾患を問わない）**
>
> 1）血尿，タンパク尿，腎機能低下の原因精査
> 2）進展抑制目的の治療強化（治療抵抗性のタンパク尿（顕性アルブミン尿），腎機能低下，高血圧に対する治療の見直し，二次性高血圧の鑑別など）
> 3）保存期腎不全の管理，腎代替療法の導入

> **原疾患に糖尿病がある場合**
>
> 1）腎臓内科医・専門医療機関の紹介基準に当てはまる場合で，原疾患に糖尿病がある場合にはさらに糖尿病専門医・専門医療機関への紹介を考慮する．
> 2）それ以外でも以下の場合には糖尿病専門医・専門医療機関への紹介を考慮する．
> ①糖尿病治療方針の決定に専門的知識（3カ月以上の治療でもHbA1cの目標値に達しない，薬剤選択，食事運動療法指導など）を要する場合
> ②糖尿病合併症（網膜症，神経障害，冠動脈疾患，脳血管疾患，末梢動脈疾患など）発症のハイリスク患者（血糖・血圧・脂質・体重等の難治例）である場合
> ③上記糖尿病合併症を発症している場合
> なお，詳細は「糖尿病治療ガイド」を参照のこと

（作成：日本腎臓学会，監修：日本医師会）

文献1より転載

文献

1）「エビデンスに基づくCKD診療ガイドライン2018」（日本腎臓学会/編），東京医学社，2018

〈症例のつづき〉

　　この患者では，Cr 4.43 mg/dL，eGFR 13.0 mL/分/1.73 m²，尿タンパク量5.0 g/日であり，6カ月以上続いていますので，CKD G5A3に相当します．しかもネフローゼ症候群であり，糸球体病変があります．実際に前医での腎生検で結節性病変が存在していました．

2 糸球体結節性病変

　糸球体に結節性病変が生じる疾患として，①糖尿病性腎症，②アミロイド腎症，③軽鎖沈着症（light chain deposition disease：LCDD，特に light chain nephropathy）および重鎖沈着症（heavy chain deposition disease：HCDD），④膜性増殖性糸球体腎炎，⑤ collagenofibrotic glomerulopathy，⑥二硫化炭素中毒，⑦ING（idiopathic nodular glomerulosclerosis）があります．

　最も有名なものは，**糖尿病性腎症**です．この結節病変を **Kimmelstiel-Wilson** 病変（結節）と呼んでいます．高血糖状態が持続しますと，糸球体基底膜（glomerular basement membrance：GBM）あるいはメサンギウム領域で細胞外基質の**Ⅳ型コラーゲン**が増加します．高血糖状態がさらに続くと，Ⅴ型，Ⅵ型コラーゲンも増加します．また，**ラミニンやフィブロネクチン**も増加します．結節の形成には，これらの成分が増加・蓄積することが示されていました．最近では，細胞外基質の増加に関する遺伝子の活性化メカニズムも解明されてきています（図1）[1]．

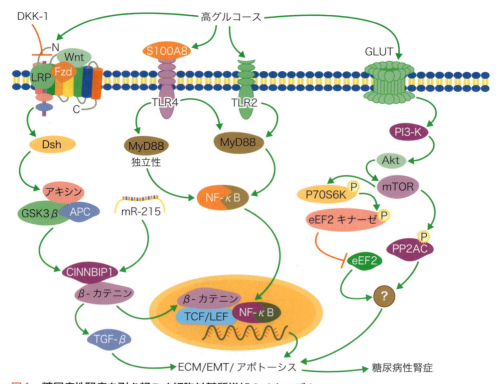

図1　糖尿病性腎症を引き起こす細胞外基質増加のメカニズム
3つのシグナル系があります．Wntタンパク/β-カテニン系，TLR系，PI3-K/Akt/mTOR系です．文献1より引用

さらに2007年に，Gongらによって，糖尿病性腎症の患者の約半数で結節性病変にアミリン（amylin）が沈着していることが示されました（図2）[2]．

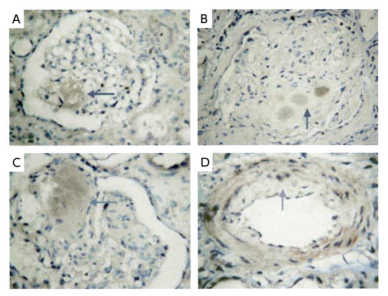

図2　腎臓の結節性病変に沈着するアミリン
→にアミリンの沈着がみられる．文献1より転載

文献

1) Hu C, et al：Insights into the Mechanisms Involved in the Expression and Regulation of Extracellular Matrix Proteins in Diabetic Nephropathy. Curr Med Chem, 22：2858-2870, 2015
2) Gong W, et al：Amylin deposition in the kidney of patients with diabetic nephropathy. Kidney Int, 72：213-218, 2007

3 アミリン（IAPP）

　アミリン（islet amyloid polypeptide：IAPP）は，膵臓のラ氏島β細胞で87個のアミノ酸からなるプレプロホルモン（preprohormon）として合成され，ゴルジ小体で67個のアミノ酸になり（prohormon），その後37個のアミノ酸となり成熟します．インスリンと一緒に分泌顆粒内に貯留されており，インスリン量の1〜2％程度とされています．**インスリン**が分泌されるときに，一緒に血中に分泌されます．インスリンは，細胞内にグルコースを入れ，血糖値を低下させます．一方**グルカゴン**は，グルコースを新生し血糖値を上昇させます．アミリンはグルカゴンの作用を抑制します．また，食欲を低下させることから肥満症の治療薬として考慮されたこともありました．

　20〜29位のアミノ酸配列は，βシート構造をとっており，アミロイド線維を形成します（図3）．β細胞内にアミロイドが蓄積するとインスリン分泌の機能不全が生じ，糖尿病が悪化します．緩徐進行（**slowly progressive type**）のⅡ型糖尿病で**抗GAD抗体**〔GAD：glutamic acid decarboxylase（グルタミン酸脱炭酸酵素）〕の存在しない患者では，アミリンによるβ細胞でのアミロイド線維蓄積による可能性も指摘されています．実際に，日本人Ⅱ型糖尿病の約4％でアミリン遺伝子のミスセンス変異（S20G）によることが報告[2]されています．

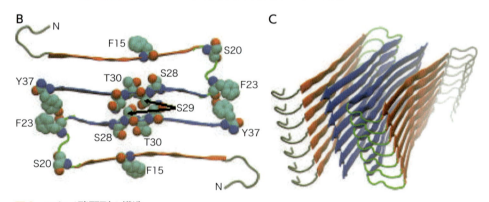

図3　アミノ酸配列の構造
A）アミリンの一次構造，B）アミリンの立体構造と重合のメカニズム，C）アミリンの重合によるアミロイド線維の形成．文献1より転載

文献
1）Akter R, et al. Islet Amyloid Polypeptide: Structure, Function, and Pathophysiology. J Diabetes Res：Volume 2016, Article ID 2798269, 18 pages, 2016
2）Sakagashira S, et al：Missense mutation of amylin gene (S20G) in Japanese NIDDM patients. Diabetes, 45：1279-1281, 1996

4 原因不明の結節性病変（ING）

　1959年に糖尿病のない患者で糖尿病性腎症に特徴的なKimmelstiel–Wilson結節がみられた症例報告[1]がありました．しかし，アミロイド腎症や軽鎖沈着腎症の診断が不確実な時代であり，疾患概念として定着はしていませんでした．1990年以降は，congo red染色や蛍光抗体法が安定して行われ，それらすべてを除外して，原因不明の結節性病変をING（idiopathic nodular glomerulosclerosis）という名称で呼ぶようになりました．その後，2002年には，Markowitzらは，高血圧と喫煙が関与していることを報告[2]しました．2007年には，Nasrらも高度の喫煙との関連を指摘[3]しています．2008年にもLiらは，高血圧，肥満，喫煙と関連が深いことを報告[4]しています．10年以上の長期間にわたり二硫化炭素（carbon disulphide：CS2）に曝露された10例中8例でタンパク尿を認め，3例では結節性病変を呈していることも報告[5]されました．二硫化炭素は，セロハンやレーヨンの製造過程で溶剤として利用される以外に，タバコの煙にも存在しているようです．

　糖尿病を否定し，アミロイドーシスを否定し，軽鎖沈着症を否定し，二硫化炭素の曝露も否定された場合に，INGと診断されます．しかし，どのような物質が沈着しているのかは，LC–MS/MSで解析する必要があります．

文献

1) Collens WS, et al：Case of a diabetic with a Kimmelstiel–Wilson syndrome and a normal glucose tolerance. Ann Intern Med, 50：1282-1288, 1959

2) Markowitz GS, et al：Idiopathic nodular glomerulosclerosis is a distinct clinicopathologic entity linked to hypertension and smoking. Hum Pathol, 33：826-835, 2002

3) Nash DA Jr, et al：Diabetic glomerulosclerosis without glucose intolerance. Am J Med, 59：191-199, 1975

4) Li W & Verani RR：Idiopathic nodular glomerulosclerosis: a clinicopathologic study of 15 cases. Hum Pathol, 39：1771-1776, 2008

5) Ou S, et al：Renal pathology in patients with occupational exposure to carbon disulphide: A case series. Nephrology (Carlton), 22：755-760, 2017

6) Ellenberg M：Diabetic nephropathy without manifest diabetes. Diabetes, 11：197-201, 1962

7) Strauss FG, et al：Diabetic glomerulosclerosis in the absence of glucose intolerance. Ann Intern Med, 75：239-242, 1971

8) Macrae J, et al：Diabetic nephropathy without hyperglycemia. J Diabet Complications, 4：126-131, 1990

9) Innes A, et al：Diabetic glomerulosclerosis without diabetes mellitus–two case reports and a review of the literature. Nephrol Dial Transplant, 7：642-646, 1992

10) Herzenberg AM, et al：Idiopathic nodular glomerulosclerosis. Am J Kidney Dis, 34：560-564, 1999

11) Nasr SH & D'Agati VD：Nodular glomerulosclerosis in the nondiabetic smoker. J Am Soc Nephrol, 18：2032-2036, 2007

5 NT-proBNP

　心収縮力低下（心不全）のマーカーとしてNT-proBNPがあります．**ANP**（**atrial natri-uretic peptide**：心房性ナトリウム利尿ペプチド）と**BNP**（**brain natriuretic peptide**：脳性ナトリウム利尿ペプチド）は，染色体1p36.2に縦につながった位置に存在しています．ANPはpro-ANPから切断され心房に主に存在しています．一方，BNPは心室心筋細胞で，26個のアミノ酸からなるシグナル部分と108個のproBNPの結合体（pre-proBNP）として産生され，シグナル部分とproBNP部分とに切断されます．その後，1-76個のアミノ酸からなる**NT-proBNP**とBNP（77-108）に切断され血中に放出されます（図4）．BNPの半減期は約20分と短いのですが，NT-proBNPの半減期は120分です．

　BNPは受容体に結合して処理されますが，NT-proBNPは腎臓から排泄されます．そのため腎機能の影響を受け，腎不全では血中濃度は上昇します．

　NT-proBNPは，体液量の増加，心収縮力の低下（心不全）の指標になるため，心不全の診断に関して，75歳未満では125 pg/mL以上，75歳以上では，450 pg/mL以上が基準となっています．腎不全の患者では，NT-proBNPが上昇するため心機能の評価には困難になる場合もあります．

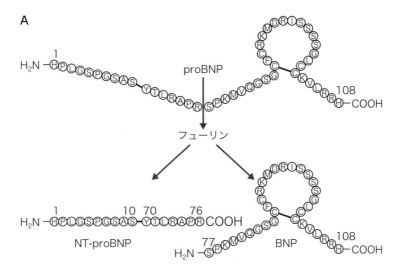

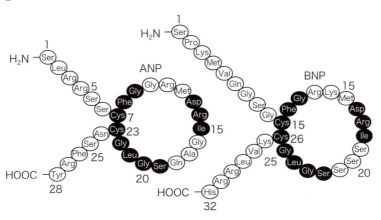

図4 BNPの産生過程とANPとBNPのアミノ酸配列
A) タンパク質分解酵素のフューリンによってNT-proBNPとBNPに切断されます．
B) ANPとBNPのアミノ酸配列．文献1より引用

文献
1) Hall C：Essential biochemistry and physiology of (NT-pro)BNP. Eur J Heart Fail, 6：257-260, 2004

〈症例のつづき〉

透析患者でのNT-proBNPの心血管異常に関するカットオフ値は6,000といわれています．この患者でのeGFRが13.0 mL/分/1.73 m^{2}であることを考慮すると，NT-proBNPが771 pg/mLは，基準値125よりは高値ですが，病的かどうかは判断ができません．

6 トロポニンC（cTnC），トロポニンT（cTnT），トロポニンI（cTnI）

　心筋障害のマーカーとしてトロポニンがあります．筋肉細胞は，アクチンとミオシンの動きで収縮します．実際には，ミオシンがアクチン・トロポミオシン・トロポニンの集合体を滑る形で結合をくり返します．その結果，アクチンとミオシンの結合部分の長さが大きくなります．逆にいえば，アクチンが引き寄せられた形になり収縮することになります．アクチンとミオシンの結合部分に関与しているタンパクがトロポニンになります（図5A）．

　トロポニンは，トロポニンC（Caイオン結合），トロポニンT，トロポニンIの3つの成分で構成されています（図5B）．特に心筋細胞には，**トロポニンT（cTnT），トロポニンI（cTnI）**が多く存在し，心筋のダメージによって血中に流出します．トロポニンは急性心筋壊死のマーカーになっています．

　ただし，腎機能が低下すると心筋障害がなくてもcTnTの方がcTnIより上昇しやすいという欠点があります．透析を行っていない末期腎不全患者の44％でcTnTの値が，99 percentileを超えていますが，cTnIの値の99 percentileを超えているのは，18％でした．血液透析後の変動でも，cTnIは透析後86％まで低下しますが，cTnTは減少することはなく，上昇しました．心筋障害を評価する点ではcTnIが感度，特異度は良好ですが，長期的な予後因子の面では，透析前のcTnT値の方がcTnI値より優れていることが報告[1]されています．

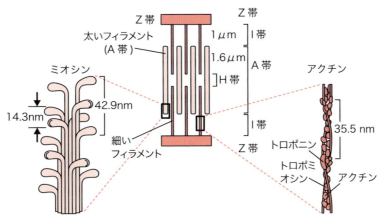

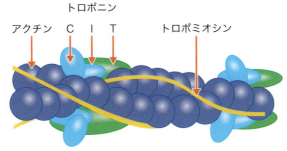

図5 アクチン・ミオシンの関係とトロポニン
A) アクチンとミオシンの関係．アクチンが引き寄せられる形で筋肉が収縮する．B) トロポニンはC, I, Tで構成されている．Aは文献2より改変して転載

文献

1) Wang AY & Lai KN：Use of cardiac biomarkers in end-stage renal disease. J Am Soc Nephrol, 19：1643-1652, 2008
2) II 骨格筋の機能 7骨格筋．「新訂版 図解ワンポイント 生理学」（片野由美，内田勝雄/著），p59，サイオ出版，2015
3) Matsumoto F, et al：Conformational changes of troponin C within the thin filaments detected by neutron scattering. J Mol Biol, 342：1209-1221, 2004

7 FLC（free light chain）

　免疫グロブリン異常症の発見においてFLC（free light chain：遊離軽鎖）が注目されています．

　免疫グロブリンは重鎖2本と軽鎖2本が結合しています．重鎖は，抗原活性部分のvariable heavy chain（VH）–constant heavy chain 1（CH1）–CH2–CH3で構成されています．一方，軽鎖はvariable light chain（VL）–constant light chain（CL）でできています．**CH1**とCLが結合して重鎖と軽鎖が合体しています．それぞれの部分は立体構造を有していますので，表面に出現した部分のアミノ酸に対しては，抗体ができやすくなっています．一方，内面で隠れた部分には抗体はできにくくなっています．

　そこで，軽鎖のCLの隠れた部分を認識するモノクローナル抗体を作成して定量的に測定できるシステムが開発されました（図6）．それを**free light chain assay**として測定しています．健常人では，κ鎖はモノマーですが，λ鎖はダイマーを形成しやすいために糸球体濾過率が低下し血中に停滞しやすいので，κ鎖濃度（4.2～13.1 mg/L）よりλ鎖濃度（9.2～22.7 mg/L）が高くなっています．それぞれ1日あたり500 mgがリンパ系組織で産生されていますが，ほとんどは，糸球体を通過して尿細管で再吸収されていますが，わずかに尿中に排泄されています．そのため，腎機能低下によってκ鎖，λ鎖ともに血中濃度は上昇します．血液透析患者では，200 mg/L台にまでなりますが，κ/λ比はほぼ均等です．κ/λ比に大きな偏りがある場合は，形質細胞異常が示唆されます．

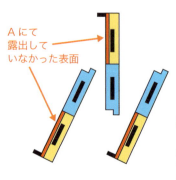

図6　free light chain assayの原理
軽鎖の露出している部分を認識するモノクローナル抗体で遊離軽鎖（FLC）を測定します．文献1を参考に作成

文献

1）「Serum Free Light Chain Analysis Plus Hevylite 7th edition」（The Binding Site），The Binding Site Group Ltd, 2015

〈症例のつづき〉

この患者では，κ鎖147.0 mg/L，λ鎖15.0 mg/Lであり，腎機能低下を考慮しても，λ鎖は基準値内です．そして，difference of FLC（κ鎖－λ鎖）＝132.0 mg/Lであり，κ鎖に偏って産生されていますので，κ鎖の異常な産生亢進があると判断されます．すなわち，多発性骨髄腫あるいは形質細胞異常症が強く疑われます．

前病院での腎生検で結節性病変との診断でしたが，再度，腎生検を行い光学顕微鏡，電子顕微鏡，蛍光抗体法で評価しました．
光学顕微鏡では，メサンギウム基質の著明な拡大と結節が認められました．一方で，メサンギウム細胞は増加していません．congo red染色では，糸球体は陰性で，偏光顕微鏡でもapple greenは観察できませんでした．アミロイド沈着はないと判断しました（図7）．
蛍光抗体法を行うとκ鎖（図8A），λ鎖（図8B）でも非特異的な反応であり，沈着の程度と相関しません．用いる抗体を変更して酵素抗体法でも行いましたが，非特異的な反応しかみられませんでした（図8C, D）．軽鎖の糸球体沈着は，証明できませんでした．

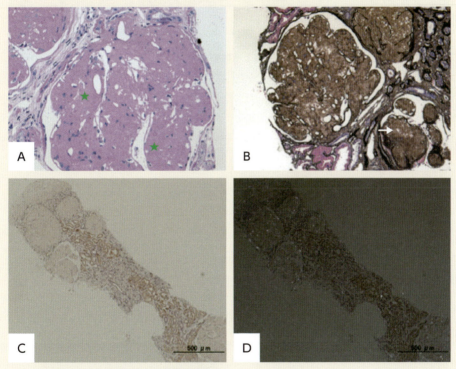

図7　再度行った腎生検の光学顕微鏡観察
A) ★にメサンギウム基質の著明な拡大と結節が認められました．一方で，メサンギウム細胞は増加していませんでした．B) 一部結節性病変（⇨）を呈しています．C) 糸球体でのcongo red染色は陰性．D) 偏光顕微鏡ではapple greenは観察されませんでした．★と⇨は著者追加．文献1より転載

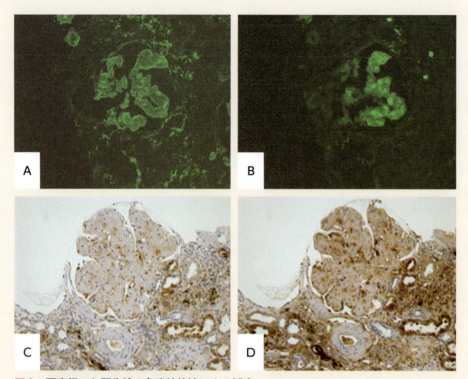

図8 再度行った腎生検の免疫抗体法による観察
A）κ鎖の蛍光抗体法．B）λ鎖の蛍光抗体法．C）κ鎖の酵素抗体法．C）λ鎖の酵素抗体法．文献1より転載

文献

1）Kasagi T, et al：Light Chain Deposition Disease Diagnosed with Laser Micro-dissection, Liquid Chromatography, and Tandem Mass Spectrometry of Nodular Glomerular Lesions. Intern Med, 56：61-66, 2017

8 LC–MS/MS

　糸球体に沈着した物質を調べるためにはLC–MS/MSによる解析を行います．病理標本から沈着した物質をレーザーマイクロダイセクション法で切りとり，一定量の物質を抽出した後に，可溶化してLC–MS/MSで解析します．液体クロマトグラフィ **LC**（**liquid chromatography**）によって不揮発性，熱不安定性，高分子物をイオン強度によって分離します．その後，質量分析計 MS（mass spectrometry）によってそれぞれの分画を質量によって分離します．これが，LC–MSと呼ばれる解析になります．さらに，MSを縦につないだMS/MSでは1つ目の質量分離部（MS1）で特定のイオンを選択し，続くコリジョンセルで不活性ガスと衝突させフラグメンテーションを起こします．そこで生じたフラグメントイオンを2つ目の質量分離部（MS2）で分離し検出します．これら一連の解析をLC–MS/MSと呼んでいます．

〈症例のつづき〉

　この患者では，糸球体の病理標本を熊本大学病院神経内科 アミロイドーシス診療センターに解析を依頼しました．LC-MS/MSの結果（表2）は，IgG kappa chain C region 21％，IGRV3-15*01が13.8％と他のタンパク質成分より明らかに沈着していることがわかりました．すなわち，κ鎖が主体であることが示されました．蛍光抗体法では判定できませんでしたが，LC-MS/MSでκ鎖の沈着が確認されました．

表2　本症例のLC-MS/MSの結果

Accession	Description	%	
P01834	IgG kappa chain C region OS=Homo sapiens	0.1792453	21.370861
M23090	IGKV3-15*01 OS=Homo sapiens	0.1157895	13.805221
P02649	Apolipoprotein E OS= Homo sapiens	0.0788644	9.4027529
P10909-4	Isoform 4 of Clus terin OS=Homo sapiens	0.0336538	4.012444
Q96KK5	Histone H2A type 1-H OS=Homo sapiens	0.03125	3.7258408
Q16777	Histone H2A type 2-C OS=Homo sapiens	0.0310078	3.6969583
P04004	Vitronectin OS=Homo sapiens	0.0292887	3.4920014
P02768	Serum albumin OS=Homo sapiens	0.0279146	3.3281731
O60814	Histone H2B type 1-K OS=Homo sapiens	0.0238095	2.8387359
P02743	Serum amyloid P-component OS=Homo sapiens	0.0179372	2.1385992
P02760	Protein AMBP OS=Homo sapiens	0.0170455	2.0322768
P02748	Complement component C9 OS=Homo sapiens	0.0143113	1.7062885
P02766	Transthyretin OS=Homo sapiens	0.0136054	1.6221348
P68871	Hemoglobin subunit beta OS=Homo sapiens	0.0136054	1.6221348
P67936	Tropomyosin alpha-4 chain OS=Homo sapiens	0.0120968	1.442261
P60709	Actin, cytoplasmic 1 OS=Homo sapiens	0.0106667	1.2717537
AF449617	IGHG2*04 Homo sapiens	0.0102041	1.2166011
M11737	IGKC*03 Homo sapiens	0.0093458	1.1142702
J00228	IGHG1*01 Homo sapiens	0.0090909	1.083881
P08670	Virnentin OS=Homo sapiens	0.0085837	1.0234069

文献1より引用

臨床経過

入院後に，軽鎖沈着症（LCDD）に対してデキサメタゾン 40 mg の治療を行いました．FLC κ 鎖は，147 から 60 mg/L 台まで低下しましたが，その後 130 mg/L 台まで徐々に上昇したため，サリドマイド（サレド®）を併用しました．これによって κ 鎖は 38 mg/L まで低下しました．尿タンパクもほぼ消失し，血清クレアチニン値も 3 年間，4.0 mg/dL 台で安定しています（図9）．化学療法が奏効しました．

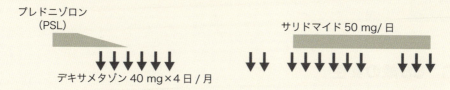

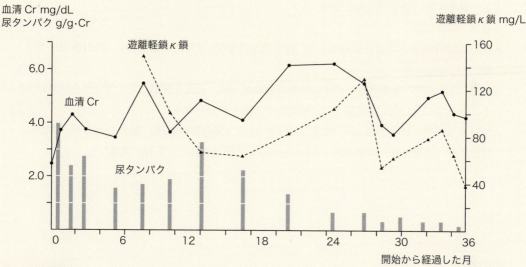

図9 治療経過
文献1より引用

文献

1) Kasagi T, et al：Light Chain Deposition Disease Diagnosed with Laser Micro-dissection, Liquid Chromatography, and Tandem Mass Spectrometry of Nodular Glomerular Lesions. Intern Med, 56：61-66, 2017

症例のまとめ

Randall 型の軽鎖沈着症（LCDD）ですが，通常の蛍光抗体法で診断が確定できない場合には，LC-MS/MS で結節部分の構成タンパク質を検査することによって κ 鎖の沈着が証明された症例です．さらに症例4と同様に化学療法によって臨床的に安定している点も特徴的です．腎不全をきたしている LCDD での治療は，アルキル化薬は使用できないこと，デキサメタゾンが主体となることなど制約があります．新規薬剤としてボルテゾミブ（ベルケイド®）や免疫調節薬の使用をどのように行うのか今後の課題です．

第V部　ケーススタディ

症例 6

膜性腎症を呈するMIDD（monoclonal immunoglobulin deposition disease）

症例6　68歳の女性

主訴：食欲不振，両手の筋肉の痙攣

家族歴：特になし

既往歴：10年前から高血圧を指摘され，降圧薬を内服中．3年前に急性肝炎，急性胆囊炎で治療．

現病歴：3カ月前に食欲不振，両手の筋肉の痙攣があり，近医を受診した．そこで血清クレアチニン値 2.62 mg/dL を指摘され，精査のため紹介入院となった．

入院時身体所見：身長 149 cm，体重 56.7 kg，血圧 150/70 mmHg，脈拍 90回/分．臀部に角化を伴う紅斑あり．両側下肺でfine crackles が聴取された．下腿の浮腫なし．

表　入院時検査所見

検尿	タンパク	（＋）
	尿タンパク量	1.1 g/日
	糖	（－）
	潜血反応	3（＋）
沈渣	赤血球	31〜50/HPF
	白血球	1〜2/HPF
	赤血球円柱	2〜3/LPF
	顆粒円柱	2〜3/LPF
血液検査	赤血球	304万/μL
	Ht	27.0 %
	Hb	9.4 g/dL
	白血球	7,000/μL
	血小板	23.9万/μL

血液生化学検査	AST	25 IU/L
	ALT	19 IU/L
	LDH	222 IU/L
	T-Chol	182 mg/dL
	TP	6.0 g/dL
	Alb	3.7 g/dL
	BUN	32.4 mg/dL
	Cr	2.96 mg/dL
	eGFR	13.0 mL/分/1.73 m²
	尿酸	6.7 mg/dL
	Na	133 mEq/L
	K	3.3 mEq/L
	Cl	92 mEq/L
	Ca	8.6 mg/dL
	iP	5.0 mg/dL

血清検査	CRP	0.1 mg/dL
	RF	（－）
	ANA	80倍
	IgG	1,695 mg/dL
	IgA	289 mg/dL
	IgM	152 mg/dL
	C3	82.2 (60〜115)
	C4	22.2 (15〜45)
	CH50	32.8 (30〜40)
	MPO-ANCA	52 EU (<10)
	PR3-ANCA	陰性

問題点のリストアップ

① タンパク尿，血尿
② 腎機能低下 eGFR 13.0 mL/分/1.73 m^2
③ 貧血（Hb 9.4 g/dL）
④ MPO-ANCA 陽性

特異性の高い順

① MPO-ANCA 陽性
② タンパク尿，血尿，腎機能低下 eGFR 13.0 mL/分/1.73 m^2
③ 貧血（Hb 9.4 g/dL）

1 MPO-ANCA

ANCA（anti-neutrophil cytoplasmic antibody）は，好中球の細胞質に対する自己抗体を意味し，1982年にDaviesが，分節状壊死性糸球体腎炎患者の血清中に存在することを初めて報告[1]しました．**分節状壊死性糸球体腎炎**とは，糸球体の一部分（分節状）に壊死が出現し，その周囲に上皮細胞の増加である半月体が形成される腎炎をさしています．その多くは，数週から数カ月で進行して末期腎不全に至ることから臨床症候として急速進行性糸球体腎炎（rapidly progressive glomerulonephritis：RPGN）とも呼ばれていました．しかし，当時は，腎生検に占める頻度が少なかったために十分な解析は進みませんでした．同じ頃，1985年にWegener肉芽腫症（Wegener granulomatosis：WG）にもANCAが存在することがわかりました[2]．その後，蛍光抗体法で2つのパターン〔peripheral（p）-ANCAとcytoplasmic（c）-ANCA〕が存在することがわかりました．さらにp-ANCAが反応する抗原としてMPO（myeloperoxidase），c-ANCAの主な対応抗原は好中球α顆粒中のセリンプロテアーゼであるPR3（proteinase 3）であることも明らかになりました．MPO-ANCAは，分節状壊死性糸球体腎炎以外に顕微鏡的多発血管炎〔microscopic polyangiitis（MPA）〕とChurg-Strauss症候群（CSS）でも高率に陽性になることが判明しました．一方，PR3-ANCAは，Wegener肉芽腫症で陽性になることが示されました．

その後，MPO-ANCAとPR3-ANCAが陽性となる疾患が多数報告されました（**表1**）．

表1　MPO-ANCAとPR3-ANCAが陽性となる疾患

MPO-ANCA陽性	
①感染症	ブドウ球菌，クラミジア，インフルエンザなど
②膠原病	強皮症腎クリーゼ，ループス腎炎，関節リウマチ，混合性結合組織病
③薬剤性	プロピルチオウラシル，レバミゾール
PR3-ANCA陽性	
①感染症	感染性心内膜炎，クリプトコッカス
②膠原病	潰瘍性大腸炎，IgG4関連疾患
③薬剤	リファンピシン，サラゾスルファピリジン，ヒドララジン，コカイン中毒

文献

1）Davies DJ, et al：Segmental necrotising glomerulonephritis with antineutrophil antibody: possible arbovirus aetiology? Br Med J（Clin Res Ed），285：606，1982

2）van der Woude FJ, et al：Autoantibodies against neutrophils and monocytes: tool for diagnosis and marker of disease activity in Wegener's granulomatosis. Lancet，1：425-429，1985

2 血管炎の概念の変遷

　第Ⅲ部13 抗好中球細胞質抗体（ANCA）とNETsの概念で解説したように細胞死の1つの機序としてNETosisがあり，それが生じると細胞質内のタンパク質あるいは核内物質に対して抗体が形成され，自己抗体性疾患が出現することが想定されています．

　さらにANCAが存在しているときに感染あるいは炎症が生じると炎症のシグナルが持続し，それが血管炎の発症に関与している報告[1]もあります．

　1866年にKussmaulとMaierが結節性動脈周囲炎（periarteritis nodosa）を最初に報告しました．1903年には，その名称が結節性多発動脈炎（polyarteritis nodosa：PAN）に変更されました．これは，動脈周囲だけではなく血管自体に炎症が生じるためです．その後，1923年に結節性多発動脈炎（PAN）は，大動脈から分岐し各臓器に入った血管レベルに病変が生じることから，肉眼的多発動脈炎（macroscopic PAN）と呼ばれ，一方，細動脈から毛細血管レベルの顕微鏡検査でのみ血管炎を確認できる顕微鏡的多発血管炎〔microscopic polyangiitis（MPA）〕に分けられました．1936年には，Wegenerが眼・耳・鼻の炎症所見，肺病変，腎臓などに生じる肉芽腫性血管炎を発表しました．さらに，1951年にはChurgとStraussが，PANのなかから臨床症状として喘息・好酸球増加を伴う一群を分離してChurg–Strauss症候群の臨床概念を提唱しました（図1）．

　最近では，2012年のCHCC（Chapel Hill Consensus Conference）で，Wegener肉芽腫症（WG）は，GPA（granulomatosis with polyangiitis：多発血管炎性肉芽腫症）に，Churg–Strauss症候群は，EGPA（eosinophilic granulomatosis with polyangiitis：好酸球性多発血管炎性肉芽腫症）に変更されました．これらのなかで，ANCA関連疾患として，MPA，EGPA，GPAがあります（図1）．

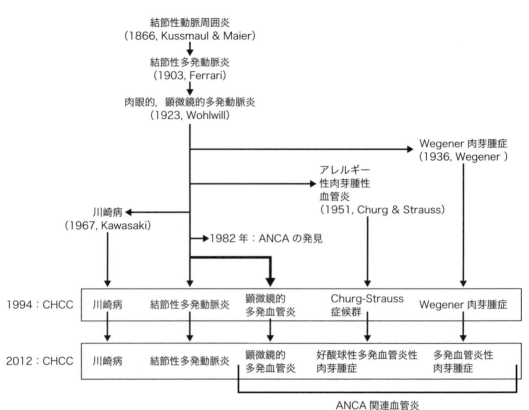

図1　結節性動脈周囲炎を起点とした主な中小型血管炎の疾患概念の変遷
CHCC：Chapel Hill Consensus Conference
文献2より引用

文献

1) Brinkmann V & Zychlinsky A : Neutrophil extracellular traps: is immunity the second function of chromatin? J Cell Biol, 198 : 773-783, 2012
2) 有村義宏：血管炎の最新知見．日内会誌，102：2382-2390，2013

3 糸球体腎炎の病名について

　タンパク尿・血尿の尿異常が存在すると，糸球体腎炎が疑われます．そのような患者を診た場合には，臨床経過と尿所見の臨床症候で5つのタイプに分類しています．

①急性腎炎症候群
②慢性腎炎症候群
③持続性血尿・タンパク尿
④急速進行性腎炎症候群（rapidly progressive glomerulonephritis：RPGN）
⑤ネフローゼ症候群

　になります．そのなかでRPGNは，尿異常があり，腎機能低下が数週〜数カ月の間に進行して腎不全に至る一群をさしています．ANCAが発見されて，RPGNとの関連が明らかになり，最近では，RPGN（ANCA関連疾患）は，腎生検の5〜10％程度まで増加しています．

　このようなRPGNで腎生検を行い，その病理診断として分節性壊死性糸球体腎炎（segmental necrotic glomerulonephritis）あるいは壊死病変の周囲に，上皮細胞の増殖がみられることから半月体形成性糸球体腎炎（crescentic glomerulonephritis）という病名がつきます．細動脈から毛細血管レベルの壊死性病変の所見をとらえたものであり，MPAの腎臓での病理所見と一致します．MPAもANCAが関連しますので，一連の疾患であり，病因論的な診断名として，これらはすべてANCA関連疾患に相当します．

　MPAあるいは分節性壊死性糸球体腎炎あるいは半月体形成性糸球体腎炎はほぼ同一の疾患とみなされています．

第Ⅴ部　ケーススタディ　症例6　膜性腎症を呈するMIDD（monoclonal immunoglobulin deposition disease）　245

〈症例のつづき〉

この患者では，①タンパク尿，血尿，②MPO-ANCA陽性，③腎機能低下 eGFR 13.0 mL/分/1.73 m^2 があり，RPGNの臨床経過で，しかもMPO-ANCA陽性ですので，MPA-半月体形成性糸球体腎炎が最も強く疑われます．できるだけ早めに腎生検を行い，治療法を決定する必要があります．

腎生検の結果

腎生検光学顕微鏡所見：22個の糸球体が得られ，そのうち2個はすでに完全に硬化していました．残りの20個の糸球体のうち5個に細胞性半月体（図2A）がみられ，さらに1個にsegmental necrosis（図2Bの12時方向）がみられました．

PAMS（periodic acid methenamine silver）染色では，基底膜に沿ってbubbling appearanceとスパイク形成（図2C➡）がみられ，これらの所見は，膜性腎症に合致していました（図2C）．後日施行した，電子顕微鏡検査でも基底膜の上皮側に沈着物（図2D➡）が存在し，膜性腎症の所見でした（図2D）．

以上の光学顕微鏡所見と電子顕微鏡所見からは，**膜性腎症＋半月体形成性糸球体腎炎の合併**と診断されました．

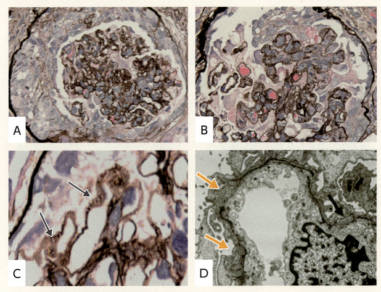

図2 本症例の腎生検の結果
矢印は著者追加．文献1より転載

本症の蛍光抗体法検査の結果

蛍光抗体法検査（図3）では，IgGが基底膜に沿って顆粒状に沈着していることから膜性腎症に合致しました．

しかし，IgGのサブクラスと軽鎖の蛍光抗体法（図4）では，IgG3-λの沈着であることがわかりました．一般的な膜性腎症では，IgG4が優位であり，さらにIgG1，IgG2も共存します．また，κ鎖，λ鎖に偏りがなく両者が，同様のパターンで染色されます．本症の患者は，軽鎖に明らかに偏りがあり，しかもIgGサブクラスでも偏りがあります．IgG3-λのMIDD（monoclonal immunoglobulin deposition disease：単クローン性免疫グロブリン沈着症）という疾患群にあてはまります．

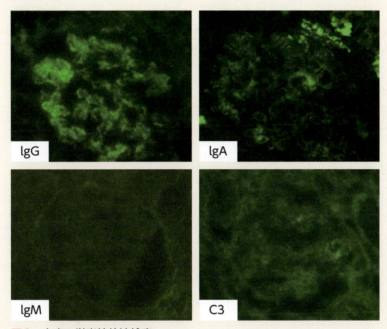

図3 本症の蛍光抗体法検査
文献1より転載

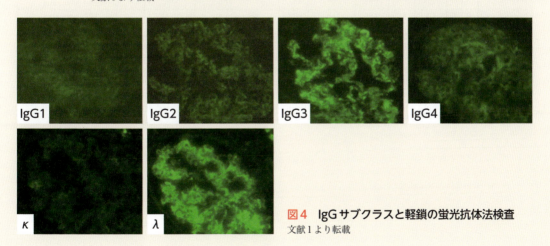

図4 IgGサブクラスと軽鎖の蛍光抗体法検査
文献1より転載

文献

1) Ito A, et al：Myeloperoxidase anti-cytoplasmic antibody related crescentic glomerulonephritis in a patient with IgG3 λ monoclonal immunoglobulin deposition disease with membranous features. Intern Med, 51：2393-2397, 2012

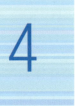

4 膜性腎症の病理所見を呈するMIDD

　2012年までの時点で，以下の16例の報告があります（表2）．特にKomatsudaらは，自験例3例をまとめて，monoclonal immunoglobulin deposition disease with membranous featuresという表現で新しい概念として記載しています．

表2　MIDDの症例報告例

first author	年齢	性別	UP (g/day)	Alb (g/dL)	Cr (mg/dL)	M-protein in sera (IEP)	IF	EM	合併症	治療；効果
Touchard[1]	48	M	NS	n/a	2.74	no IgG3λ (IB)	IgG3λ	subepi, subendo, mes	HTN	Mel, PSL; remission
Evans[2]	81	F	5.5	2.1	1.55	n/a	IgG1κ	subepi	ML (B cell)	CMB, PSL, CPM; dead
Nasr[3]	63	F	2.0	2.7	0.9	IgGλ	IgG1κ	subepi, subendo, mes	HTN	ACE-I; n/a
Komatsuda[4]	44	M	1.7	4	0.7	no	IgG3κ	subepi		mPSL, PSL; decreased proteinuria
	42	M	5.6	2.2	0.69	no	IgG1κ	subepi, subendo		PSL; decreased proteinuria
	24	M	1.9	4.4	0.72	no	IgG3κ	subepi, subendo, mes		PSL; decreased proteinuria
Miura[5]	61	M	1.1 (g/g Cr)	3.8	0.85	no	IgA1λ	subepi	HCV, cancer	Operation, anti-tumor drug; no change
de Seigneux[6]	62	F	3.9	2.2	1.12	IgGλ (IFx)	IgG1λ	subepi, subendo	MGUS	Dex, Thal; remission
Guiard[7]	n/a	n/a	n/a	n/a	n/a	no	IgG1κ	n/a	unknown	PSL; end stage renal failure
	n/a	n/a	n/a	n/a	n/a	IgGλ	IgG1λ	n/a	MM	Mel, PSL; remission
	n/a	n/a	n/a	n/a	n/a	no	IgG1κ	n/a	CLL	CPM, Fludarabine; remission
	n/a	n/a	n/a	n/a	n/a	no	IgG3κ	n/a	unknown	CMB, PSL; remission
	n/a	n/a	n/a	n/a	n/a	no	IgG2κ	n/a	unknown	Rituximab; remission
	n/a	n/a	n/a	n/a	n/a	no	IgG3κ	n/a	unknown	Rituximab; decreased proteinuria
Yamada[8]	63	M	16.0	2.5	1.59	no	IgG1λ	subepi	HCV	PSL, MZB, ARB; decreased proteinura
Present case	68	F	1.1	3.7	2.96	no	IgG3λ	subepi, mes	MPO-ANCA	PSL, ARB; remission

abbreviations: ACE-I: angiotensin converting enzyme-inhibitor, Alb: albumin, ARB: angiotensin receptor blocker, CLL: chronic lymphocytic leukemia, CMB:chlorambucil, CPM: cyclophosphamide, Cr: creatinine, CS: corticosteroid, Dex: dexamethasone, EM: electron microscopic study, HCV: hepatitis C virus infection, HTN: hypertension, IB: immunoblotting method, IF: immunofluorescent study, IFx: immunofixation method, mes: mesangial area, Mel: melphalan, MGUS:monoclonal gammopathy of undetermined significance, ML: malignant lymphoma, MM: multiple myeloma, MPO-ANCA: myeloperoxidase-anti-neutrophil cytoplasmic antibody, mPSL: methylprednisolone, MZB: mizoribine, n/a: not available, NS: nephrotic syndrome, PSL: prednisolone, subendo: subendothelial area, subepi: subepithelial area, Thal: thalidomide, UP: urinary protein.　文献9より引用

〈症例のつづき〉

これまでの報告（表2）の16例のなかで，IgG1が9例，IgG3が9例，IgG2が1例です．軽鎖に関しては，IgGクラス15例中κ鎖が10例，λ鎖は5例とκ鎖が多いようです．16例中にIgA1-λが1例存在します．この患者は，HCV陽性で，さらに大腸癌を有していました．IgA1-λが基底膜の上皮側に顆粒状に沈着している点でユニークな症例になります（第Ⅴ部 症例5参照）．

症例のまとめ

IgG3-λのMIDDの症例でしたが，さらにMPO-ANCA関連腎炎も合併していました．特に病理学的には膜性腎症の所見を呈していました．これまで，膜性腎症とMPO-ANCA関連腎炎の合併例の報告が散見されますが，IgGサブクラスと軽鎖を検討して，MIDDではないことを証明する必要があります．

文献

1）Glassock RJ：The pathogenesis of idiopathic membranous nephropathy: a 50-year odyssey. Am J Kidney Dis, 56：157-167, 2010

2）Imai H, et al：IgG subclasses in patients with membranoproliferative glomerulonephritis, membranous nephropathy, and lupus nephritis. Kidney Int, 51：270-276, 1997

3）Nagahama K, et al：Bucillamine induces membranous glomerulonephritis. Am J Kidney Dis, 39：706-712, 2002

4）Ohtani H, et al：Distribution of glomerular IgG subclass deposits in malignancy-associated membranous nephropathy. Nephrol Dial Transplant, 19：574-579, 2004

5）Komatsuda A, et al：Monoclonal immunoglobulin deposition disease associated with membranous features. Nephrol Dial Transplant, 23：3888-3894, 2008

6）Hanamura K, et al：Detection of myeloperoxidase in membranous nephropathy-like deposits in patients with anti-neutrophil cytoplasmic antibody-associated glomerulonephritis. Hum Pathol, 42：649-658, 2011

7）Malle E, et al：Myeloperoxidase in kidney disease. Kidney Int, 64：1956-1967, 2003

8）Kurata A, et al：Identification of MPO-positive capillaries of the pleura by immunohistochemistry in MPO-ANCA associated vasculitis. Pathol Int, 60：626-629, 2010

9）Ito A, et al：Myeloperoxidase anti-cytoplasmic antibody related crescentic glomerulonephritis in a patient with IgG3 λ monoclonal immunoglobulin deposition disease with membranous features. Intern Med, 51：2393-2397, 2012

10）Miura N, et al：An IgA1-lambda-type monoclonal immunoglobulin deposition disease associated with membranous features in a patient with chronic hepatitis C viral infection and rectal cancer. Clin Exp Nephrol, 14：90-93, 2010

5 MIDDの分類

　Mタンパク性の異常な免疫グロブリンあるいはそれらの断片が沈着する疾患をMIDD（monoclonal immunoglobulin deposition disease）と称しています．沈着する物質を特定するためにまず最初にcongo red染色を行い，陽性であればアミロイド沈着と判断します．陰性の場合は沈着している免疫グロブリンのタイプによって，軽鎖のみであれば軽鎖沈着症（light chain deposition disease：LCDD），重鎖のみであれば重鎖沈着症（heavy chain deposition disease：HCDD）になります．さらに，κ鎖とλ鎖がどちらか一方と重鎖のサブクラスの1種類が沈着しているものを軽鎖重鎖沈着症（light and heavy chain deposition disease：LHCDD）と定義しています．これらは，全身性の場合も腎臓に限局している場合もありますが，腎臓は血管の豊富な組織ですので，全身性の病変を表現していると判断しています．他の臓器への沈着が明らかな症例では，systemic（全身性）という表現をとっています．

　MIDDの病理組織学的所見として，①結節性病変，②膜性腎症型，③メサンジウム増殖型，④混在型に分けられます．

①結節性病変は，LCDDあるいはHCDDに多く，Randall型とも呼ばれています．

②膜性腎症型は，LHCDDに多く，MIDD with membranous featuresと呼ばれています．

③メサンジウム増殖型は，LHCDDに多く，特にmonoclonal IgGの沈着した場合を，PGNMID（proliferative glomerulonephritis with monoclonal IgG deposition）と呼んでいるグループもあります．

　多発性骨髄腫でも合併しますが，多くは多発性骨髄腫の浮腫には至らず，**MGUS（monoclonal gammopathy of undetermined significance）** の段階で腎障害が出現する疾患群を2012年以降，**MGRS（monoclonal gammopathy of renal significance）** と呼ぶようになりました．いろいろな名称がありますが，生じている病態を正確に記載する必要があります．

第Ⅴ部　ケーススタディ

症例 7

低補体血症を合併し比較的若い年齢で発症した重鎖沈着症

症例7　35歳の女性

主訴：下腿の浮腫

家族歴：特になし

既往歴：特になし

現病歴：5カ月前に虫に刺された後から両側の下腿の浮腫が出現した．3カ月前に受診した．検査で低タンパク血症，軽度タンパク尿・血尿がありタンパク漏出性胃腸症を疑われて入院となった．

入院時身体所見：血圧116/60 mmHg，脈拍82回/分．リンパ節腫脹なし．その他異常を認めない．下腿の浮腫+〜2+ pitting edema

表　入院時検査所見

赤沈（mm/時）		132
検尿	タンパク	（+）
	尿タンパク量	0.5 g/日
	糖	（−）
	潜血反応	2（+）
沈渣	赤血球	10〜25/HPF
	白血球	1〜2/HPF
	赤血球円柱	2〜3/LPF
	顆粒円柱	2〜3/LPF
検便	虫卵	（−）
	潜血	（−）

血液検査	赤血球	353万/μL
	Ht	33%
	Hb	9.2 g/dL
	白血球	10,200/μL
	血小板	47.2万/μL
血液生化学検査	AST	27 IU/L
	ALT	24 IU/L
	LDH	83 IU/L
	Al-p	61 IU/L
	T-Chol	132 mg/dL
	TP	5.0 g/dL
	Alb	2.7 g/dL
	BUN	26 mg/dL
	Cr	1.00 mg/dL
	Ccr	79 mL/分

	尿酸	6.7 mg/dL
	Na	140 mEq/L
	K	5.0 mEq/L
	Cl	104 mEq/L
	Ca	8.6 mg/dL
	iP	5.0 mg/dL
血清検査	CRP	5（+）
	RF	（−）
	ANA	（−）
	IgG	736 mg/dL
	IgA	207 mg/dL
	IgM	113 mg/dL
	C3	43（60〜115）
	C4	14（15〜45）
	CH50	13.9（30〜40）

問題点のリストアップ
① 下腿の浮腫
② 低タンパク血症，低アルブミン血症
③ 軽度タンパク尿，潜血反応陽性
④ 貧血（Hb 9.2 g/dL）
⑤ 低補体血症

グループ化
① 下腿の浮腫，低タンパク血症，低アルブミン血症 → タンパク漏出性胃腸症の疑い
② 軽度タンパク尿，潜血反応陽性 → 糸球体腎炎の疑い
③ 低補体血症 → ループス腎炎の疑い
④ 貧血（Hb 9.2 g/dL）

1 タンパク漏出性胃腸症 （PLGE or PLE）

　タンパク漏出性胃腸症（protein losing gastroenteropathy or enteropathy：PLGE or PLE）は，1947 年に初めて Ménétrier 病の患者の胃内に，過剰のアルブミンが漏出することが報告され注目を集めました．その後，消化管疾患としては，Crohn 病，Whipple 病，小腸感染症などで生じ，また，非消化管疾患としては，心臓病，肝臓病，全身性エリテマトーデスなどの膠原病，サルコイドーシスなど多数の疾患で合併することが明らかになりました[1]．

　診断については，^{99m}Tc 標識ヒト血清アルブミンによる画像診断あるいは ^{51}Cr 標識 α_1-anti-trypsin（αAT）クリアランスを行い，消化管からのアルブミンあるいは低分子タンパクの漏出を確認します．

　病態として，
① 胃腸粘膜上皮の異常（炎症，潰瘍，癌）
② 毛細血管透過性の亢進（アレルギー性胃腸炎，膠原病）
③ 腸リンパ系の異常（腸リンパ管拡張症，Whipple 病，悪性リンパ腫，後腹膜線維症）
④ 局所線溶の亢進（Ménétrier 病，びらん性胃炎）
　が考えられています．

　最近，CD55 欠損症（**C**D55 deficiency）の患者で補体活性化（**H**yperactivation of comple-ment），血管性血栓症（**A**ngiopathic thrombosis），タンパク漏出性胃腸症（**P**rotein **L**osing **E**nteropathy）（**CHAPLE症候群**）として報告[2]され，CD55 が遺伝的に欠損することで**異常な補体の活性化が生じる**原因であることが明らかにされました．

文献

1）Greenwald DA：Protein-losing gastroenteropathy.「Sleisenger and Fordtran's Gastrointestinal and Liver Disease. 10th ed. Vol. 1」（Feldman M, et al eds），pp464–470, Saunders, 2016
2）Ozen A, et al：CD55 deficiency, early-onset protein-losing enteropathy, and thrombosis. N Engl J Med, 377：52-61, 2017

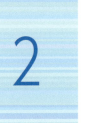

2 補体活性化とCD55，CD59の関係

a) 補体の活性経路

補体の活性経路には，①古典経路，②レクチン経路，③副経路の3通りがあります（図1）．CD55（decay-accelerating factor：DAF，崩壊促進因子）は，①古典経路，②レクチン経路で形成されたC4b2a複合体あるいは③副経路によって生じたC3bBb複合体を細胞表面で抑制しています[1]（図1）．

一方，CD59（membrane inhibitor of reactive lysis：MIRL）はC5が活性化された後のC5b9（membrane attack complex，膜侵襲複合体）の活性化を抑制しています[2]（図2）．CD55やCD59には，補体の活性化を抑制し細胞障害を防止する役割があります．

b) CD55とCD59

補体活性化を抑制するCD55とCD59についてまとめます．

CD55は，1969年にHoffmannによって赤血球表面に存在する補体抑制因子として単離され

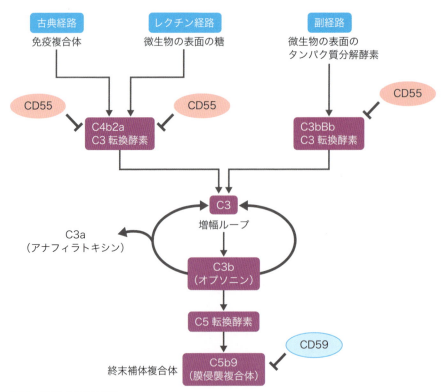

図1 補体の活性経路
文献1より

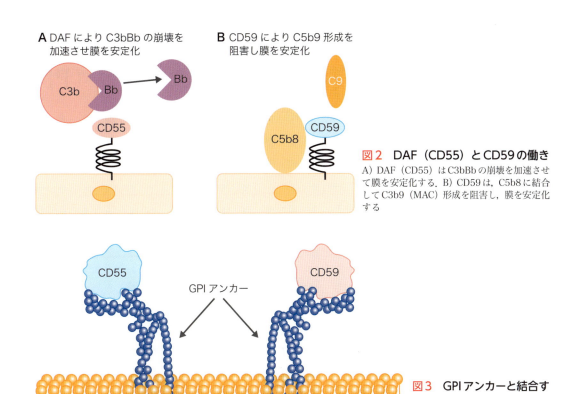

図2 DAF（CD55）とCD59の働き
A）DAF（CD55）はC3bBbの崩壊を加速させて膜を安定化する．B）CD59は，C5b8に結合してC3b9（MAC）形成を阻害し，膜を安定化する

図3 GPIアンカーと結合するCD59，CD55
文献4〜6を参考に作成

ました[3]．CD55遺伝子は，染色体1q32に存在する分子量43 kDaの糖タンパク質ですが，細胞表面では50〜100 kDaの幅があります．**GPI（glycosylphosphatidylinositol）アンカー**と呼ばれる糖脂質により膜に結合している**GPIアンカー型タンパク質**に含まれています（**図3**）．

CD55は赤血球以外に，上皮細胞，内皮細胞の膜表面にも存在しています．さらに，細胞表面のCD55はMMP-7（metalloproteinase-7）によって切断され，可溶性CD55となって血漿，尿，唾液，涙，関節液中に存在しています．ただし主体は，細胞膜上のCD55になります．さらにCD55は，補体系とは独立してT，B，NK（natural killer）細胞，単核球（monocyte），顆粒球（granulocyte）の細胞膜上に存在する**CD97**を介して免疫反応を抑制しています．

CD59は20 kDaのタンパク質で，染色体11p13にある遺伝子でつくられ，赤血球や白血球の膜表面に存在しています．C5b9複合体であるMAC（membrane attack complex of complements）の形成を阻害して細胞溶解を防いでいます．

文献

1) Dho SH, et al：Beyond the Role of CD55 as a Complement Component. Immune Netw, 18：e11, 2018
2) Powell MB, et al：Molecular cloning, chromosomal localization, expression, and functional characterization of the mouse analogue of human CD59. J Immunol, 158：1692-1702, 1997
3) Hoffmann EM：Inhibition of complement by a substance isolated from human erythrocytes. II. Studies on the site and mechanism of action. Immunochemistry, 6：405-419, 1969
4) 一般社団法人 日本PNH研究会：PNHの病態：https://pnhsg.jp/pnh/disease.php
5) Johnson RJ & Hillmen P：Paroxysmal nocturnal haemoglobinuria: nature's gene therapy？ Mol Pathol, 55：145-152, 2002
6) Brodsky R：Paroxysmal Nocturnal Hemoglobinuria．「Hematology - Basic Principles and Practices. 4th ed」（R Hoffman, et al, eds）pp419-427, Elsevier Churchill Livingstone, 2005

3 発作性夜間ヘモグロビン尿症（PNH）とGPIアンカーの合成異常

　発作性夜間ヘモグロビン尿症（paroximal nocturnal hemoglobinuria：PNH）はCoombs試験陰性の溶血性貧血に属します．貧血，黄疸の他に肉眼的ヘモグロビン尿（淡赤色尿〜暗褐色尿）を認めることが多く，時に静脈血栓，出血傾向，易感染性があります．先天発症はありませんが，青壮年を中心に広い年齢層で発症し，わが国では約400名の患者数ときわめて稀な疾患になります．

　PNHの原因として，**GPIアンカー部分**が遺伝子異常で形成されないために，補体活性を制御しているCD55やCD59が細胞表面上に存在できず，感染症などの刺激で補体が活性化された際に制御できなくなり溶血あるいは細胞障害が起こることがわかりました．GPIアンカー型タンパク質は，タンパク質部分とGPIアンカー部分が結合して形成されています（図4）．

　GPIアンカーの生合成は，ホスファチジルイノシトール（PI）にN-アセチルグルコサミン（GlcNAc）がUDP-N-アセチルグルコサミンから転移する反応で始まります．PI:UDP-GlcNAc

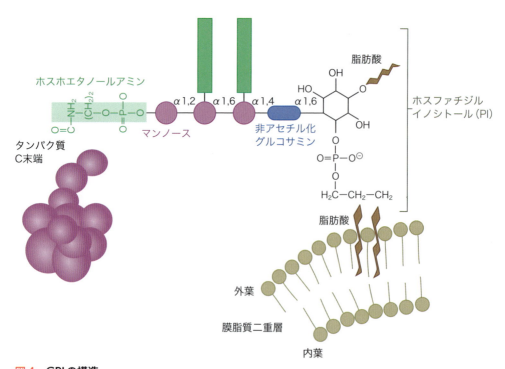

図4　GPIの構造
Nadia Skauli [CC BY-SA 4.0 (https://creativecommons.org/licenses/by-sa/4.0)]：https://commons.wikimedia.org/wiki/File:Glycophosphatidylinositol_anchor.tif

（PIG）とN-アセチルグルコサミン転移酵素（GPI-GnT）結合が最初のステップになります。このPIGは，5つのタンパク質からなる複合体であり，そのなかでも**PIG-A遺伝子**の異常がPNHの原因とされています．PIGの反応のあとにも，9つのステップを経てGPIアンカーが完成しますが，この生合成には20数個の遺伝子が関与していると予想されています．

文献

1）Kinoshita T & Inoue N：Dissecting and manipulating the pathway for glycosylphos-phatidylinositol-anchor biosynthesis. Curr Opin Chem Biol, 4：632-638, 2000

〈症例のつづき〉

この患者では，浮腫，低アルブミン血症の原因として尿タンパク量がネフローゼ症候群には合致しないレベルであり，最初にタンパク漏出性胃腸症（PLE）を疑い，^{51}Cr標識α_1-antitrypsin（αAT）クリアランスを行いましたが，検査時点では陽性所見は得られませんでした．次に，低補体血症，尿異常，貧血があり，ループス腎炎の可能性もあり腎生検を施行しました．

腎生検光学顕微鏡

糸球体では，糸球体の分葉化が目立ち，メサンギウム基質の増加が著明であり，一部結節性病変を呈していました．部分的に膜の二重化も存在し，膜性増殖性糸球体腎炎（mesangial proliferative glomerulonephritis：MPGN）様の所見でした（図5）．congo red染色は陰性でした．

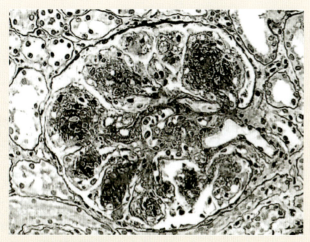

図5　症例の腎生検
文献2より転載

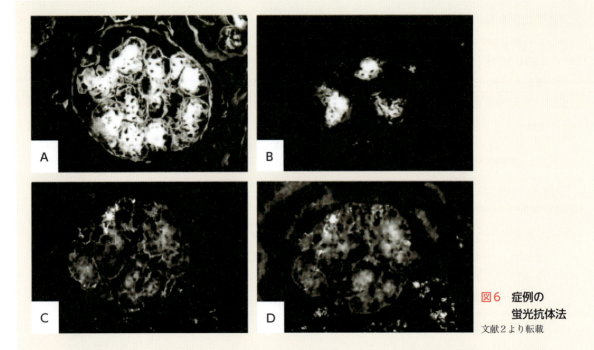

図6 症例の蛍光抗体法
文献2より転載

蛍光抗体法

図6Aは，γ鎖（γ1サブクラス），図6BはC1qが結節部分に強陽性でした．図6Cは，κ鎖，図6Dはλ鎖であり，軽鎖が存在していませんでした．その他，IgA，IgM，amyloid P，amyloid Aも陰性であり，γ鎖（γ1サブクラス）の重鎖沈着症と診断しました．

その後の経過

発症（1989年）から約5年間の経過を観察しました．世界で最初になる症例かもしれず，発表を躊躇していました．しかし，1993年にAucouturierらがNew England of Journal Medicineに2例を報告しましたので，ほとんど同じ内容であり急いで英文で報告しました[1,2]．

この論文[2]を発表して1カ月以内に突然，フランスのAucouturierから手紙が届きました．論文別刷りの請求かと思い，軽い気持ちで手紙を読みましたら「現在，重鎖沈着症（heavy chain deposition disease：HCDD）の原因を研究している最中であるが，共同研究に参加してほしい」ということでした．

そこで，共同研究に参加する旨の返事を書きました．すぐに，何やら血清が送られてきました．「①凍結切片が残っていたらこれらのモノクローナル抗体を希釈して，沈着している蛍光抗体の写真を送ってくれ，②光学顕微鏡観察用の切片を何枚か送ってくれ，③保存血清を送ってくれ」と指示されました．前任地の秋田大学では，腎生検患者の血清と腎生検の凍結切片は−70℃で保存していましたので，これらの要望にすぐに応じることができました．

これらのデータをまとめたものが，文献3になります．

文献

1) Aucouturier P, et al：Brief report: heavy-chain deposition disease. N Engl J Med, 329：1389-1393, 1993
2) Yasuda T, et al：Gamma-heavy chain deposition disease showing nodular glomerulosclerosis. Clin Nephrol, 44：394-399, 1995
3) Moulin B, et al：Nodular glomerulosclerosis with deposition of monoclonal immunoglobulin heavy chains lacking C(H)1. J Am Soc Nephrol, 10：519-528, 1999

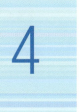

4 重鎖沈着症（HCDD）

Aucouturierとの共同研究が始まり，フランスと日本で重鎖沈着症の4症例を検討しました．全例糖尿病は存在しません．しかし，糸球体に結節性病変がありました（表1）．

表1 各症例の臨床的特徴

症例	性別/年齢	血圧	腎臓の状態 SCr（μmol/L）	タンパク尿（g/d）	血尿	骨髄 形質細胞（%）	骨髄腫	治療	結果
1	男性/58歳	高血圧	130	1	+	14	あり	インターフェロンによるVMCP治療のフォロー	VMCP治療初回終了3カ月間後にタンパク尿の消失
2	男性/71歳	高血圧	280	NS	+	2	なし	未治療	血液透析が必要となるほどの腎機能の進行性悪化，持続性NS
3	男性/51歳	高血圧	133（→450）	NS	+	20	あり	ABSCGによるVAD治療のフォロー	NSの部分寛解および腎機能の改善（ABSCG6カ月後のSCr 170 mol/L）
4	女性/35歳	低血圧	90	0.5	+	5.8	なし	低用量によるステロイド治療	タンパク尿の消失

NS：nephrotic syndrome（ネフローゼ症候群），VAD：vincristine + adriamycin + dexamethasone（ビンクリスチン＋アドリアマイシン＋デキサメタゾン），VMCP：vincristine + melphalan + cyclophosphamide + prednisone（ビンクリスチン＋メルファラン＋シクロホスファミド＋プレドニゾン），ABSCG：autologous blood stem-cell grafting（自己造血幹細胞）
文献1より引用

2例は多発性骨髄腫（第Ⅴ部 症例1, 3），2例はMGUS（第Ⅴ部 症例2, 4）でした．多発性骨髄腫に対しては化学療法，造血幹細胞移植などが行われ，予後は良好でしたが，MGUSの2例のうち症例3は進行性で末期腎不全に至り血液透析を開始しています．われわれの症例4は，一時的に少量のステロイド療法に反応しました．

表2 単クローンの免疫グロブリン成分の沈着物と血中IgGのエピトープ解析

モノクローナル抗体		患者1		患者2		患者3			患者4	
クローン	特異性	血清IgG	腎臓	血清IgG	腎臓	血清 IgG	血清 HC	腎臓	血清 IgG	血清 HC
HP 6053	κ	−	−	−	−	−	−	−	−	−
HP 6054	λ	+	−	+	−	+	−	−	+	−
NL 16b	γ1CH2	+	+	+	+	+	+	+	+	+
HP 6014	γ2CH1	−	−	−	−					
GOM2	γ2CH2	−	−	−	−			−		
ZG4	γhinge	−	−	−	−			−		
RJ4	γ4CH3	−	−	−	−			−		
HP 6044-TM15-ZB8	γCH1	−	−	−	−	+	−	−	+	−
HP 6018-G7C-GG7	γCH2	+	+	+	+	+	+	+	+	+
HP 6017-1A1	γCH3	+	+	+	+	+	+	+	+	+

文献1より引用

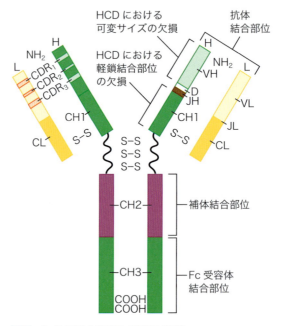

図7 IgGの基本構造と重鎖沈着症
重鎖沈着症はCH1が欠損したCH2-CH3の沈着症である．文献2より

　血中と糸球体沈着のIgGの各成分を検討すると，血中に遊離よりλ鎖が存在していました（**表2**）．IgG（γ鎖）の構成成分である**CH1，CH2，CH3**に対するモノクローナル抗体を用いて糸球体に沈着したγ鎖を解析すると，4例に共通している点は，CH1部分が欠損していることでした（**図7**）．全例γ1サブクラスでした．3例で血清補体が低下していました．

　治療と予後に関しては，3例で治療を行っています．VMCP（vincristine + melphalan + cyclophosphamide + prednisone：ビンクリスチン＋メルファラン＋シクロホスファミド＋プレドニゾン），VAD（vincristine + adriamycin + dexamethasone：ビンクリスチン＋アドリアマイシン＋デキサメタゾン），後に自己造血幹細胞移植，少量ステロイド（われわれの症例），無治療の1例は，進行して末期腎不全に至り血液透析を開始しています．

この文献1は，重鎖沈着症の原因が，CH1部分の欠損であることを示したインパクトのある論文です．

文献

1 ）Moulin B, et al：Nodular glomerulosclerosis with deposition of monoclonal immunoglobulin heavy chains lacking C(H)1. J Am Soc Nephrol, 10：519-528, 1999

2 ）Munshi NC, et al：Case records of the Massachusetts General Hospital. Case 13-2008. A 46-year-old man with rheumatoid arthritis and lymphadenopathy. N Engl J Med, 358：1838-1848, 2008

5 HCD と γ-HCDD

これまで，HCD（**heavy chain disease，重鎖病**）として，IgA（α-HCD），IgG（γ-HCD），IgM（μ-HCD）が報告されています（表3）.

1) α-HCD (alpha-heavy chain disease)

地中海周辺の諸国で若年者に多くみられ小腸の吸収不良症候群の症状が主体になります．1968年に最初に報告[1] されて以来，これまで400例以上の報告があります．IPSID（immunoproliferative small intestinal disease・免疫増殖性小腸疾患）や MALT リンパ腫（lymphoma）とも関連があるとされています．IPSID の原因として *Campylobacter jejuni* 感染症の関与が指摘されています[2].

胃の MALT リンパ腫に関しては，*Helicobacter pylori* の関与が示されており，抗菌薬治療が優先されています[3].

2) γ-HCD (gamma-heavy chain disease)

1964年に Franklin によって初めて報告[4] され，Franklin 病とも呼ばれています．これまで約130例の報告があります．50～60歳代に多く，やや女性に多いとされています．γ-HCD の診断が確定するまでに数年を要することもあります．患者の約25%で関節リウマチ，Sjögren症候群，全身性エリテマトーデス，血管炎，重症筋無力症などの自己免疫疾患を合併しています．80～90%では，リンパ形質細胞系腫瘍があり，約60%では，リンパ腫の症状を有しています．10～20%では皮疹，リウマチ結節，滑膜炎，関節変形などを呈します．

3) μ-HCD (mu-heavy chain disease)

1970年に Forte らと Ballard らによって報告[5, 6] されました．非常に稀な疾患で文献上30～40例の報告があるだけです．欧米男性に多く，発見時の平均年齢は58歳になっています．多くの患者は，慢性リンパ球性白血病/小リンパ球性リンパ腫（chronic lymphocytic leukemia/small lymphocytic lymphoma）などのリンパ系腫瘍を有しています．すなわち，表在リンパ節腫脹（40%），肝脾腫（25%）を呈します．また，MDS（myelodysplastic syndrome：骨髄異形成症候群），手根管症候群，全身性アミロイドーシスを合併することもあります．

表3　重鎖疾患の臨床病理学的特徴

	主に関係する部位	基礎疾患	関連疾患
α-HCD	胃腸系，呼吸器系	MALT リンパ腫の特徴を伴う免疫増殖性小腸疾患（IPSID）	腸細菌および寄生虫感染
γ-HCD	骨髄，脾臓，リンパ節，外節部位	リンパ形質細胞性腫瘍： ・播種性リンパ腫 ・限局性髄質疾患 ・髄外性形質細胞腫 自己免疫疾患	関節リウマチおよび他の自己免疫疾患（ただし頻度は高くない）
μ-HCD	骨髄	慢性リンパ性白血病 /小リンパ球性リンパ腫の特徴を伴うリンパ腫	肝脾腫，再発性肺感染症，門脈圧亢進症，全身性エリテマトーデス，びまん性大型 B 細胞リンパ腫，骨髄異形成症候群，全身性アミロイドーシス

文献 7 より引用

4）γ-HCDDとCH1の欠損

　γ-HCD のなかでも，腎臓以外の臨床症状がなく，糸球体に結節性病変をきたしているものを，γ-HCDD（gamma-heavy chain deposition disease）として扱っています．HCDD の基本は，CH1 部分が欠損することで，遊離の CH2-CH3 部分が糸球体に沈着することです．

　同様に，α-HCD の病態も CH1 部分の欠損であることが明らかにされました[5]．

文献

1）Seligmann M, et al：Alpha-chain disease: a new immunoglobulin abnormality. Science, 162：1396-1397, 1968

2）Lecuit M, et al：Immunoproliferative small intestinal disease associated with Campylobacter jejuni. N Engl J Med, 350：239-248, 2004

3）Isaacson P & Wright DH：Malignant lymphoma of mucosa-associated lymphoid tissue. A distinctive type of B-cell lymphoma. Cancer, 52：1410-1416, 1983

4）Franklin EC, et al：Heavy chain disease-A new disorder of serum gamma-globulins : report of the first case. Am J Med, 37：332-350, 1964

5）Forte FA, et al：Heavy chain disease of the gamma (gamma M) type: report of the first case. Blood, 36：137-144, 1970

6）Ballard HS, et al：A new variant of heavy-chain disease (mu-chain disease). N Engl J Med, 282：1060-1062, 1970

7）Ria R, et al：Heavy-Chain Diseases and Myeloma-Associated Fanconi Syndrome: an Update. Mediterr J Hematol Infect Dis, 10：e2018011, 2018

8）Fakhfakh F, et al：Alpha heavy chain disease alpha mRNA contain nucleotide sequences of unknown origins. Eur J Immunol, 22：3037-3040, 1992

〈症例の続き〉

その後の経過

1989年（35歳）で発症し，少量のプレドニゾロン（プレドニン®）投与により，低補体血症は改善し，その後漸減して中止していました．1999年9月頃（45歳）から，咳と呼吸困難と下腿の浮腫が出現しました．胸部X線単純写真で両側の胸水と心肥大が認められ，心エコーでは，心アミロイドーシスに合致するgranular sparkling sign（顆粒状の高輝度なサイン）と心拍出率（EF）0.4と心不全を呈していました．ホルター心電図では，心室性期外収縮が多発していました．10月に第2回の腎生検を行いました．

光学顕微鏡観察では，明らかに結節性病変は減少していました（図8）．

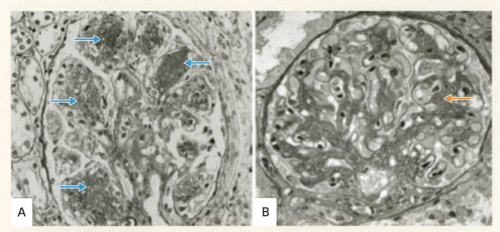

図8　症例の2回目の腎生検
A）第1回目の腎生検．結節性病変（→）が多数あります．B）第2回目の腎生検．メサンギウム基質の拡大（→）はありますが，結節性病変は減少しています．文献1より転載

しかし小動脈から細動脈の血管壁にcongo red染色で陽性のアミロイドが多数沈着していました（図9A）．蛍光抗体法では，前回と同様にメサンギウム領域と糸球体基底膜にγ鎖の沈着が認められました（図9B）．しかし，ボウマン嚢の基底膜，尿細管基底膜，血管壁にはγ鎖の沈着はありませんでした．λ鎖は血管壁にのみ沈着し，糸球体には全くみられませんでした（図9C）．

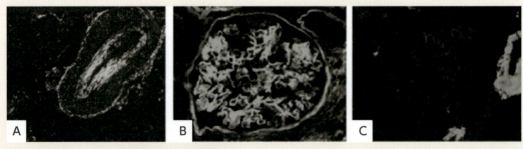

図9　本症のcongo red染色と蛍光抗体法
A）血管壁にcongo red染色で染色され，偏光顕微鏡の複屈折性あり．B）糸球体へのγ鎖の沈着あり．C）血管壁へのλ鎖の沈着．文献1より転載

診断

① HCDD（糸球体内沈着）

② λ鎖由来の全身性アミロイドーシス（心，腎）

治療

利尿薬を併用しながらメルファラン（アルケラン®），プレドニゾロン療法を行いました．一時的に軽快し，外来治療を行っていましたが，2000年11月，心不全のため入院となり，2001年3月，脳梗塞を発症し亡くなりました．全経過11年になります．

HCDDの原因は，軽鎖と結合する部分のCH1が欠損しているために，CH2-CH3部分が補体を活性化し，さらには糸球体に沈着して結節性病変を形成します．しかし，CH1部分に結合できない軽鎖（λ鎖）は重合してアミロイドーシスをきたす可能性があるということを示唆した症例でした．

文献

1）Komatsuda A, et al：Development of systemic lambda-light chain amyloidosis in a patient with gamma-heavy chain deposition disease during long-term follow-up. Nephrol Dial Transplant, 20：434-437, 2005

症例のまとめ

35歳という比較的若い年齢でHCDDが発症し，10年の経過で全身性アミロイドーシスに進展したきわめて示唆に富む症例でした．

当時，AL型全身性アミロイドーシスの治療が限定され，予後も不良であったことが残念でなりません．現在であれば，いろいろな薬剤が開発され，治療成績が格段に向上してきていることから，救命できたかもしれません．

家族の方からは，「先生に10年間も通院して，治せない病気があるんですか？」と責められました．

その後，全身性アミロイドーシスを積極的に治療する契機となった症例です．

第IV部　ケーススタディ

症例
8

多彩な臨床症状を呈する Mタンパク血症： POEMS症候群

症例8　36歳の女性

主訴：顔面と下腿の浮腫

家族歴：特になし

既往歴：特になし

現病歴：1年6カ月前から易疲労感と顔面および下腿に浮腫が出現し，近医を受診した．利尿薬を投与され軽快したが10カ月前に同様の症状が出現し，3カ月前から腹部膨満感，さらに無月経が続いたため受診した．

入院時身体所見：身長148 cm，体重49 kg，血圧100/58 mmHg，脈拍72回/分．両側前腕と下腿に剛毛あり．背部に径3 mm大の血管腫が散在し，手指はばち状指を呈していた．左下肺で湿性ラ音を聴取し，心膜摩擦音も聴取した．全身のリンパ節腫脹なし．肝を1横指触知し，下腿に浮腫を認めた．神経学的には，意識清明，脳神経系異常なし．足裏のジンジン感があり振動覚消失，位置覚低下が認めた．下肢の腱反射の減弱があった．

表　入院時検査所見

赤沈（mm/時）		132
検尿	タンパク	（＋）
	尿タンパク量	0.8 g/日
	糖	（－）
	潜血反応	1（＋）
沈渣	赤血球	10〜25/HPF
	白血球	1〜2/HPF
	赤血球円柱	2〜3/LPF
	顆粒円柱	2〜3/LPF
検便	虫卵	（－）
	潜血	（－）
血液検査	赤血球	353万/μL
	Ht	33 %
	Hb	9.2 g/dL
	白血球	9,300/μL
	血小板	43万/μL

血液生化学検査	AST	27 IU/L
	ALT	24 IU/L
	LDH	83 IU/L
	Al-p	61 IU/L
	T-Chol	132 mg/dL
	TP	5.0 g/dL
	Alb	2.7 g/dL
	BUN	26 mg/dL
	Cr	1.00 mg/dL
	Ccr	79 mL/分/1.73 m^2
	尿酸	6.7 mg/dL
	Na	140 mEq/L
	K	5.0 mEq/L
	Cl	101 mEq/L
	Ca	8.6 mg/dL
	iP	5.0 mg/dL

血清検査	IgG	1,165 mg/dL
	IgA	457 mg/dL
	IgM	60 mg/dL
	IgA-λのMタンパク（＋）	
尿	Bence Jonesタンパク（－）	

問題点のリストアップ

① 下腿の浮腫
② 無月経
③ 両側前腕と下腿に剛毛
④ 血管腫が散在
⑤ ばち状指
⑥ 心膜摩擦音
⑦ 足裏のジンジン感があり振動覚消失，位置覚低下
⑧ IgA-λのMタンパク血症

特異性の高い順に並べ替え

① 足裏のジンジン感があり振動覚消失，位置覚低下
② 心膜摩擦音
③ 無月経
④ IgA-λのMタンパク血症
⑤ ばち状指
⑥ 血管腫が散在
⑦ 下腿の浮腫
⑧ 両側前腕と下腿に剛毛

以上の臨床症候と検査所見から

　　Polyneuropathy
　　Organomegaly
　　Endocrinopathy
　　M-protein
　　Skin lesion

POEMS症候群を想起することが重要です．

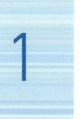

1 POEMS症候群，Crow-Fukase症候群，Takatsuki（高月）病

　1956年Crowは多発性骨髄腫に末梢神経障害を合併した2例を報告[1]しました．1968年に深瀬らは京都大学での症例検討会の症例を「多発性神経炎および内分泌異常を惹起した孤立性骨髄腫」として報告しました[2]．両者を合わせてCrow-Fukase症候群と呼ばれています．また臨床症候から欧米では，**多発神経炎（polyneuropathy），臓器腫大（organomegaly），内分泌異常（endocrinopathy），Mタンパク血症（M-protein），皮膚病変（skin lesion）の頭文字をとってPOEMS症候群**とも呼ばれています．さらに1983年のわが国の調査で109例の臨床的解析がなされました．

　高月は上記の109例に1991年までに報告された56例の追加を行い，男女比は1.5：1，平均発症年齢は男女とも48歳で，多発性骨髄腫の発症年齢より10歳若いことを報告しました．この疾患概念を提唱した高月氏に因んでTakatsuki病とも呼ばれています[3]．すなわちCrow-Fukase症候群，POEMS症候群，Takatsuki病は同一の疾患になります．

　臨床的に把握しやすい（S）-（P）-（O）-（E）-（M）の順に説明します．

文献

1) Crow R. S.：Peripheral Neuritis in Myelomatosis. Br Med J, 2（4996）792-4：802-804, 1956
2) 深瀬政市, 他：多発性神経炎および内分泌異常を惹起した孤立性骨髄腫. 日本臨床, 26：2444-2456, 1968
3) Takatsuki K & Sanada I：Plasma cell dyscrasia with polyneuropathy and endocrine disorder：clinical and laboratory features of 109 reported cases. Jpn J Clin Oncol, 13：543-555, 1983

2 Skin lesion (S)：皮膚症状

1）血管腫（hemangioma），特に糸球体様血管腫

全身に血管腫が多発散在し，皮膚表面から大きく盛り上がります．長期にわたるとその部分が色素沈着を残して縮小することもあります（図1）．口内，舌，爪周囲に生じることもあります．

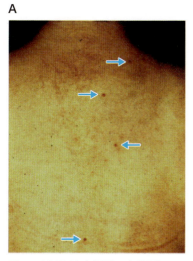
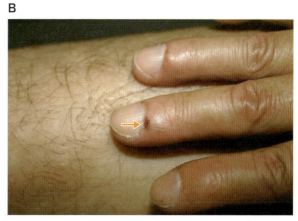

図1　POEMS症候群の血管腫
A）背中にみられる血管腫（→），B）爪周囲にみられる血管腫（→）

血管腫（hemangioma）は先天性と後天性に分類されます．先天性としては，幼児血管腫であるいちご状血管腫が有名です．後天性には，老人性血管腫（cherry angioma），糸球体様血管腫（glomeruloid angioma），紡錘細胞血管内皮腫（spindle-cell hemangioendothelioma），Kaposi肉腫（Kaposi sarcoma），血管肉腫（angiosarcoma）などがあります．

そのなかの糸球体様血管腫（glomeruloid angioma）は，1 cm以下の大きさで老人性血管腫に類似していますが，20～40歳代に生じ，四肢以外に頭頸部，体幹にも生じます．淡い紅色調で圧迫できないドーム状を呈しています．病理では，大小多数の血管増生がみられ糸球体に類似した構造を呈します．

POEMS症候群では，糸球体様血管腫が特徴的でVEGF（vascular endothelial growth factor：血管内皮細胞増殖因子）による影響と考えられています．

2) ばち状指

　180°以上の角度がある場合を「ばち状指」と呼んでいます（図2）．血管内皮細胞増殖因子（vascular endothelial growth factor：VEGF）や血小板由来増殖因子（platelet-derived growth factor：PDGF）が肺で除去されないために生じると考えられています．

　呼吸器疾患のなかでもばち状指の併発率が特発性肺線維症で67％[2]，肺癌患者で17％[3] 以外に，消化器疾患の炎症性腸疾患のCrohn病で38％，潰瘍性大腸炎で15％[4] という報告もあります．

　内分泌疾患としては，甲状腺性肢端肥大症，副甲状腺機能亢進症[5]，肥大性骨関節症（hypertrophic osteoarthropathy：HOA）でもみられます．高VEGF血症を呈するPOEMS症候群でもみられます．

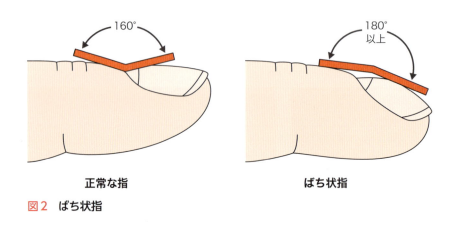

図2　ばち状指

3) 色素沈着

　両手に全体に色素沈着が生じ，黒色調を呈することもあります（図3A）．また，体幹部の一部分に色素沈着をきたすこともあり，さらに乳輪の黒色化も生じます（図3B）．

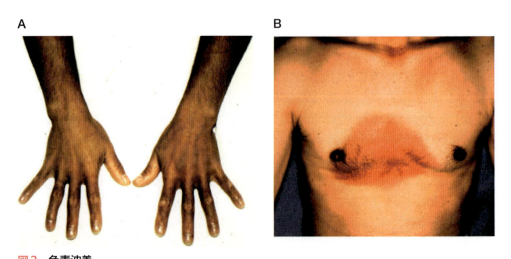

図3　色素沈着
A）両手にみられる色素沈着，B）黒色化した乳輪と前胸部の色素沈着（男性例）

4) 女性化乳房

男性では，女性化乳房をきたすことがあります．乳房の腫大と乳輪の色素沈着がみられます（図3B）．

5) 硬い浮腫と剛毛

下腿の一部分が硬く隆起し，そこに剛毛がみられます（図4A）．甲状腺機能低下症の粘液水腫（pretibial myxoedema）に類似した病変ですが，剛毛が特徴的です．両下腿全体に剛毛が存在する場合もあります（図4B）．

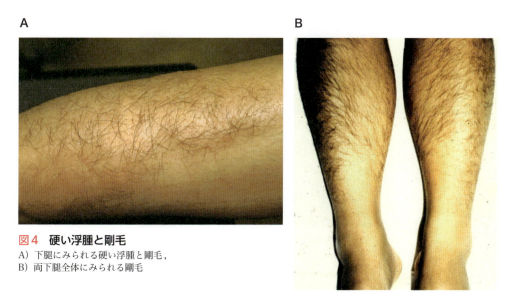

図4 硬い浮腫と剛毛
A）下腿にみられる硬い浮腫と剛毛，
B）両下腿全体にみられる剛毛

6) 乳頭浮腫

視力低下を訴える人もいますが，特に視力に異常がなくても眼底所見で乳頭浮腫がみられることがあります（図5）．

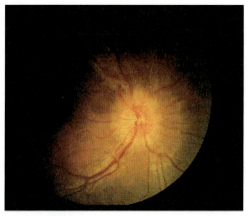

図5 乳頭浮腫

7) 骨硬化病変

椎体あるいは，骨盤骨・腸骨・仙骨に骨硬化病変を認めます（図6）．癌の転移としては，前立腺癌でも骨硬化病変がみられますが，POEMS症候群でも骨硬化が生じます．骨硬化病変部位には形質細胞が集簇しています．

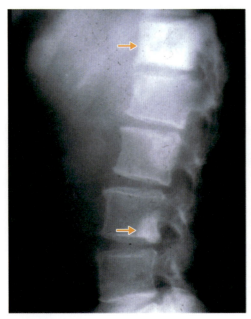

図6　骨硬化病変
→に骨硬化病変がみられます

文献

1) Lee JY, et al：Glomeruloid Hemangioma as a Marker for the Early Diagnosis of POEMS Syndrome. Ann Dermatol, 29：249-251, 2017
2) Kanematsu T, et al：Clubbing of the fingers and smooth-muscle proliferation in fibrotic changes in the lung in patients with idiopathic pulmonary fibrosis. Chest, 105：339-342, 1994
3) Erkan ML, et al：The prevalence of clubbing in different types of lung cancer. Ann Saudi Med, 22：295-296, 2002
4) Kitis G, et al：Finger clubbing in inflammatory bowel disease: its prevalence and pathogenesis. Br Med J, 2：825-828, 1979
5) Grekas D & Avdelidou A：Digital clubbing as an unusual complication associated with severe secondary hyperparathyroidism: report of two cases. Hemodial Int, 11：193-197, 2007

3 Polyneuropathy（P）：神経障害

　POEMS症候群の神経障害はGuillain-Barré型の多発神経炎が多く末梢神経主体です．両側均等に障害されますが，初発症状として出現する場合もあり，また一番最後に出現する場合など個人による差があります．髄液検査では，髄液のタンパクは増加しますが，細胞数の増加はありません．多発神経炎は，ほぼ必発で日常生活に支障をきたすことがあります．

　神経障害の機序としては血管透過性亢進により血液神経関門が破綻し，血清タンパクが神経実質に移行することや神経血管内皮の変化を介して循環障害が起こることなどが推測されています．

1) 足裏のジンジン感があり振動覚消失，位置覚低下

　末梢神経障害の鑑別診断に際しては，①単神経障害（mononeuropathy），②多発単神経障害（multiple mononeuropathy），③多発神経障害（polyneuropathy），④神経根症（radiculopathy）のどれにあてはまるかを判断します．**末梢神経障害では運動麻痺，感覚障害の分布に加えて腱反射の低下消失**が有力な所見になります．

a) 単神経障害（mononeuropathy）

　単一の末梢神経の障害です．神経圧迫や絞扼によって生じます．有名なものとしては，手根管症候群（正中神経）（carpal tunnel syndrome：CTS），肘部管症候群やGuyon管症候群（尺骨神経）があり，神経の分布に沿った障害が起こります．

b) 多発単神経障害（mononeuropathy multiplex）

　単神経障害が多発した状態でですが，ANCA（anti-neutrophil cytoplasmic antibody）関連の血管炎などや糖尿病でも認められます．左右非対称性でまだらな障害領域になります．

c) 多発神経障害（polyneuropathy）

　全身対称性に四肢末梢に強い形で末梢神経が障害します．Guillain-Barré症候群や慢性炎症性多発根神経炎（chronic inflammatory demyelinating polyneuropathy：CIDP），糖尿病性末梢神経障害，中毒性末梢神経障害などがあります．

d) 神経根症（radiculopathy）

　脊髄神経根が障害されると生じます．C1，Th1，L5などのように脊髄のレベルに合わせた髄節性に記載されるデルマトーム（dermatome）に一致した形でしびれなどが生じ，障害された

神経根に合った筋力低下もみられます．

e) 神経細胞の障害部位による分類（図7）

①軸索障害（axonopathy）

神経細胞体は比較的保たれていますが，二次的に髄鞘が障害されるタイプ．太く，しかも長い軸索から障害がはじまり，臨床的には，四肢末梢から始まる手袋・靴下型の感覚障害の分布を示すことが多いとされています．微小管障害を引き起こすビンクリスチン（重合阻害）タキセル系薬剤（重合形成）で生じます．

②神経細胞体障害（neuronopathy）

神経細胞体が最初に障害され二次的に軸索や髄鞘が障害されるタイプで，神経細胞体の障害のため軸索や髄鞘の再生は生じません．軸索の短い神経細胞体も障害されるため，感覚障害は四肢末梢とともに体幹や顔面にも起こります．シスプラチン，サリドマイドなどで生じます．

③髄鞘障害（myelinopathy）

Schwann細胞の髄鞘が障害されるタイプ．髄鞘が一次的に脱落しても軸索が比較的保存されるため伝導ブロックにより，運動障害が出現しやすいとされています．Guillain-Barre症候群や慢性炎症性脱髄性多発ニューロパチーに類似しています．アミオダロン，タクロリムスなどで生じます．

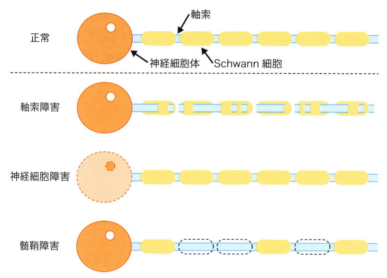

図7　神経細胞の障害部位による分類
文献1より引用

2）神経線維の太さと機能

有髄神経（Schwann細胞の髄鞘が存在する）はA, Bに分けられます．無髄神経はCになります（表1）．さらにA, Bは直径の太さと伝導速度によってAα, Aβ, Aγ, Aδに分けられます．太くて速度の最も速いのがAαで運動神経になります．触覚は，Aβ, Aγ, Aδにありますが，主体は，Aβです．温冷覚は，AδとCに存在します．Aβは痛覚神経線維であるAδ

とCの活動性を抑制しています．Aδはチクチクした痛み，C線維はジーンとした痛みに関与しています．すなわち，Aβが障害されると，Aδのチクチクした痛み，C線維のジーンとした痛みが出現します．

表1　神経線維の種類

	Gasserの分類	直径（μm）	伝導速度（m/秒）	主な機能
有髄	Aα	12〜20	70〜100	運動，筋固有知覚
	Aβ	6〜12	40〜70	触覚，運動覚
	Aγ	4〜8	15〜40	触覚，圧覚，筋紡錘円神経
	Aδ	1〜6	5〜15	触覚，温覚，冷覚，圧覚
	B	1〜3	3〜14	有髄節前自律神経
無髄	C	0.2〜0.3	0.2〜2	痛覚，温冷覚，節後自律

文献2より引用

文献

1）河野 豊，永田博司：末梢神経障害の機序．日内会誌，96：1585-1590，2007
2）吉村道由，他：高齢者の手足しびれ感の診断のポイント．日内会誌，103：1876-1884，2014

〈症例のつづき〉

患者の神経障害のパターンは，多発神経障害に相当します．障害部位は，軸索障害，神経細胞体障害，髄鞘障害が混在している可能性があります．神経線維のレベルでは，ジンジンとした痛みを訴えていますのでAβが障害され，Aδのチクチクした痛み，C線維のジーンとした痛みが出現している可能性があります．

4 Organomegaly（O）：臓器腫大

　肝硬変症とは異なる肝臓，脾臓腫大が生じます．またリンパ節腫大もみられ，リンパ節生検では，孤立性形質細胞腫あるいはCastlemanリンパ腫の診断がなされることもあります．腹水，胸水，心嚢液貯留などの体液貯留を認めることもあり，このとき心膜摩擦音が聞こえます．

● 心膜摩擦音

　1820年代にCollinが最初に心膜摩擦音（friction rub, pericardial rub, pericardial murmur, pericardial friction rub, pericardial friction sound）を記載しました．その際に「新しい革製品をこすったときの音」と表現しています．浸出液が存在する状態で心外膜がこすれ，紙ヤスリでこすり合せたときの音に似ています．摩擦音は，呼気時に強く心雑音より耳に入りやすいです．通常の心音より強くガサガサ，ギーギーという音に聞こえます．心膜浸出液が出現しはじめるときに聞こえやすいですが，心嚢液量とは関連がなく，心タンポナーデの状態でも約25％で聴取されるといいます．

文献

1）「マクギーの身体診断学—エビデンスにもとづくグローバル・スタンダード」（S. McGee/著，柴田寿彦/訳），pp346-351，エルゼビア・ジャパン，2004

〈症例のつづき〉

この患者では，心エコーで心嚢液の貯留（○）が確認されました（図8）．

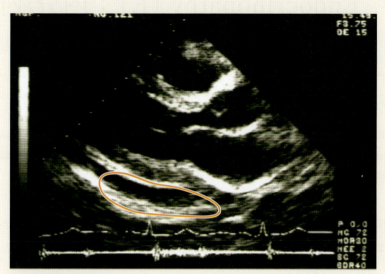

図8　症例の心エコー
○は著者追加．文献1より転載

文献
1）本間 卓，他：心膜液貯留を伴ったCrow-Fukase症候群の1例．日内会誌，78：1199-1200，1989

5 Endocrinopathy（E）：内分泌障害

女性化乳房，インポテンツ，無月経，高エストロゲン血症，耐糖能低下，甲状腺機能低下症，時に甲状腺機能亢進症のこともあります．ただし，甲状腺機能障害あるいは膵分泌機能については，一般の発症頻度が高いので単独では診断基準から除外します．

● **無月経**

月経が3カ月にわたってない状態と定義されます．原因としては視床下部，下垂体，卵巣の機能に異常が生じています（**表2**）．黄体形成ホルモン（luteinizing hormone：LH），卵胞刺

表2　無月経の分類と原因疾患

1.視床下部性無月経 　1）間脳性腫瘍（頭蓋咽頭腫ほか），脳底動脈瘤 　2）外傷，放射線障害 　3）全身性・消耗性疾患，内分泌疾患 　4）視床下部疾患（Fröhlich症候群など） 　5）Chiari-Frömmel症候群, Argonz-del-Castillo症候群 　6）薬剤性（ドパミン拮抗薬, セロトニン増加薬など） 　7）心因性（ストレスなど） 　8）摂食障害（anorexia nervosaなど），体重減少 　9）GnRH欠損・機能障害 　10）原因不明視床下部機能低下
2.下垂体性無月経 　1）Sheehan症候群 　2）下垂体腫瘍 　3）GnRH受容体異常, LH遺伝子異常, FSH欠損症など 　4）下垂体腫瘍外科的治療後
3.卵巣性無月経 　1）早発卵巣機能不全 　2）染色体異常（Turner症候群など） 　3）外科的治療, 放射線治療, 薬物（抗がん剤など）治療後
4.多嚢胞性卵巣症候群
5.子宮性無月経 　1）Asherman症候群 　2）子宮内膜炎 　3）頸管癒着
6.その他 　異所性ホルモン分泌腫瘍など

文献1を参考に作成

激ホルモン（follicle-stimulation hormone：FSH），エストロゲン，プロゲステロン，甲状腺ホルモン，プロラクチン（prolactin：PRL）を検査する必要があります．

文献

1）安達知子：月経異常．臨婦産，54：398-402，2000
2）三國雅人，他：研修医のための必修知識 D．婦人科疾患の診断・治療・管理1．内分泌疾患．日産婦誌，54：N552-571，2002

〈症例のつづき〉

この患者では，甲状腺機能低下症，高エストロゲン血症がありました．

6 Mタンパク血症（M）

　IgG-λ，IgA-λ，Bence-Jones（λ）のλ鎖の異常分泌がみられます．大多数の症例では，骨髄での形質細胞数は5％以下でMGUSに相当します．ほとんどの症例では多発性骨髄腫までには至りません．免疫固定法でMタンパクを確認することが診断基準に記載されています．

　2008年，AbeらはMタンパクの軽鎖は多くがλ鎖であることに注目して，免疫グロブリン軽鎖は特定のVλ subfamily遺伝子をもつことを明らかにしました[1]．この遺伝子配列をもつλ鎖が産生・分泌されると臨床症状を呈するサイトカイン（VEGF）産生が誘導されることが推測されています．

文献

1 ）Abe D, et al：Restrictive usage of monoclonal immunoglobulin lambda light chain germline in POEMS syndrome. Blood, 112：836-839, 2008

7 POEMS症候群・成因と予後

POEMS症候群の個々の症候についてまとめてきましたが，成因や治療法について解説します．

1) POEMS症候群の成因

1990年代初め頃はIL-6 (interleukin-6) が高値であるという報告も散見されましたが[1, 2]，今井らの調査結果では7例中2例でしか高値例はありませんでした[3]．IL-6は，免疫グロブリン全体を賦活する作用がありますのでMタンパクよりは多クローン性高γグロブリン血症 (polyclonal gammopathy) を生じます．病態としてはCastleman病の原因になっている可能性が指摘されています[1]．実際に抗IL-6受容体抗体であるトシリツマブ（アクテムラ®）を投与するとCastleman病は劇的に改善します．

1996年に鹿児島大学の有村らのグループからVEGFがPOEMS症候群患者血清で著明に上昇していることが報告[4]されました．現在では，国際的にも認知され，POEMS症候群の診断基準に入っています．

免疫グロブリン軽鎖のうち特定のVλsubfamily遺伝子が異常に産生されたときにVEGFをはじめいくつかのサイトカインが増加し，臨床症状が出現すると考えられています．

2) POEMS症候群の予後

発症年齢は平均48歳と明らかに多発性骨髄腫より若い特徴があります．一般的には緩徐な経過をとりますが，時に1年以内に全身浮腫，悪液質 (cachexia) で死亡することもあります．腫瘍の増大によるものではなく，呼吸不全や感染症あるいは凝固亢進によるDIC (disseminated intravascular coagulation：播種性血管内凝固症候群)，内皮細胞障害と思われる脳血栓，脳梗塞が原因となる点でも多発性骨髄腫と異なる臨床像を呈します．

抗腫瘍薬（メルファラン）が原因と思われる染色体異常を伴うMDSあるいは二次性白血病により汎血球減少症が出現，肺感染症を併発し死亡した症例も経験しています．

3) 治療法

孤立性形質細胞腫の場合は，外科的に切除することで臨床的寛解に入る症例もあります．また，多発性骨髄腫に準じた治療法であるメルファラン＋デキサメサゾン，末梢血造血幹細胞移植などで寛解に入る症例もあります．最近では，サリドマイドとその誘導体がVEGFを抑制す

ることから有効であることが報告されています.

a) 血管内皮細胞増殖因子（VEGF）

　1983年に血管の透過性を亢進させる物質として発見されました. 1989年には, VEGF-Aが単離され45 kDaの糖タンパク質であることが判明しました. その後, VEGFファミリーとして, VEGF-A, VEGF-B, VEGF-C, VEGF-D, VEGF-E, PlGF (placental growth factor: 胎盤増殖因子)-1, PlGF-2が存在し, 脈管形成や血管新生, リンパ管新生に関与する増殖因子としての役割が明らかになりました（表3）.

　さらに, VEGF-Aには, アミノ酸数が121個 (VEGF-A121), 165個 (VEGF-A165), 189個 (VEGF-A189), 206個 (VEGF-A206) の4種類が存在することもわかりました. VEGFファミリーに属するVEGF-A遺伝子は6番染色体短腕 (6p12), VEGF-B遺伝子は11番染色体長腕 (11q13), VEGF-Cは4番染色体長腕 (4q34.1-q34.3), VEGF-DはX染色体短腕 (Xp22.31), PlGFは14番染色体長腕 (14q24-q31) に存在しています. VEGFは, VEGF受容体VEGFRに結合してチロシンキナーゼが活性化され, 細胞の機能や構造に変化を及ぼします[5, 6].

　VEGFには血管新生, 脈管形成 (血管, リンパ管), 単球走化作用, 微小血管の血管透過性を亢進させる作用があります.

表3　VEGFファミリーと受容体

ファミリー	染色体	受容体	作用する内皮細胞
VEGF-A	6p12	VEGFR-1 (Flt-1) VEGFR-2 (Flk-1)	特定の内皮細胞 すべての内皮細胞表面
VEGF-B	11q13	VEGFR-1	特定の内皮細胞
VEGF-C	4q34.1-q34.3	VEGFR-2 (Flk-1) VEGFR-3 (Flt-4)	すべての内皮細胞表面 リンパ管増生・特定の内皮細胞
VEGF-D	Xp22.31	VEGFR-2 (Flk-1) VEGFR-3 (Flt-4)	すべての内皮細胞表面 リンパ管増生・特定の内皮細胞
VEGF-E		VEGFR-2 (Flk-1)	すべての内皮細胞表面
PlGF-1	14q24-q31	VEGFR-1	特定の内皮細胞
PlGF-2	14q24-q31	VEGFR-1	特定の内皮細胞

b) 抗VEGF抗体 (ベバシツマブ)

VEGFのいずれのアイソフォームも認識可能なモノクローナル抗体であるベバシツマブ〔bevacizumab (アバスチン®)〕は，VEGFに結合してVEGFの働きを阻害します．2007年に承認を受け，大腸癌や非小細胞肺癌の治療に用いられています．加齢黄斑変性の原因である脈絡膜新生血管の増殖や成長を抑制する方法として硝子体に注射する治療法もあります．

c) 抗VEGFR-2抗体 (ラムシルマブ)

VEGFR-2に結合して，その後のシグナルを抑制しますので，VEGFR-2に結合するVEGF-A，C，D，Eのシグナル伝達を全般的に阻害します．それによって内皮細胞の増殖，遊走を阻害し，腫瘍血管新生を阻害するとされています．

文献

1) Mandler RN, et al：Castleman's disease in POEMS syndrome with elevated interleukin-6. Cancer, 69：2697-2703, 1992

2) Hitoshi S, et al：Elevated serum interleukin-6 in POEMS syndrome reflects the activity of the disease. Intern Med, 33：583-587, 1994

3) 今井裕一，他：Crow-Fukase症候群における腎病変の検討．日内会誌，80（増刊）：100, 1991

4) Watanabe O, et al：Greatly raised vascular endothelial growth factor（VEGF）in POEMS syndrome. Lancet, 347：702, 1996

5) 渋谷正史：血管新生とその制御―VEGFと受容体を中心に．Inflammation and regeneration, 24：144-153, 2004

6) Shibuya M：Vascular Endothelial Growth Factor（VEGF）and Its Receptor（VEGFR）Signaling in Angiogenesis: A Crucial Target for Anti- and Pro-Angiogenic Therapies. Genes Cancer, 2：1097-1105, 2011

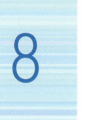

8 POEMS症候群と腎臓

1) POEMS症候群の腎生検報告1

　1989年に，Nakamotoらは，POEMS症候群5例の腎生検所見を報告[1]しました．タンパク尿は，1（＋）程度と大量のタンパク尿を呈する患者はいませんでしたが，腎機能では，Ccr 30 mL/分～110 mL/分まで幅がありました．腎皮質の直下の糸球体が全硬化を示し，廃絶していました．

● 光学顕微鏡所見（図9）

　残存する糸球体は，全体に腫大し直径400μm（通常では，150～200μm）に達するものもみられます．メサンギウム細胞の増加とメサンギウム領域の空胞化，網状化が特徴的です．さらに微小血管瘤が存在し，その部分に赤血球などの血球成分が貯留しています．一部は，結節状に変化しています．基底膜はメサンギウム領域から剥がれ，メサンギウム融解（mesangiolysis）や一部基底膜の二重化所見もみられます．

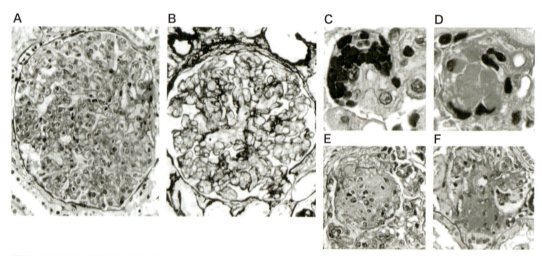

図9　POEMS症候群の腎生検
A）腫大した糸球体，B）メサンギウム細胞の増加と網状化，C）糸球体内の微小血管瘤，D）血球成分の貯留，E）結節性病変，F）糸球体の一部分の硬化．文献1より転載

● 蛍光抗体法所見

　IgAとIgMが弱陽性に染まりましたが，それ以外でも有意な沈着はありませんでした．

● 電子顕微鏡所見（図10）

　メサンギウム領域の膨化，空胞形成，mesangial looseningが特徴的です．

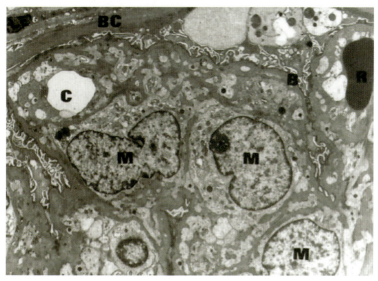

図10　POEMS症候群の腎生検の電子顕微鏡による観察
文献1より転載

2）POEMS症候群の腎生検報告2

　先述の報告後全国調査を行い，1999年にNakamotoら[2]は，日本人の腎生検が施行された52例のPOEMS症候群をまとめました．男女差はなく，IgA-λが46.2％，IgG-λが24.6％とλ鎖が80％を占めていました．

● 検査所見
- タンパク尿：陰性が18％，1.0 g/日未満が77.4％，1.0～2.0 g/日が4.0％でした．
- 尿潜血反応：陽性は28.6％で約70％は陰性でした．
- 血清クレアチニン：2.0 mg/dL以上が32.7％，1.5～2.5 mg/dLが21.1％で約50％は，明らかな腎機能低下があります．

　IL-6は，測定できた9例中2例（22％）で上昇していました．一方，VEGFは6例中6例（100％）で上昇していましたが，VEGFと臨床症状では明らかな関係はありませんでした．

● 光学顕微鏡所見

　小動脈の内皮細胞の増加（図11→）と内腔の狭小化が著明です（図11A）．さらに皮質の皮膜直下の糸球体は全硬化を示し，髄質側の糸球体は腫大して分葉化が著明になっています（図11B）．

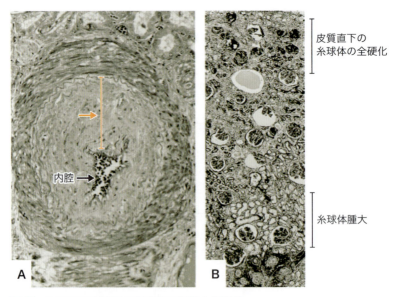

図11　POEMS症候群の血管内皮細胞と糸球体
文献2より転載

　糸球体は，全体に腫大し細胞成分が増加し，分葉化を示しています（図12）．一見すると膜性増殖性腎炎に類似しています．

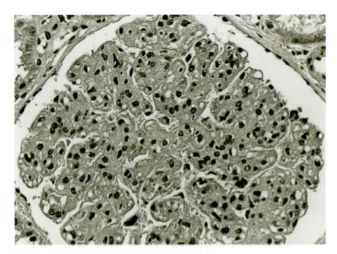

図12　POEMS症候群の糸球体の全体像
全体に腫大した糸球体，細胞成分の増加と分葉化．文献2より転載

● **電子顕微鏡所見**

電子顕微鏡観察では，内皮下腔に空胞（図13内★）が目立ちます．

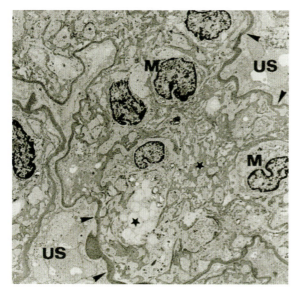

図13　POEMS症候群でみられるメサンギウム様の空胞
文献2より転載

文献

1）Nakamoto Y, et al：Mesangiolytic glomerulonephritis associated with Takatsuki's syndrome: an analysis of five renal biopsy specimens. Hum Pathol, 20：243-251, 1989
2）Nakamoto Y, et al：A spectrum of clinicopathological features of nephropathy associated with POEMS syndrome. Nephrol Dial Transplant, 14：2370-2378, 1999

症例のまとめ

36歳で多彩な臨床症状を呈したPOEMS症候群の患者でした．Mタンパク血症があり多発性骨髄腫に準した治療〔メルファラン，プレドニン，シクロホスファミド（エンドキサン®）〕を行いましたが，軽快と増悪をくり返していました．発症から6年後に染色体異常を伴う二次性白血病で残念な結果になりました．現在であれば，サリドマイドを中心にした治療が提案されていますが，今後治療法が確立することを期待しています．

文献

1）Satoh K, et al：Development of secondary leukemia associated with (1;7)(q10;p10) in a patient with Crow-Fukase syndrome. Intern Med, 35：660-662, 1996

索 引

数 字

IV型コラーゲン	91
IV型尿細管性アシドーシス	162
5q- 症候群	144

欧 文

A・B

α -enolase	105
α -HCD	262
α らせん構造	38
AAアミロイドーシス	56
AChE	128
acute kidney injury	199
AHL	52
AHアミロイドーシス	52
AILD	185
AKI	199
AL	52
AL/AH アミロイドーシス	120
aldose reductase	105
alpha-heavy chain disease	262
ALアミロイドーシス	52
AL型全身性アミロイドーシス	118
amylin	227
amyloid	36
amyloid light chain	52
amyloid nephropathy	167
amyloidogenicity	54
anakinra	63
ANCA	114, 242
ANCA関連疾患	245
angioimmunoblastic lymphadenopathy with dysproteinemia	185
ANP	230
anti-CD20 antibody	170
anti-neutrophil cytoplasmic antibody	242
atrial natriuretic peptide	230
β_2-m	76, 78
β_2-マイクログロブリン	76, 78
β シート構造	38, 40
Bence Jones タンパク	36
bevacizumab	283

BNP	230
BOR	207
BPB	82
brain natriuretic peptide	230

C・D

C1q	155
C3	177, 178
C3bBb 複合体	254
C4	177, 178
C5 抗体製薬	111
cachexia	281
c-ANCA	242
carbon disulphide	229
cast nephropathy	197, 199
Castleman 病	53
CD20	157
CD38	148
CD40 ligand	158
CD40L	158
CD55	254, 256
CD55 欠損症	253
CD59	254, 255, 256
CH1	15, 52, 260
CH1部分が欠損	260
CH2	52, 260
CH3	52, 260
CH50	177, 178
CHAPLE 症候群	253
ChE	129
ChE値	128
chronic kidney disease	116
Churg-Strauss 症候群	243
CKD	116, 224
CKDの重症度分類	224
CL	15
c-mip	98
CO_2 ナルコーシス	189
collagenofibrotic glomerulopathy	226
congo red 染色	38, 167
constant heavy chain1	15
C reactive protein	62, 155
Crow-Fukase 症候群	268
CRP	62, 155
cTnI	232
cTnT	232
cubilin/megalin	168
cyclophosphamide	170
CYP2A6	216
CYP2E1	216

C型肝炎ウイルス（HCV）感染症	179
DAF	254
decay-accelerating factor	254
DEX	207
dexamethasone	170
diabetic nephropathy	167
DNA	24
DNAの切断	124

E～H

EBウイルス感染症	179
EGPA	243
endoplasmic reticulum	28
eosinophilic granulomatosis with polyangiitis	243
EPO 産生細胞	212, 213
EPO 刺激薬	213, 214
familial amyloid polyneuropathy	73
familial mediterranean fever	60
Fanconi 症候群	168
FAP	73
Fc15	
fibrillary glomerulomephritis	121
FLC	28, 209
FMF	60
free light chain	28
free light chain assay	234
Fyn	98
γ -GT	200
γ -HCD	262
γ -HCDD	263
γ -グルタミルトランスフェラーゼ	200
γ グロブリン	154
γ グロブリン分画	13
gamma-heavy chain deposition disease	263
gamma-heavy chain disease	262
GGT	201
glomeruloid angioma	269
Gly17Val	186
glycosylphosphatidylinositol	193
gp130	67, 69
GPA	243
GPI	194
GPI アンカー	196
GPI アンカー型タンパク質	255, 256
GPI アンカー構造	193
GPI アンカーの生合成	256
GPI アンカー部分	256

Index

granulomatosis with polyangiitis
.... 243
Guillain-Barré 型 273
HCD 262
HCDD 32, 33, 119, 259
HDAC 145
HDAC 活性 146
HDL 55
HDL-SAA複合体 55
heat shock protein ... 24, 28, 50, 132
heavy chain 15, 28, 52
heavy chain deposition disease ... 32
heavy chain disease 262
hereditary atypical TTR amyloidosis 74
HIF-2α 213
histone deacetylase 145
HIV感染症 143
HLA 78
Hodginリンパ腫 98
HSP 28, 50
human leucocyte antigen ... 78
hypoxia-inducible factor ... 213

I〜L

idiopathic nodular glomerulosclerosis 167, 226, 229
Ig 13
IgA 17
IgA型抗体 22
IgA血管炎 179
IgA腎症 107
IgD 17
IgE 17, 23
IgG 17
IgG4 101
IgGサブクラス 103
IgM 17, 157
IgM MGUS 159
IL-1 63
IL-1 receptor antagonist ... 63
IL-1 受容体アンタゴニスト ... 63
IL-1Ra 63
IL-2 174
IL-2 receptor 174
IL-2R 174
IL-2Rα（CD25） 176
IL-6 .... 67, 69, 141, 281
IL-6R 67
immunotactoid glomerulopathy
.... 121
inflammasome 58

ING 226, 229
interleukin-1 63
JAK 69
JAK-STAT経路 69
janus kinase 69
jointing chain 18
J鎖 18
Kimmelstiel-Wilson病変 ... 226
L265P変異 159
LC 237
LCDD 32, 33, 119
LC-MS/MS 42
LDL 201
LHCDD 32, 33, 119
Liddle症候群 29
light and heavy chain deposition disease 32
light chain 28
light chain deposition disease ... 32
light chain nephropathy
.... 167, 168, 169
liquid chromatography ... 237
LT-β 65
lysosome 29

M・N

μ-HCD 262
MAC 19, 111, 255
MALT 22
MALTリンパ腫 263
MAP kinase 70
MAPK経路 70
mass spectrometry 237
MCNS 98
MDS 125, 144
membrane attack complex of complement 111
membrane inhibitor of reactive lysis 254
messenger RNA 24
MGRS 31, 32, 33, 118, 119
MGUS 31, 118, 206, 250, 280
MIDD 32, 119, 247, 250
MIRL 254
mitogen-activated protein kinase
.... 70
monoclonal gammopathy of renal significance ... 31, 32, 118, 250
monoclonal gammopathy of undetermined significance ... 31, 118
monoclonal immunoglobulin deposition disease ... 32, 119, 247, 250

MPGN 110
MPO 114, 242
mRNA 24, 26, 50
MS 237
mTNF-α 65
mucosa associated lymphoid tissue
.... 22
mu-heavy chain disease ... 262
MYD88 159
myelodysplastic syndrome ... 125
myeloma cast nephropathy ... 199
myeloma kidney 32, 199
myeloperoxidase 114, 242
nephrin 93
NETosis 114
NETs 114
neutral endopeptidase ... 105
neutrophil extracellular traps ... 114
NF-κB 141
NOS 99
not otherwise specified ... 99
NT-proBNP 230

O・P・R

OAT 216
OP 128
organic anion transporter ... 216
organophosphorus compound
.... 128
PAN 243
p-ANCA 242
Pauci-immune型 112
PBC 158
PC 155
PDGF 270
periarteritis nodosa 243
PHD 213
phospholipase A2 受容体 ... 105
phosphorylcholine 155
PIC 43
PIG 257
PIG-A遺伝子 257
plasmin-α₂-antiplasmin inhibitor complex 43
platelet-derived growth factor
.... 270
PNH 256
POEMS症候群 268, 281
point of no return 220
polyarteritis nodosa 243
polyneuropathy 273
PR3 .... 114, 242

prolyl hydroxylase	213
proteasome	29
protein folding	50
proteinase 3	114, 242
pVHL	213
pyrin protein	60
p-クレジル硫酸	216
p-クレゾール	216
Randall 型	169
rapidly progressive glomerulonephritis	242, 245
RHOA 遺伝子	186
rituximab	170
RPGN	242, 245
rRNA	50

S ～ W

SAA	53, 54, 55, 56
SAA1	54
SAP	155
SC	21
Schnitzler 症候群	160
Schönlein-Henoch 紫斑病	179
secretary component	21
senile cardiac amyloidosis	75
senile systemic wild-type ATTR amyloidosis	75
serum amyloid A	53, 54
serum amyloid P component	155
shoulder-pad sign	46
Sia test	157
signal transduction and activator of transcription	69
sIL-6R	67
Sjögren 症候群	179
slowly progressive type	228
SOD2	105
soluble IL-6 receptor	67
STAT	69
sTNF-α	65
SWM	159
Tafamidis	71
Takatsuki 病	268
Tamm-Horsfall タンパク（質）	32, 118, 168, 196, 197
TAT	43
Tc-mip	98
Tel Hashomer 基準	60
thrombin-antithrombin complex	43
thrombospondin type-1 domain-containing 7A	105

TLR	58
TNF	65
TNFR	65
TNF受容体	65
TNF-α	65
TNF-α産生	144
TNF-β	65
Toll-like receptor	58
Toll 様受容体	58
transfer RNA	24
transthyretin	71
tRNA	24, 50
TTR	71
tumor necrosis factor	65
uromodulin	32, 118, 168, 196, 197
Val30Met	74
variable heavy chain	15
vascular endothelial growth factor	270
VEGF	141, 270, 280, 281, 282, 285
VEGFR-2	283
VH	15
VL	15
von Hippel Lindau タンパク質	213
Waldenström macroglobulinemia	159
Wegener glanulomatosis	242
Wegener 肉芽腫症	242
WG	242
wild TTR type	75
WM	159

和 文

あ

悪液質	281
悪性リンパ腫	129, 185
アクロレイン	126, 127
アセチル化	145
アナキンラ	63
アニオンギャップ	161
アニオンギャップ正常	168
アバスチン®	283
アミノ基	24
アミノ酸	24
アミノ酸尿	168
アミリン	228
アミロイド	36
アミロイド腎症	167, 226
アミロイド線維	38

アミロイド線維形成能	54
アミロイド前駆タンパク質	38, 40
アミロイドフィブリル	38
アルカリホスファターゼ	192, 194
アルキル化薬	124
アルドホスファミド	126
アルブミン	13, 14, 154
イキサゾミブ	29, 142
意識障害	190
異常プリオンタンパク	48
遺伝子	24
遺伝性 ATTR アミロイドーシス	74
イムノタクトイド糸球体症	121
インスリン	228
陰性電気	14
インターフェロン遺伝子	144
インターロイキン 1	63
インターロイキン 6	67
インテグリン	90
インドール	216
インドキシル	216
インドキシル硫酸	215, 216
イントロン	24
インフラマソーム	58
インフラマソーム（炎症惹起物質）	156
運搬タンパク質	14, 24, 28
エクソン	24
エリスロポエチン	83, 212
遠位尿細管	168

か

カイプロリス®	141
カスパーゼ1	156
カスパーゼ様	141
家族性アミロイドポリニューロパチー	73
家族性地中海熱	60
過粘稠症候群の症状	159
可溶性 IL-6 受容体	67
可溶性 TNF-α	65
カルフィルゾミブ	29, 141
カルボキシル基	24
肝（臓）腫大	45, 276
肝障害	130
肝性昏睡	189
関節リウマチ	53
感染症	130
管内増殖性腎炎	111
基底膜	86, 90
キモトリプシン様	141

Index

急性腎炎症候群	245
急性腎障害	199
急性腎不全	199
急性白血病	125
急性反応性タンパク質	155
急速進行性糸球体腎炎	242
急速進行性腎炎症候群	245
凝集体	26
巨舌	46
近位尿細管	168
近位尿細管障害	168
くすぶり型骨髄腫	206
クラススイッチ	18
クリオグロブリン	179
クリオグロブリン血症	118, 178
クリオフィブリノーゲン	179
グリコシルホスファチジルイノシトール	193, 194
グルカゴン	228
グルタチオン	200, 201
クロマチン	24
クロラムブシル	124
蛍光抗体法	16
蛍光物質	16
軽鎖	15, 28, 234
軽鎖重鎖沈着症	32, 33, 250
軽鎖沈着症	32, 33, 226, 250
軽鎖沈着腎症	167, 168, 221
形質細胞	12
結核	53
血管新生	144, 282
血管性血栓症	253
血管内皮細胞増殖因子	270
血管免疫芽球性 T 細胞性リンパ腫	181, 183, 185
血小板由来増殖因子	270
血清 ChE 値	131
血清コリンエステラーゼ	129
血清補体	177
結節性多発動脈炎	243
結節性動脈周囲炎	243
結節性病変	33, 169, 220
ケモカイン・サイトカイン	168
下痢	45
原因不明の結節性病変	229
限局性アミロイドーシス	43
原線維性糸球体腎炎	121
原発性胆汁性肝硬変	158
顕微鏡的多発血管炎	243
抗 CD20 抗体	157
抗 CD38 抗体	157

抗 GAD 抗体	228
高エストロゲン血症	278
高カルシウム血症	191
抗原	12
抗原エピトープ	12
抗原決定基	12
抗酸化物質	201
抗糸球体基底膜（GBM）抗体型	112
膠質浸透圧	14
甲状腺機能亢進症	278
甲状腺機能低下症	278
抗体	12, 15
好中球細胞外トラップ	114
抗ミトコンドリア抗体	158
剛毛	271
骨硬化病変	272
骨髄異形成症候群	125, 144
骨髄腫腎	32, 168, 197, 199
骨髄腫腎症	118
古典経路	19, 254
コラーゲン線維	91
五量体	155
ゴルジ体	28
混合性クリオグロブリン血症	111

さ

サイズバリア	88
細胞内骨格タンパク	93
鎖間クロスリンク	124
サリドマイド	29, 143, 239, 281
サリン	128
シア・テスト	157
糸球体	83
糸球体基底膜	53
糸球体結節性病変	226
糸球体腎炎	245
糸球体内皮細胞	84
糸球体様血管腫	269
シクロホスファミド	124, 126, 129, 130
自己炎症症候群	53, 60
脂質過酸化物	201
持続性血尿・タンパク尿	245
シャペロンタンパク（質）	24, 132
重鎖	15, 28, 52, 234
重鎖沈着症	32, 33, 226, 250, 259
重鎖病	262
重症度分類	116
手根管症候群	46
出血性膀胱炎	126, 131

腫瘍	56
腫瘍壊死因子	65
上皮細胞	84
小胞体	28
女性化乳房	271, 278
心収縮力の低下（心不全）	230
腎性貧血	214
心嚢液貯留	276
心膜摩擦音	276
スリット膜	89, 92
赤沈	154
赤血球沈降速度検査	154
セリンプロテアーゼ	242
セレブロン	143
染色体	26
全身性アミロイドーシス	43, 45
先天性ネフローゼ症候群フィンランド型	93
セントラルドグマ	24
セントロメア	26
造血幹細胞移植術	135
巣状分節性糸球体硬化症	99

た

代謝性アシドーシス	161, 168
多発神経炎	273
多発性骨髄腫	15, 29, 31, 36, 78, 118, 179, 203, 206, 280
タファミジス	71
タブン	128
ダラツムマブ	148
単球走化作用	282
単クローン性クリオグロブリン血症	183
タンパク質フォールディング	50
タンパク質ミスフォールディング病	50
タンパク尿	45
タンパク漏出性胃腸症	253
短腕 p	26
チトクローム P450	216
チャージバリア	89
チャンスタンパク尿・血尿	107
長腕 q	26
チロシン	216
低尿酸血症	168
低リン血症	168
低レニン低アルドステロン症	162, 163, 164
デキサメサゾン	132, 133, 207, 239
転写	26
透析アミロイドーシス	76
糖尿病性腎症	167, 220, 221

索引　291

特発性結節性糸球体硬化症 167
特発性肺線維症 270
トランスサイレチン 71
トリプシン様 141
トリプトファン 216
トロポニン 232
トロポニンI 232
トロポニンT 232
貪食細胞 12

な

ナイトロジェンマスタード 124
肉眼的多発動脈炎 243
肉芽腫性血管炎 243
二次性白血病 281
乳頭浮腫 271
尿細管間質性腎炎 32
尿細管性アシドーシス 45
尿タンパク試験紙法 82
尿タンパク定量法 82
尿毒症物質 214
尿毒素物質 215
二硫化炭素 229
二硫化炭素中毒 226
ニンラーロ® 142
熱ショックタンパク 50
ネフリン 93, 98
ネフローゼ症候群 245
粘膜免疫組織 22

は

肺炎球菌 155
肺癌患者 270
ばち状指 270
発癌 127
白血球減少 130
パノビノスタット 29
羽ばたき振戦 187, 189
パラプロテイン腎症 118
半月体形成性 112
半月体形成性糸球体腎炎 245
脾（臓）腫 45, 276
微小血管の血管透過性 282
微小変化型ネフローゼ症候群 98
ヒストン 24, 26
ヒストン脱アセチル化酵素 29
ヒストン脱アセチル化酵素阻害薬 145
ピリンタンパク 60
ピロガロールレッド・モリブデン錯体 82
ビンクリスチン 129

フィブリノーゲン 154
副経路 19, 254
浮腫 14, 271
プリオン病 48
プレドニゾロン 132, 133
プレドニゾロン（COP）療法 129
プロテアソーム 29
プロテアソーム阻害薬 29, 139
プロトフィブリル 38
ブロムフェノールブルー 82
プロレニン 164
分節状壊死性糸球体腎炎 242
分泌成分 21
ベバシツマブ 283
ベルケイド® 140
扁桃摘出＋ステロイドパルス療法（扁摘パルス） 108
便秘 45
膀胱癌 131
ホスホリパーゼC 193, 194, 201
ホスホリルコリン 155
補体 17
補体C3がフリンジ状 110
補体活性化 253
ポドサイト 84
ポマリドミド 29, 144
ボリノスタット 29
ボルテゾミブ 29, 140, 207

ま

膜結合型IL-6受容体 67
膜結合型TNF-α 65
膜攻撃性補体複合体 19
膜性腎症 101
膜性増殖性糸球体腎炎 110, 226
マクログロブリン血症 179
マクロファージ 12
マスタードガス 124
末梢血造血幹細胞移植 281
慢性GVHD 143
慢性腎炎症候群 245
慢性腎臓病 116, 224
慢性蕁麻疹 160
ミスフォールディング 50
脈管形成 282
無月経 278
メサンギウム細胞 86
メサンギウム領域 53
メチル化 145
メルファラン 124, 125, 135
メルファラン＋デキサメサゾン 281

免疫 12
免疫記憶 12
免疫グロブリン 13, 15, 36, 234
免疫固定法 209
免疫電気泳動法 209
免疫複合体型 112
毛細血管 83
モノクローナルピーク 15

や

ヤツメウナギ 155
有機酸アニオントランスポーター 216
有機リン化合物 127
有糸分裂 26
遊離軽鎖 28
ユビキチン 29
ユビキチン－プロテアソーム系 139
ユビキチン化タンパク質 29
溶血性尿毒症症候群 111
溶連菌感染後糸球体腎炎 111
四量体補強薬剤 71

ら

らい性結節性紅斑 143
ラミニン 90
ラムシルマブ 283
リコンビナントIL-1Ra 63
リソソーム 29
リツキシマブ 157, 170
リノレン酸 127
硫酸基転移酵素 216
リンパ節腫大 45
ループス腎炎 179
レアギン 23
レーザーマイクロダイセクション（法） 42, 237
レクチン 180
レクチン経路 254
レナリドミド 29, 144
レニン 164
レニン受容体 164
老人性心アミロイドーシス 75
老人性全身性アミロイドーシス 75

著者プロフィール

今井裕一（Hirokazu Imai）
社会医療法人厚生会 多治見市民病院　病院長
愛知医科大学　名誉教授

【略歴】

1977年3月	秋田大学医学部卒業
1977年4月〜1979年3月まで	虎の門病院で初期研修
1979年4月〜2002年12月まで	秋田大学医学部第三内科
その間，1985年4月〜1986年12月まで	アメリカ テキサス州立大学ヒューストン校に留学
2003年1月〜2017年3月まで	愛知医科大学腎臓・リウマチ膠原病内科教授
2017年4月	愛知医科大学　名誉教授
	社会医療法人厚生会 多治見市民病院　病院長

日本内科学会認定 総合内科専門医，指導医
アメリカ内科学会上級メンバー（FACP）
日本腎臓学会認定 腎臓専門医，指導医
日本リウマチ学会認定 リウマチ専門医，指導医

【活動】
日本内科学会功労会員
日本腎臓学会功労会員

pro bono humani generis（人類の幸福のために）

　20年ほど前に，転職を考えて上野恩賜公園を歩いていたことがありました．国立西洋美術館の近くで銅像を見つけました．あの野口英世でした．その台座に消えかかった文字が刻まれていました．「*pro bono humani generis*」手帳にメモしました．

　彼が勤務していたニューヨークのロックフェラー研究所（大学）の校訓「*scientia pro bono humani generis*」（人類の幸福のための科学）に因んでいます．

　この言葉に，もう一度，元気と勇気をもらいました．

多発性骨髄腫・全身性アミロイドーシスと腎障害の診断と治療
腎臓内科医、血液内科医が知っておくべき基礎と臨床を症例から学ぶ

2019年9月4日　第1刷発行

著　者	今井裕一
発行人	一戸裕子
発行所	株式会社　羊　土　社
	〒 101-0052
	東京都千代田区神田小川町 2-5-1
	TEL　　03 (5282) 1211
	FAX　　03 (5282) 1212
	E-mail　eigyo@yodosha.co.jp
	URL　　www.yodosha.co.jp/

ⓒ YODOSHA CO., LTD. 2019
Printed in Japan

ISBN978-4-7581-1857-6　　　　印刷所　　株式会社加藤文明社

本書に掲載する著作物の複製権，上映権，譲渡権，公衆送信権（送信可能化権を含む）は（株）羊土社が保有します．
本書を無断で複製する行為（コピー，スキャン，デジタルデータ化など）は，著作権法上での限られた例外（「私的使用のための複製」など）を除き禁じられています．研究活動，診療を含み業務上使用する目的で上記の行為を行うことは大学，病院，企業などにおける内部的な利用であっても，私的使用には該当せず，違法です．また私的使用のためであっても，代行業者等の第三者に依頼して上記の行為を行うことは違法となります．

JCOPY ＜（社）出版者著作権管理機構 委託出版物＞
本書の無断複写は著作権法上での例外を除き禁じられています．複写される場合は，そのつど事前に，（社）出版者著作権管理機構（TEL 03-5244-5088，FAX 03-5244-5089，e-mail：info@jcopy.or.jp）の許諾を得てください．

羊土社のオススメ書籍

酸塩基平衡、水・電解質が好きになる
簡単なルールと演習問題で輸液をマスター

今井裕一／著

ややこしい計算をしなくても簡単・的確に輸液が使えるようになる、目からウロコのルールを伝授！ 疑問に応える解説や豊富な演習問題で、基本から現場での応用力までいつの間にか身につきます．もう輸液で迷わない！

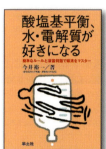

- 定価（本体2,800円＋税）　■ A5判
- 202頁　■ ISBN 978-4-7581-0628-3

輸液ができる、好きになる
考え方がわかるQ&Aと処方計算ツールで実践力アップ

今井裕一／著

Q&Aで必須知識と理論的な背景をやさしく解説．さらに現場に即した症例を用いた演習問題で、学んだ知識を実践応用する力が身につきます．また、無料で使える自動計算ソフトで日常の輸液計算が瞬時に行えます！

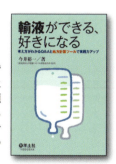

- 定価（本体3,200円＋税）　■ A5判
- 254頁　■ ISBN 978-4-7581-0691-7

誰も教えてくれなかった血液透析の進めかた教えます

長澤 将／著，宮崎真理子／監

本当に大切なことをきちんと行うだけで透析患者の生活や予後が格段に変わります．ADL・栄養状態・平均余命など、どう優先順位をつけて透析を進めればよいのか、患者に応じた治療・管理のコツを伝授します！

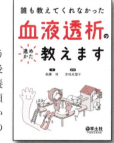

- 定価（本体3,200円＋税）　■ A5判
- 144頁　■ ISBN 978-4-7581-1854-5

あらゆる診療科で役立つ！ 腎障害・透析患者を受けもったときに困らないためのQ&A

小林修三／編

腎障害患者の検査値はどう解釈する？この薬、透析患者に使っていいの？など、プライマリケアの現場で患者を受けもったときによく出会う疑問の答え、ここにあります！おさえておきたいマネジメントのポイントが満載！

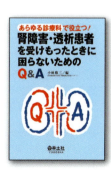

- 定価（本体3,800円＋税）　■ A5判
- 351頁　■ ISBN 978-4-7581-1749-4

発行　羊土社 YODOSHA
〒101-0052　東京都千代田区神田小川町2-5-1　TEL 03(5282)1211　FAX 03(5282)1212
E-mail：eigyo@yodosha.co.jp
URL：www.yodosha.co.jp/

ご注文は最寄りの書店、または小社営業部まで

羊土社のオススメ書籍

がん生物学 イラストレイテッド 第2版

渋谷正史，湯浅保仁／編

がん生物学の好評テキスト，「がんと免疫」「がんの診断と治療」を充実させてついに改訂！ めまぐるしく進展するがん研究の今・将来への展望がこの一冊に．がんの発生から治療まで豊富なイラストで徹底解説

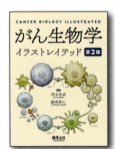

- 定価（本体6,800円＋税） ■ B5変型判
- 504頁 ■ ISBN 978-4-7581-2096-8

実験医学別冊 もっとよくわかる！シリーズ
もっとよくわかる！炎症と疾患
あらゆる疾患の基盤病態から治療薬までを理解する

松島綱治，上羽悟史，七野成之，中島拓弥／著

疾患を知るうえで避けては通れない【炎症】．関わる免疫細胞やサイトカインが多くて複雑ですが，「快刀乱麻を断つ」が如く炎症機序を整理しながら習得できます！疾患とのつながりについても知識を深められる一冊

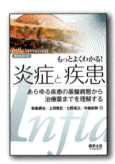

- 定価（本体4,900円＋税） ■ B5判
- 151頁 ■ ISBN 978-4-7581-2205-4

改訂第6版 がん化学療法レジメンハンドブック
治療現場で活かせる知識・注意点から服薬指導・副作用対策まで

日本臨床腫瘍薬学会／監，遠藤一司，加藤裕芳，松井礼子／編

抗がん剤の投与スケジュールや注意点が一目でわかる大好評書，新薬を大幅追加し全面改訂！支持療法や投与速度，輸液量を含めたレジメンのほか，奏効率，副作用対策，服薬指導，減量・休薬基準も掲載！

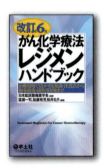

- 定価（本体4,600円＋税） ■ B6変型判
- 816頁 ■ ISBN 978-4-7581-1843-9

実験医学別冊 細胞・組織染色の達人
実験を正しく組む、行う、解釈する免疫染色とISHの鉄板テクニック

高橋英機／監，大久保和央／著，ジェノスタッフ株式会社／他

国内随一の技術者集団・ジェノスタッフ社のメンバーが総力を結集！免疫染色・in situ ハイブリダイゼーションで"正しい結果"を得るための研究デザインから結果の解釈まで，この1冊で達人の技が学べます

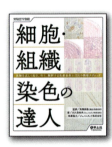

- 定価（本体6,200円＋税） ■ AB判
- 186頁 ■ ISBN 978-4-7581-2237-5

発行 羊土社 YODOSHA
〒101-0052 東京都千代田区神田小川町2-5-1 TEL 03(5282)1211 FAX 03(5282)1212
E-mail：eigyo@yodosha.co.jp
URL：www.yodosha.co.jp/
ご注文は最寄りの書店，または小社営業部まで